养老护理人员立体化护理技术操作教程

李 剑 主编

东北大学出版社
·沈 阳·

ⓒ 李　剑　2023

图书在版编目（CIP）数据

养老护理人员立体化护理技术操作教程 / 李剑主编
— 沈阳：东北大学出版社，2023.11
ISBN 978-7-5517-3431-8

Ⅰ．①养…　Ⅱ．①李…　Ⅲ．①老年人—护理学—技术
培训—教材　Ⅳ．①R473.59

中国国家版本馆 CIP 数据核字（2023）第 211394 号

出 版 者：东北大学出版社
　　　　　地址：沈阳市和平区文化路三号巷 11 号
　　　　　邮编：110819
　　　　　电话：024-83680176（总编室）　83687331（营销部）
　　　　　传真：024-83687332（总编室）　83680180（营销部）
　　　　　网址：http://www.neupress.com
　　　　　E-mail: neuph@neupress.com
印 刷 者：辽宁一诺广告印务有限公司
发 行 者：东北大学出版社
幅面尺寸：185 mm×260 mm
印　　张：22.75
字　　数：589 千字
出版时间：2023 年 11 月第 1 版
印刷时间：2023 年 11 月第 1 次印刷
责任编辑：潘佳宁
责任校对：张德喜
封面设计：潘正一

ISBN 978-7-5517-3431-8　　　　　　　　　　　　　定　价：68.00 元

编委会

目　录

一、生活照护

二、基础照护

三、康乐照护

四、失智照护

五、感染防控技术

一、生活照护

1. 为老人洗脸的操作流程

▶ 【目的】

(1) 清洁脸部油污,防止毛孔堵塞影响皮肤的排泄,促进皮脂腺正常分泌;

(2) 避免角质层变厚、老化,造成皮肤粗糙。

▶ 【准备】

(1) 环境准备:室温适宜,光线充足,环境安静。

(2) 人员准备:衣帽整洁,修剪指甲,洗手,戴口罩。

(3) 用物准备:洗脸盆、温水(38～45 ℃)、毛巾3条、护肤霜、软垫。

▶ 【操作流程】

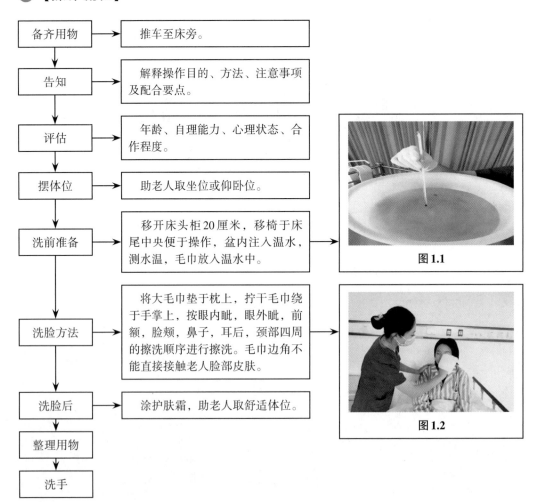

| 备齐用物 | → | 推车至床旁。 |

| 告知 | → | 解释操作目的、方法、注意事项及配合要点。 |

| 评估 | → | 年龄、自理能力、心理状态、合作程度。 |

| 摆体位 | → | 助老人取坐位或仰卧位。 |

| 洗前准备 | → | 移开床头柜20厘米,移椅于床尾中央便于操作,盆内注入温水,测水温,毛巾放入温水中。 |

图 1.1

| 洗脸方法 | → | 将大毛巾垫于枕上,拧干毛巾绕于手掌上,按眼内眦,眼外眦,前额,脸颊,鼻子,耳后,颈部四周的擦洗顺序进行擦洗。毛巾边角不能直接接触老人脸部皮肤。 |

图 1.2

| 洗脸后 | → | 涂护肤霜,助老人取舒适体位。 |

| 整理用物 |

| 洗手 |

【注意事项】

（1）操作前检查老人头面部皮肤情况，避开面部的皮疹及损伤创面，避免使用刺激性的洁面用品。

（2）注意水温，操作时动作轻柔，眼睛周围不用清洁剂，防止清洁剂流入眼内，过程中随时与老人沟通。

（3）如有干眼屎，应先湿润后再擦洗；耳垢干硬不易清除时，先蘸石蜡油浸润1～2小时使其变软后再清除；如有鼻涕凝固在鼻腔内，先蘸石蜡油浸润变软后再清除。

（4）擦拭过程中注意观察老人反应，如有不适症状要及时停止，通知他人，协助处理。

（5）用品放置合理，避免弄湿衣物。

表1.1　洗脸的评分标准

考号：　　　　　　总分：100分　　　　　评审老师：　　　　　得分：

项目	标准要求	分值	扣分
环境准备（3分）	室温适宜（1分），光线充足（1分），环境安静（1分）。	3	
人员准备（4分）	衣帽整洁（1分），修剪指甲（1分），洗手（1分），戴口罩（1分）。	4	
用物准备（8分）	洗脸盆（1分）、温水（1分）、毛巾（1分）、棉签（1分）、润肤霜（1分）、润唇膏（1分）、垃圾桶（1分）、洗手液（1分）。	8	
评估（10分）	① 年龄（2分）。 ② 自理能力（2分）。 ③ 面部皮肤情况（2分）。 ④ 心理状态（2分）。 ⑤ 合作程度（2分）。	10	
操作流程（59分）	① 备齐用物，推车至病房。	2	
	② 解释操作目的（2分）、方法（2分）、注意事项（2分）及配合要点（2分）。	8	
	③ 协助取坐位或卧位（4分），检查面部皮肤有无破损（4分）。	8	
	④ 操作人员协助老人取坐位或平卧位。	3	
	⑤ 大毛巾围在老人枕头（胸前）及胸前被子上。	4	
	⑥ 小毛巾在温水盆中浸湿后拧至半干，对折成4层（2分），用毛巾4个角分别擦拭双眼眼内眦，眼外眦（5分）；耳屎清除：用湿润的棉棒清洗耳内污物，如耳屎硬化不能清除，可用棉棒蘸上石蜡油进行浸润软化后再清除，操作时注意动作轻柔，防止损伤耳道（5分）。	12	

表1.1（续）

项目	标准要求	分值	扣分
	⑦ 小毛巾洗净拧至半干，包裹在操作人员手上，涂抹洁面用品擦拭额部、鼻及鼻翼两侧、脸颊、颌部、耳后及颈部。	8	
	⑧ 洗净毛巾（2分），再次用清洁毛巾擦干面部（2分），涂护肤品（2分）。	6	
	⑨ 取舒适卧位。	3	
	⑩ 整理用物。	3	
	⑪ 洗手。	2	
宣教指导 （6分）	① 指导洗脸的注意事项（2分）。 ② 教会其面部清洁的配合方法（2分）。 ③ 指导其面部清洁的保健知识（2分）。	6	
效果照护 评价 （3分）	① 询问老人有无其他需求、是否满意（反馈），整理各项物品。	1	
	② 记录时间及老人反应，如有异常情况报告医护人员。	1	
	③ 遵守感染控制和管理要求，包括废弃物处理、个人防护及手卫生等。	1	
综合评判 （7分）	① 操作过程中的安全性：操作流畅、安全、规范，避免老人害怕、疼痛等，过程中未出现致老人于危险环境的操作动作或行为。	1	
	② 沟通力：顺畅自然、有效沟通，表达信息方式符合老人社会文化背景，能正确理解老人反馈的信息，避免盲目否定或其他语言暴力。	1	
	③ 创新性：能综合应用传统技艺、先进新技术等为老人提供所需的照护措施，解决老人的问题，促进老人的健康和幸福感。	1	
	④ 职业防护：做好自身职业防护，能运用节力原则，妥善利用力的杠杆作用，调整重心，减少摩擦力，会利用惯性等方法。	1	
	⑤ 人文关怀：能及时关注到老人各方面的变化，能针对老人的心理和情绪做出恰当的反应，给予支持，例如不可急躁等；言行举止有尊老、敬老、爱老、护老的意识。	1	
	⑥ 鼓励：利用语言和非语言方式鼓励老人参与照护，加强自我管理，发挥残存功能，提升自理能力。	1	
	⑦ 灵活性：对临场突发状况能快速应变，根据老人及现场条件灵活机动实施照护，具有很强的解决问题的能力。	1	
备注	① 总分100分。 ② 操作技术不熟练，不符合规范，扣5～10分。		

2. 为老人洗手的操作流程

【目的】

（1）去除手部汗渍、污渍，保持手部清洁，提升舒适感。

（2）做好手部清洁，避免交叉感染。

【准备】

（1）环境准备：室温适宜，光线充足，环境安静。

（2）人员准备：衣帽整洁，修剪指甲，洗手，戴口罩。

（3）用物准备：洗手盆、温水（38～45℃）、毛巾、洗手液。

【操作流程】

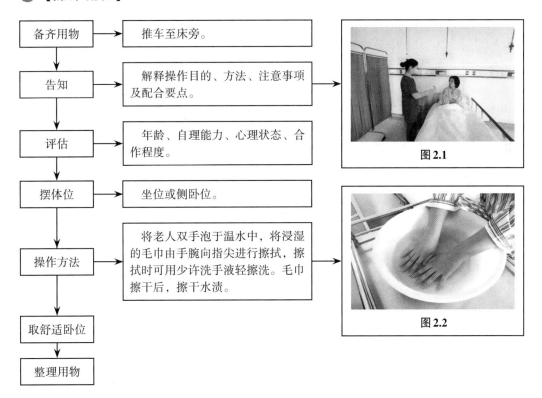

```
备齐用物  →  推车至床旁。

告知  →  解释操作目的、方法、注意事项
          及配合要点。

评估  →  年龄、自理能力、心理状态、合
          作程度。

摆体位  →  坐位或侧卧位。

操作方法  →  将老人双手泡于温水中，将浸湿
            的毛巾由手腕向指尖进行擦拭，擦
            拭时可用少许洗手液轻擦洗。毛巾
            擦干后，擦干水渍。

取舒适卧位

整理用物
```

图 2.1

图 2.2

【注意事项】

（1）注意水温、避免烫伤。

（2）老人因疾病导致双手痉挛时，切勿暴力掰开，避免受伤。

（3）剪指甲时不要剪得太短，以免引起嵌甲，甚至甲沟炎。

表2.1 洗手操作的评分标准

考号：　　　　　　总分：100分　　　　　评审老师：　　　　　　得分：

项目	标准要求	分值	扣分
环境准备（3分）	室温适宜（1分），光线充足（1分），环境安静（1分）。	3	
人员准备（4分）	衣帽整洁（1分），修剪指甲（1分），洗手（1分），戴口罩（1分）。	4	
用物准备（5分）	洗手盆（1分）、毛巾（1分）、温水（1分）、洗手液（1分）、指甲刀（1分）。	5	
评估（8分）	① 年龄（2分）。 ② 自理能力（2分）。 ③ 心理状态（2分）。 ④ 合作程度（2分）。	8	
操作流程（64分）	① 备齐用物，推车至病房。	2	
	② 解释操作目的（2分）、方法（2分）、注意事项（2分）及配合要点（2分）。	8	
	③ 协助取坐位或侧卧位（4分），检查手部皮肤有无破损（6分）。	10	
	④ 将温水注入洗手盆（1分），测量水温（4分），毛巾浸泡水中（3分）。	8	
	⑤ 将老人双手置于适宜的温水中（5分），将浸湿的毛巾按照由手腕至指尖的顺序挨个手指进行擦拭（7分）。	12	
	⑥ 将洗手液涂至双手（4分），用拧净的毛巾擦拭双手（3分）。	7	
	⑦ 双手痉挛的老人，将双手放置于温水后，再一个个打开手指，用毛巾认真擦洗指缝（其余顺序同上）。	6	
	⑧ 在光线明亮处、视线清晰的情况下为老人修剪指甲，避免将指甲剪得太短。	5	
	⑨ 取舒适卧位。	3	
	⑩ 整理用物。	3	
宣教指导（6分）	① 指导洗手目的和注意事项（2分）。 ② 教会其洗手的正确配合方法（2分）。 ③ 指导其手部卫生的保健知识（2分）。	6	
效果照护评价（3分）	① 询问老人有无其他需求、是否满意（反馈），整理各项物品。	1	
	② 记录洗手时老人反应，如有异常情况报告医护人员。	1	
	③ 遵守感染控制和管理要求，包括废弃物处理、个人防护及手卫生等。	1	

表2.1（续）

项目	标准要求	分值	扣分
综合评判（7分）	① 操作过程中的安全性：操作流畅、安全、规范，避免老人害怕、疼痛等，过程中未出现致老人于危险环境的操作动作或行为。	1	
	② 沟通力：顺畅自然、有效沟通，表达信息方式符合老人社会文化背景，能正确理解老人反馈的信息，避免盲目否定或其他语言暴力。	1	
	③ 创新性：能综合应用传统技艺、先进新技术等为老人提供所需的照护措施，解决老人的问题，促进老人的健康和幸福感。	1	
	④ 职业防护：做好自身职业防护，能运用节力原则，妥善利用力的杠杆作用，调整重心，减少摩擦力，会利用惯性等方法。	1	
	⑤ 人文关怀：能及时关注到老人各方面的变化，能针对老人的心理和情绪做出恰当的反应，给予支持，例如不可急躁等；言行举止有尊老、敬老、爱老、护老的意识。	1	
	⑥ 鼓励：利用语言和非语言方式鼓励老人参与照护，加强自我管理，发挥残存功能，提升自理能力。	1	
	⑦ 灵活性：对临场突发状况能快速应变，根据老人及现场条件灵活机动实施照护，具有很强的解决问题的能力。	1	
备注	① 总分100分。 ② 操作技术不熟练，不符合规范，扣5～10分。		

3．为老人剃胡须的操作流程

▶【目的】

（1）剃除胡须，能减少细菌对皮肤的伤害。

（2）剃除胡须，保持外在形象，给人整洁、干净印象。

▶【准备】

（1）环境准备：室温适宜，光线充足，环境安静

（2）人员准备：衣帽整洁，修剪指甲，洗手，戴口罩。

（3）用物准备：毛巾一条、一次性洗面巾、洗脸盆、温水（38～42 ℃）、剃须刀（或电动剃须刀）、剃须泡沫、垃圾桶。

▶【操作流程】

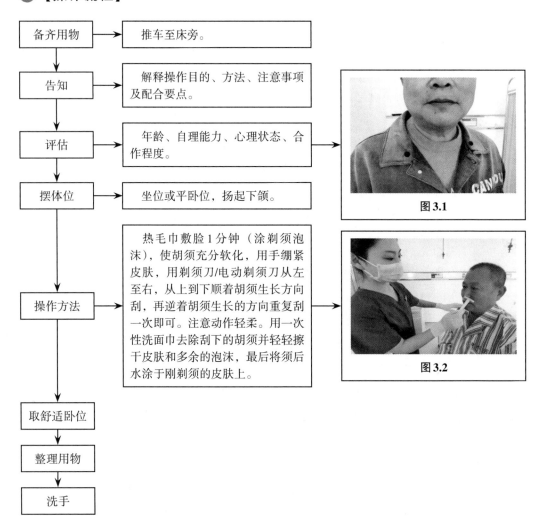

备齐用物 → 推车至床旁。

告知 → 解释操作目的、方法、注意事项及配合要点。

评估 → 年龄、自理能力、心理状态、合作程度。

图3.1

摆体位 → 坐位或平卧位，扬起下颌。

操作方法 → 热毛巾敷脸1分钟（涂剃须泡沫），使胡须充分软化，用手绷紧皮肤，用剃须刀/电动剃须刀从左至右，从上到下顺着胡须生长方向刮，再逆着胡须生长的方向重复刮一次即可。注意动作轻柔。用一次性洗面巾去除刮下的胡须并轻轻擦干皮肤和多余的泡沫，最后将须后水涂于刚剃须的皮肤上。

图3.2

取舒适卧位

整理用物

洗手

▶【注意事项】

（1）操作时保证光线充足，避免损伤皮肤。

（2）操作时保证动作轻柔，避免刮破皮肤。

（3）若面部皮肤有损伤，应避开皮肤损伤处。

表3.1　为老人剃胡须的操作评分标准

考号：　　　　　　　　总分：100分　　　　　　评审老师：　　　　　　　得分：

项目	标准要求	分值	扣分
环境准备（3分）	室温适宜（1分），光线充足（1分），环境安静（1分）。	3	
人员准备（4分）	衣帽整洁（1分），修剪指甲（1分），洗手（1分），戴口罩（1分）。	4	

表3.1（续）

项目	标准要求	分值	扣分
用物准备 （7分）	剃须刀/电动剃须刀（1分）、剃须泡沫（1分）、毛巾（1分）、一次性洁面巾（1分）、洗脸盆（1分）、温水（1分）、垃圾桶（1分）。	7	
评估 （10分）	① 年龄（2分）。 ② 自理能力（2分）。 ③ 面部皮肤情况（2分）。 ④ 心理状态（2分）。 ⑤ 合作程度（2分）。	10	
操作流程 （62分）	① 备齐用物，推车至病房。	2	
	② 解释操作目的（2分）、方法（2分）、注意事项（2分）及配合要点（2分）。	8	
	③ 协助取坐位或平卧位（4分），检查面部皮肤有无破损（4分）。	8	
	④ 将老人下颌扬起（4分），热毛巾敷脸1分钟/涂剃须泡沫，使胡须充分软化（5分）。	9	
	⑤ 用手绷紧皮肤（5分），用剃须刀/电动剃须刀从左至右，从上到下顺着胡须生长方向刮，再逆着胡须生长的方向重复刮一次即可（10分）。注意动作轻柔（5分）。	20	
	⑥ 用一次性洗面巾去除刮下的胡须并轻轻擦干皮肤和多余的泡沫（5分），最后将须后水涂于刚剃须的皮肤上（3分）。	8	
	⑦ 取舒适卧位。	2	
	⑧ 整理用物。	2	
	⑨ 洗手。	3	
宣教指导 （4分）	① 指导刮胡须目的和注意事项（2分）。 ② 教会其刮胡须正确的配合方法（2分）。	4	
效果照护评价 （3分）	① 询问老人有无其他需求、是否满意（反馈），整理各项物品。	1	
	② 记录刮胡须时间及老人反应，如有异常情况报告医护人员。	1	
	③ 遵守感染控制和管理要求，包括废弃物处理、个人防护及手卫生等。	1	
综合评判 （7分）	① 操作过程中的安全性：操作流畅、安全、规范，避免老人害怕、疼痛等，过程中未出现致老人于危险环境的操作动作或行为。	1	
	② 沟通力：顺畅自然、有效沟通，表达信息方式符合老人社会文化背景，能正确理解老人反馈的信息，避免盲目否定或其他语言暴力。	1	

表3.1（续）

项目	标准要求	分值	扣分
	③ 创新性：能综合应用传统技艺、先进新技术等为老人提供所需的照护措施，解决老人的问题，促进老人的健康和幸福感。	1	
	④ 职业防护：做好自身职业防护，能运用节力原则，妥善利用力的杠杆作用，调整重心，减少摩擦力，会利用惯性等方法。	1	
	⑤ 人文关怀：能及时关注到老人各方面的变化，能针对老人的心理和情绪做出恰当的反应，给予支持，例如不可急躁等；言行举止有尊老、敬老、爱老、护老的意识。	1	
	⑥ 鼓励：利用语言和非语言方式鼓励老人参与照护，加强自我管理，发挥残存功能，提升自理能力。	1	
	⑦ 灵活性：对临场突发状况能快速应变，根据老人及现场条件灵活机动实施照护，具有很强的解决问题的能力。	1	
备注	① 总分100分。 ② 操作技术不熟练，不符合规范，扣5~10分。		

4. 为老人摘戴义齿并清洗的操作流程

▶【目的】

（1）保持口腔清洁，清除口腔异味，提升舒适度；

（2）清洁口腔，防止细菌滋生，防止口腔疾病的发生。

▶【准备】

（1）环境准备：室温适宜，光线充足，环境安静。

（2）人员准备：衣帽整洁，修剪指甲，洗手，戴口罩。

（3）用物准备：牙刷、漱口杯、义齿清洁片、毛巾、手套、弯盘、杯子/义齿专业盒。

▶【操作流程】

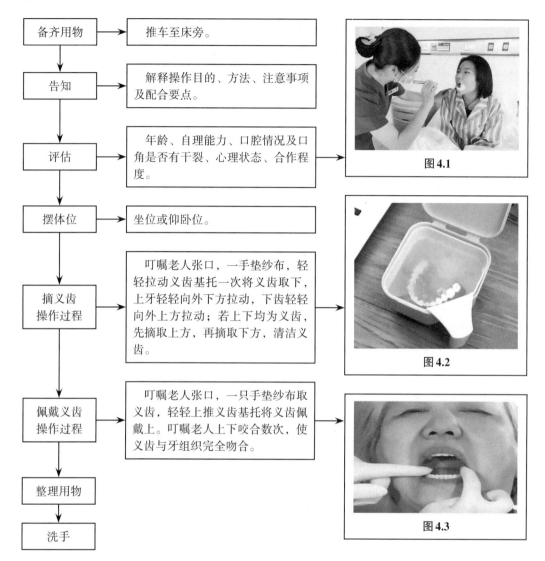

流程	说明	图
备齐用物	推车至床旁。	
告知	解释操作目的、方法、注意事项及配合要点。	
评估	年龄、自理能力、口腔情况及口角是否有干裂、心理状态、合作程度。	图4.1
摆体位	坐位或仰卧位。	
摘义齿操作过程	叮嘱老人张口，一手垫纱布，轻轻拉动义齿基托一次将义齿取下，上牙轻轻向外下方拉动，下齿轻轻向外上方拉动；若上下均为义齿，先摘取上方，再摘取下方，清洁义齿。	图4.2
佩戴义齿操作过程	叮嘱老人张口，一只手垫纱布取义齿，轻轻上推义齿基托将义齿佩戴上。叮嘱老人上下咬合数次，使义齿与牙组织完全吻合。	图4.3
整理用物		
洗手		

▶【注意事项】

（1）义齿清洗后，放在冷开水中备用，不可浸泡在乙醇或开水中。

（2）为老人佩戴义齿前，先检查义齿是否有变形或裂痕。

（3）为老人佩戴义齿前，轻甩，保持义齿湿润不滴水，以免佩戴时老人发生呛咳。

（4）为老人佩戴好义齿后，要询问老人是否舒适，如不舒适，应进行检查并重新佩戴。如还不舒适应咨询牙医。

表4.1　为老人摘戴义齿并清洗的操作流程评分标准

考号：　　　　　总分：100分　　　　　评审老师：　　　　　得分：

项目	标准要求	分值	扣分
环境准备（3分）	室温适宜（1分），光线充足（1分），环境安静（1分）。	3	
人员准备（4分）	衣帽整洁（1分），修剪指甲（1分），洗手（1分），戴口罩（1分）。	4	
用物准备（4分）	牙刷、漱口杯、义齿清洁片、毛巾、纱布、手套、弯盘、杯子/义齿专业盒（每项0.5分）。	4	
评估（10分）	① 年龄（2分）。 ② 自理能力（2分）。 ③ 口腔情况及口角是否有干裂（2分）。 ④ 心理状态（2分）。 ⑤ 合作程度（2分）。	10	
操作流程（63分）	① 备齐用物，推车至病房。	2	
	② 解释操作目的（1分）、方法（1分）、注意事项（1分）及配合要点（1分）。	4	
	③ 协助取坐位或侧卧位（2分），检查口腔情况及口角是否有干裂（2分）。	4	
	④ 将小毛巾垫于老人颌下。	2	
	⑤ 护理员叮嘱老人张口（2分），一只手垫纱布（2分）轻轻拉动义齿基托（2分）一次将义齿取下（2分）。上牙轻轻向外下方拉动（2分），下齿轻轻向外上方拉动（2分），若上下均为义齿，先摘取上方（2分），再摘取下方。	14	
	⑥ 试好水温后（1分），协助老人用温水漱口（1分），面对不能漱口的老人时，则用棉棒沾上漱口水（1分），挤干（1分），擦拭口腔（2分）。用毛巾给老人擦脸（2分），观察有无口腔疾病（2分）。	10	
	⑦ 用流动的凉开水清洗义齿（2分），取少量的牙膏涂在牙刷上（1分），刷洗义齿（刷洗方法和刷牙方法类似，注意义齿贴合面凹凸处）（2分），并用流动的水冲洗干净（1分）。刷洗好的义齿放置在水杯中或义齿专业盒内（1分）。	7	
	⑧ 护理员将盛装义齿的水杯在流动自来水下冲洗后（2分），放于老人的床头桌上（2分），叮嘱老人张口（2分），一只手垫纱布取义齿（2分），轻轻上推义齿基托将义齿佩戴上（2分）。叮嘱老人上下咬合数次（2分），使义齿与牙组织完全吻合（2分）。	14	
	⑨ 取舒适卧位。	2	
	⑩ 整理用物。	2	
	⑪ 洗手。	2	

表4.1（续）

项目	标准要求	分值	扣分
宣教指导 （6分）	① 指导清洁口腔的目的和注意事项（2分）。 ② 教会其摘戴义齿的正确方法（2分）。 ③ 指导其清洁口腔的保健知识（2分）。	6	
效果照护 评价 （3分）	① 询问老人有无其他需求、是否满意（反馈），整理各项物品。	1	
	② 记录清洁口腔时间及老人反应，如有异常情况报告医护人员。	1	
	③ 遵守感染控制和管理要求，包括废弃物处理、个人防护及手卫生等。	1	
综合评判 （7分）	① 操作过程中的安全性：操作流畅、安全、规范，避免老人害怕、疼痛等，过程中未出现致老人于危险环境的操作动作或行为。	1	
	② 沟通力：顺畅自然、有效沟通，表达信息方式符合老人社会文化背景，能正确理解老人反馈的信息，避免盲目否定或其他语言暴力。	1	
	③ 创新性：能综合应用传统技艺、先进新技术等为老人提供所需的照护措施，解决老人的问题，促进老人的健康和幸福感。	1	
	④ 职业防护：做好自身职业防护，能运用节力原则，妥善利用力的杠杆作用，调整重心，减少摩擦力，会利用惯性等方法。	1	
	⑤ 人文关怀：能及时关注到老人各方面的变化，能针对老人的心理和情绪做出恰当的反应，给予支持，例如不可急躁等；言行举止有尊老、敬老、爱老、护老的意识。	1	
	⑥ 鼓励：利用语言和非语言方式鼓励老人参与照护，加强自我管理，发挥残存功能，提升自理能力。	1	
	⑦ 灵活性：对临场突发状况能快速应变，根据老人及现场条件灵活机动实施照护，具有很强的解决问题的能力。	1	
备注	① 总分100分。 ② 操作技术不熟练，不符合规范，扣5～10分。		

5. 为老人修剪指甲的操作流程

【目的】

指甲是容易藏污纳垢的地方，剪指甲可美化手指、保护手指。

▶ 【准备】

（1）环境准备：室温适宜，光线充足，环境安静。

（2）人员准备：衣帽整洁，修剪指甲，洗手，戴口罩。

（3）用物准备：指甲刀、纸巾、锉刀、水盆、温水、洗手液。

▶ 【操作流程】

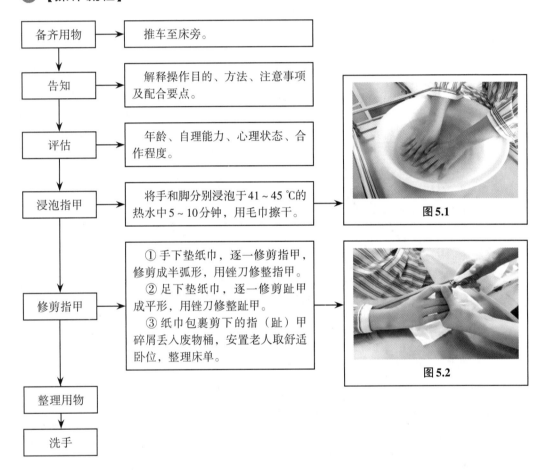

| 备齐用物 | → | 推车至床旁。 |

| 告知 | → | 解释操作目的、方法、注意事项及配合要点。 |

| 评估 | → | 年龄、自理能力、心理状态、合作程度。 |

| 浸泡指甲 | → | 将手和脚分别浸泡于41～45℃的热水中5～10分钟，用毛巾擦干。 |

图5.1

| 修剪指甲 | → | ① 手下垫纸巾，逐一修剪指甲，修剪成半弧形，用锉刀修整指甲。
② 足下垫纸巾，逐一修剪趾甲成平形，用锉刀修整趾甲。
③ 纸巾包裹剪下的指（趾）甲碎屑丢入废物桶，安置老人取舒适卧位，整理床单。 |

图5.2

| 整理用物 |

| 洗手 |

▶ 【注意事项】

（1）在光线适宜处进行修剪指（趾）甲，避免因视线不佳造成周围皮肤的损伤。

（2）剪指甲时不要将指甲剪得太短，以免引起嵌甲，甚至甲沟炎。

（3）不可损伤皮肤（尤其对患有糖尿病的病人），以免损伤组织，引起感染而不易痊愈。

（4）用指甲锉将边缘修整平滑，以免挠伤皮肤。

（5）修剪过程中应该时刻关注老人反应，指甲刀与指甲应该稍有倾斜度，避免剪到皮肤。

（6）注意正确修剪指甲，不要随便剪甲沟，用剪刀剪除倒刺，更不能粗暴用手撕。

表5.1 为老人修剪指甲的操作流程评分标准

考号：　　　　　　总分：100分　　　　评审老师：　　　　　　得分：

项目	标准要求	分值	扣分
环境准备 （3分）	室温适宜（1分），光线充足（1分），环境安静（1分）。	3	
人员准备 （4分）	衣帽整洁（1分），修剪指甲（1分），洗手（1分），戴口罩（1分）。	4	
用物准备 （6分）	指甲刀（1分）、纸巾（1分）、锉刀（1分）、水盆（1分）、温水（1分）、洗手液（1分）。	6	
评估 （10分）	① 年龄（2分）。 ② 自理能力（2分）。 ③ 查看指甲（趾甲）情况及周围组织情况（2分）。 ④ 心理状态（2分）。 ⑤ 合作程度（2分）。	10	
操作流程 （61分）	① 备齐用物，推车至病房。	2	
	② 解释操作目的（2分）、方法（2分）、注意事项（2分）及配合要点（2分）。	8	
	③ 协助老人取舒适体位（4分），检查指甲（趾甲）情况及周围组织情况（4分）。	8	
	④ 手下垫纸巾（3分），逐一修剪指甲，剪指甲顺序：应先剪中间，后两边（3分），这样易于掌握修剪的长度，避免把边角剪得过深。修剪成半弧形（3分），指甲长度2毫米为宜（3分），用锉刀修整指甲（3分）。	15	
	⑤ 足下垫纸巾（3分），逐一修剪趾甲成平形（3分），趾甲长度2毫米为宜（3分），剪趾甲顺序：应先剪中间，后两边（3分），这样易于掌握修剪的长度，避免把边角剪得过深。修剪成平形（3分），用锉刀修整趾甲（3分）。	18	
	⑦ 纸巾包裹剪下的指（趾）甲碎屑丢入废物桶。	3	
	⑧ 安置老人取舒适卧位。	3	
	⑨ 整理床单。	2	
	⑩ 洗手。	2	
宣教指导 （6分）	① 指导修剪指甲（趾甲）目的和注意事项（2分）。 ② 教会其正确的配合方法（2分）。 ③ 指导其足部修护的保健知识（2分）。	6	
效果照护 评价 （3分）	① 询问老人有无其他需求、是否满意（反馈），整理各项物品。	1	
	② 记录修剪指甲（趾甲）时间及老人反应，如有异常情况报告医护人员。	1	

表5.1（续）

项目	标准要求	分值	扣分
	③ 遵守感染控制和管理要求，包括废弃物处理、个人防护及手卫生等。	1	
综合评判（7分）	① 操作过程中的安全性：操作流畅、安全、规范，避免老人害怕、疼痛等，过程中未出现致老人于危险环境的操作动作或行为。	1	
	② 沟通力：顺畅自然、有效沟通，表达信息方式符合老人社会文化背景，能正确理解老人反馈的信息，避免盲目否定或其他语言暴力。	1	
	③ 创新性：能综合应用传统技艺、先进新技术等为老人提供所需的照护措施，解决老人的问题，促进老人的健康和幸福感。	1	
	④ 职业防护：做好自身职业防护，能运用节力原则，妥善利用力的杠杆作用，调整重心，减少摩擦力，会利用惯性等方法。	1	
	⑤ 人文关怀：能及时关注到老人各方面的变化，能针对老人的心理和情绪做出恰当的反应，给予支持，例如不可急躁等；言行举止有尊老、敬老、爱老、护老的意识。	1	
	⑥ 鼓励：利用语言和非语言方式鼓励老人参与照护，加强自我管理，发挥残存功能，提升自理能力。	1	
	⑦ 灵活性：对临场突发状况能快速应变，根据老人及现场条件灵活机动实施照护，具有很强的解决问题的能力。	1	
备注	① 总分100分。 ② 操作技术不熟练，不符合规范，扣5~10分。		

6. 为老人洗脚的操作流程

▶【目的】

（1）促进血液循环、促进代谢，使人消除疲劳，改善睡眠。

（2）清洁脚部、保证脚部舒适。

▶【准备】

（1）环境准备：室温适宜，光线充足，环境安静。

（2）人员准备：衣帽整洁，修剪指甲，洗手，戴口罩。

（3）用物准备：水盆、温水（40 ℃以下）、毛巾两条、软枕，润肤油，一次性中单，大浴巾，必要时备癣药棉签。

【操作流程】

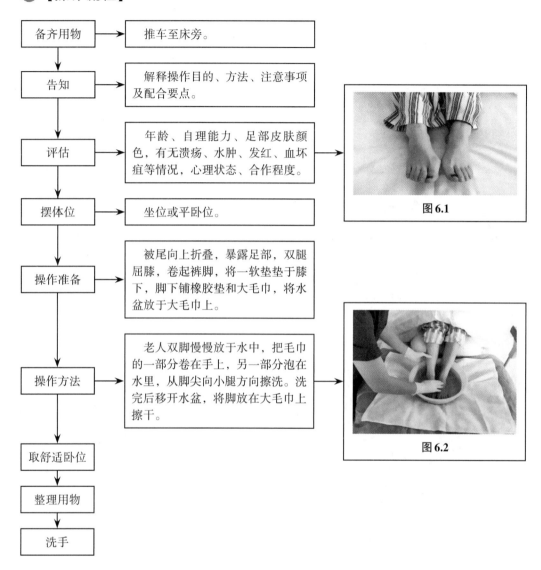

流程	说明
备齐用物	推车至床旁。
告知	解释操作目的、方法、注意事项及配合要点。
评估	年龄、自理能力、足部皮肤颜色，有无溃疡、水肿、发红、血坏疽等情况，心理状态、合作程度。
摆体位	坐位或平卧位。
操作准备	被尾向上折叠，暴露足部，双腿屈膝，卷起裤脚，将一软垫垫于膝下，脚下铺橡胶垫和大毛巾，将水盆放于大毛巾上。
操作方法	老人双脚慢慢放于水中，把毛巾的一部分卷在手上，另一部分泡在水里，从脚尖向小腿方向擦洗。洗完后移开水盆，将脚放在大毛巾上擦干。
取舒适卧位	
整理用物	
洗手	

图6.1

图6.2

【注意事项】

（1）洗脚过程中水温低时可再加热水，水温不超过40 ℃，加热水前必须将老人脚移出水盆，防止烫伤。

（2）洗脚后可涂抹润肤油，特别注意足跟处。

（3）注意观察脚部颜色和皮肤有无水肿、溃疡、坏疽。

表6.1 为老人洗脚的操作流程评分标准

考号：　　　　　总分：100分　　　　评审老师：　　　　得分：

项目	标准要求	分值	扣分
环境准备 （3分）	室温适宜（1分），光线充足（1分），环境安静（1分）。	3	
人员准备 （4分）	衣帽整洁（1分），修剪指甲（1分），洗手（1分），戴口罩（1分）。	4	
用物准备 （8分）	水盆（1分）、温水（1分）、毛巾两条（1分）、软枕（1分）、润肤油（1分）、一次性中单（1分）、大浴巾（1分），必要时备癣药棉签（1分）。	8	
评估 （10分）	① 年龄（2分）。 ② 自理能力（2分）。 ③ 足部皮肤颜色，温度，有无溃疡、发红、坏疽等情况（2分）。 ④ 心理状态（2分）。 ⑤ 合作程度（2分）。	10	
操作流程 （59分）	① 备齐用物，推车至病房。	2	
	② 解释操作目的（2分）、方法（2分）、注意事项（2分）及配合要点（2分）。	8	
	③ 关闭门窗，调节室温。	4	
	④ 协助取坐位或平卧位。	1	
	⑤ 检查足部皮肤有无破损。	2	
	⑥ 被尾向上折叠，暴露足部（2分），双腿屈膝，卷起裤脚（2分），将一软垫垫于膝下（2分），脚下铺橡胶单和大毛巾（2分），将水盆放于大毛巾上（2分）。	10	
	⑦ 将老人双脚慢慢放于水中，把毛巾的一部分卷在手上，另一部分泡在水里（2分），沿踝部、足背、足底、趾缝方向擦洗（8分）。必要时用香皂或其他清洁剂涂擦清洁，清水洗净后移开水盆（2分），将脚放在大毛巾上擦干（1分）。	13	
	⑧ 同理擦拭另一只脚。	8	
	⑨ 为老人足部擦拭润肤露（2分），撤去大毛巾和橡胶单（2分）。	4	
	⑩ 取舒适卧位。	3	
	⑪ 整理用物。	2	
	⑫ 洗手。	2	
宣教指导 （6分）	① 指导洗脚的目的和注意事项（2分）。 ② 教会洗脚的正确配合方法（2分）。 ③ 指导其足部的保健知识（2分）。	6	

表6.1（续）

项目	标准要求	分值	扣分
效果照护评价（3分）	① 询问老人有无其他需求、是否满意（反馈），整理各项物品。	1	
	② 记录洗脚时间及老人反应，如有异常情况报告医护人员。	1	
	③ 遵守感染控制和管理要求，包括废弃物处理、个人防护及手卫生等。	1	
综合评判（7分）	① 操作过程中的安全性：操作流畅、安全、规范，避免老人害怕、疼痛等，过程中未出现致老人于危险环境的操作动作或行为。	1	
	② 沟通力：顺畅自然、有效沟通，表达信息方式符合老人社会文化背景，能正确理解老人反馈的信息，避免盲目否定或其他语言暴力。	1	
	③ 创新性：能综合应用传统技艺、先进新技术等为老人提供所需的照护措施，解决老人的问题，促进老人的健康和幸福感。	1	
	④ 职业防护：做好自身职业防护，能运用节力原则，妥善利用力的杠杆作用，调整重心，减少摩擦力，会利用惯性等方法。	1	
	⑤ 人文关怀：能及时关注到老人各方面的变化，能针对老人的心理和情绪做出恰当的反应，给予支持，例如不可急躁等；言行举止有尊老、敬老、爱老、护老的意识。	1	
	⑥ 鼓励：利用语言和非语言方式鼓励老人参与照护，加强自我管理，发挥残存功能，提升自理能力。	1	
	⑦ 灵活性：对临场突发状况能快速应变，根据老人及现场条件灵活机动实施照护，具有很强的解决问题的能力。	1	
备注	① 总分100分。 ② 操作技术不熟练，不符合规范，扣5~10分。		

7. 为老人床上梳头的操作流程

【目的】

（1）刺激头部血液循环，促进头发的生长和代谢。

（2）保持头部皮肤清洁，增加舒适感。

（3）保持自身形象美观。

▶【准备】

（1）环境准备：室温适宜，光线充足，环境安静。

（2）人员准备：衣帽整洁，修剪指甲，洗手，戴口罩。

（3）用物准备：圆顿梳子、治疗巾一条、垃圾桶、30%酒精、扫床用品。

▶【操作流程】

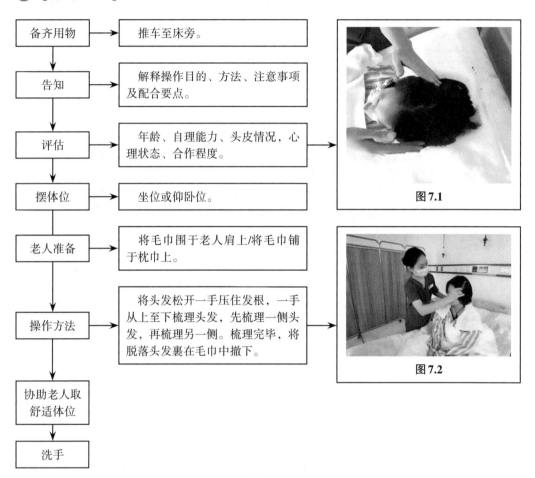

| 备齐用物 | → | 推车至床旁。 |

| 告知 | → | 解释操作目的、方法、注意事项及配合要点。 |

| 评估 | → | 年龄、自理能力、头皮情况，心理状态、合作程度。 |

图7.1

| 摆体位 | → | 坐位或仰卧位。 |

| 老人准备 | → | 将毛巾围于老人肩上/将毛巾铺于枕巾上。 |

| 操作方法 | → | 将头发松开一手压住发根，一手从上至下梳理头发，先梳理一侧头发，再梳理另一侧。梳理完毕，将脱落头发裹在毛巾中撤下。 |

图7.2

| 协助老人取舒适体位 |

| 洗手 |

▶【注意事项】

（1）动作轻柔，避免强行梳拉，造成老人疼痛，若长头发或梳理头发打结，可用30%酒精湿润后再梳顺。

（2）梳头时注意观察头皮情况和脱发情况。

（3）头部手术或有伤口的老人待头部伤口愈合，或在换药前进行梳头，梳头时避开伤口处。

（4）化疗脱发严重的老人，梳头时动作要轻柔。

表7.1　为老人床上梳头的操作流程评分标准

考号：　　　　　　总分：100分　　　　　评审老师：　　　　　　得分：

项目	标准要求	分值	扣分
环境准备 （3分）	室温适宜（1分），光线充足（1分），环境安静（1分）。	3	
人员准备 （4分）	衣帽整洁（1分），修剪指甲（1分），洗手（1分），戴口罩（1分）。	4	
用物准备 （6分）	治疗巾1条（1分）、圆钝齿梳（1分）、30%乙醇（1分）、洗手液（1分）、垃圾桶（1分）、扫床用品（1分）。	6	
评估 （10分）	① 年龄（2分）。 ② 自理能力（2分）。 ③ 头发长短、清洁度，头皮有无伤口、感染（2分）。 ④ 心理状态（2分）。 ⑤ 合作程度（2分）。	10	
操作流程 （61分）	① 备齐用物，推车至病房。	3	
	② 解释操作目的（2分）、方法（2分）、注意事项（2分）及配合要点（2分）。	8	
	③ 协助取坐位或仰卧位（4分），检查头部皮肤情况（4分）。	8	
	④ 将治疗巾铺于患者枕上或肩上。	5	
	⑤ 将头发松开（2分），一手压住发根（2分），一手从上至下梳理头发，先梳理一侧头发（4分）。	8	
	⑥ 同理，梳理另一侧。	6	
	⑦ 梳理完毕，将脱落头发裹在毛巾中撤下。	5	
	⑧ 梳头过程中注意观察老人，询问感受。	5	
	⑨ 协助取舒适卧位。	5	
	⑩ 布置整理床单位、清理用物。	5	
	⑪ 洗手。	3	
宣教指导 （6分）	① 指导梳头的目的和注意事项（2分）。 ② 教会其梳头的正确配合方法（2分）。 ③ 指导其头部皮肤清洁知识（2分）。	6	
效果照护 评价 （3分）	① 询问老人有无其他需求、是否满意（反馈），整理各项物品。	1	
	② 记录梳头时间及老人反应，如有异常情况报告医护人员。	1	
	③ 遵守感染控制和管理要求，包括废弃物处理、个人防护及手卫生等。	1	

表7.1（续）

项目	标准要求	分值	扣分
综合评判（7分）	① 操作过程中的安全性：操作流畅、安全、规范，避免老人害怕、疼痛等，过程中未出现致老人于危险环境的操作动作或行为。	1	
	② 沟通力：顺畅自然、有效沟通，表达信息方式符合老人社会文化背景，能正确理解老人反馈的信息，避免盲目否定或其他语言暴力。	1	
	③ 创新性：能综合应用传统技艺、先进新技术等为老人提供所需的照护措施，解决老人的问题，促进老人的健康和幸福感。	1	
	④ 职业防护：做好自身职业防护，能运用节力原则，妥善利用力的杠杆作用，调整重心，减少摩擦力，会利用惯性等方法。	1	
	⑤ 人文关怀：能及时关注到老人各方面的变化，能针对老人的心理和情绪做出恰当的反应，给予支持，例如不可急躁等；言行举止有尊老、敬老、爱老、护老的意识。	1	
	⑥ 鼓励：利用语言和非语言方式鼓励老人参与照护，加强自我管理，发挥残存功能，提升自理能力。	1	
	⑦ 灵活性：对临场突发状况能快速应变，根据老人及现场条件灵活机动实施照护，具有很强的解决问题的能力。	1	
备注	① 总分100分。 ② 操作技术不熟练，不符合规范，扣5~10分。		

8. 为老人床上洗头的操作流程

【目的】

（1）促进头皮血液循环；

（2）除去污垢和脱落头皮碎屑；使老人头发清洁、舒适、美观。

（3）减少感染机会，保证老人舒适。

【准备】

（1）环境准备：室温适宜，光线充足，环境安静。

（2）人员准备：衣帽整洁，修剪指甲，洗手，戴口罩。

（3）用物准备：手推车、洗手液、记录本、笔、手表、温度计、橡胶单、浴巾、毛巾、别针、眼罩/纱布2块、耳塞/棉球2个、量杯、洗发液、梳子、橡胶马蹄形垫或自制马蹄形垫、水盆内盛43～45℃热水或按老人习惯调制，必要时备电吹风、便器、污水桶、垃圾桶。

▶【操作流程】

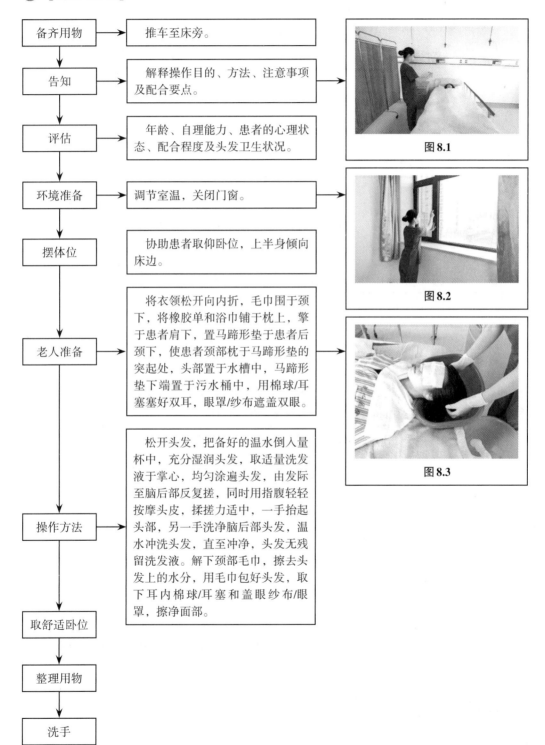

备齐用物 → 推车至床旁。

告知 → 解释操作目的、方法、注意事项及配合要点。

图8.1

评估 → 年龄、自理能力、患者的心理状态、配合程度及头发卫生状况。

环境准备 → 调节室温，关闭门窗。

摆体位 → 协助患者取仰卧位，上半身倾向床边。

图8.2

老人准备 → 将衣领松开向内折，毛巾围于颈下，将橡胶单和浴巾铺于枕上，擎于患者肩下，置马蹄形垫于患者后颈下，使患者颈部枕于马蹄形垫的突起处，头部置于水槽中，马蹄形垫下端置于污水桶中，用棉球/耳塞塞好双耳，眼罩/纱布遮盖双眼。

图8.3

操作方法 → 松开头发，把备好的温水倒入量杯中，充分湿润头发，取适量洗发液于掌心，均匀涂遍头发，由发际至脑后部反复搓，同时用指腹轻轻按摩头皮，揉搓力适中，一手抬起头部，另一手洗净脑后部头发，温水冲洗头发，直至冲净，头发无残留洗发液。解下颈部毛巾，擦去头发上的水分，用毛巾包好头发，取下耳内棉球/耳塞和盖眼纱布/眼罩，擦净面部。

取舒适卧位

整理用物

洗手

▶【注意事项】

（1）洗头过程中，注意保暖，注意观察老人反应，如有异常立即停止洗头，并及时报告给予处理。

（2）操作中保持患者体位舒适，保护伤口及各种管路，防止水流入耳、眼，衣服及床上用品不湿水。

（3）保持地面干燥，防止老人摔倒。

（4）过于虚弱、病情不稳定、颅脑损伤急性期、颈椎损伤或颈椎手术头皮伤口未愈合者暂不进行洗头护理。

表8.1　为老人床上洗头的操作流程评分标准

考号：　　　　　　总分：100分　　　　　评审老师：　　　　　　得分：

项目	标准要求	分值	扣分
环境准备（3分）	室温适宜（1分），光线充足（1分），环境安静（1分）。	3	
人员准备（2分）	符合职业规范，衣、帽、鞋端庄（0.5分），修剪指甲（0.5分），头发整洁（0.5分），无佩戴戒指、耳环等饰品（0.5分）。	2	
用物准备（11分）	手推车、洗手液、手表、温度计、橡胶单、浴巾、毛巾、别针、眼罩/纱布2块、耳塞/棉球2个、量杯、洗发液、梳子、橡胶马蹄形垫或自制马蹄形垫、水盆内盛43~45℃热水或按老人习惯调制，必要时备电吹风、便器、污水桶、垃圾桶（各0.5分）。	11	
评估（3分）	患者的年龄、病情、意识（各0.5分）。	1.5	
	患者的心理状态、配合程度及头发卫生状况（各0.5分）。	1.5	
操作流程（68分）	①打开污物桶盖（1分），洗手（1分），戴口罩（1分）。	3	
	②检查用物（2分），测量水温（2分）。	4	
	③盖污物桶盖（1分），洗手（1分），脱口罩（1分）。	3	
	④推车携用物至床旁，核对姓名（1分），解释床上洗头的目的、方法、注意事项及配合要点（2分），评估患者头发卫生状况（1分），按需给便器（1分）。	5	
	⑤环境准备：调节室温（1分），关闭门窗（1分）。	2	
	⑥协助老人取仰卧位，上半身倾向床边。	2	
	⑦打开污物桶盖（1分），洗手（1分），戴口罩（1分）。	3	
	⑧将衣领松开向内折，毛巾围于颈下（2分），用别针固定（1分）。	3	
	⑨将橡胶单和浴巾铺于枕上，擎于老人肩下（2分），置马蹄形垫于患者后颈下，使患者颈部枕于马蹄形垫的突起处，头部置于水槽中，马蹄形垫下端置于污水桶中（2分）。	4	

表8.1（续）

项目	标准要求	分值	扣分
	⑩用棉球/耳塞塞好双耳（1分），眼罩/纱布遮盖双眼（1分）。	2	
	⑪松开头发，把备好的温水倒入量杯中，充分湿润头发（2分），保护床单、枕头及盖被不被沾湿，防止水流入眼部和耳部（2分）。	4	
	⑫取适量洗发液于掌心，均匀涂遍头发，由发际至脑后部反复搓（1分），同时用指腹轻轻按摩头皮（1分），揉搓力适中，避免用指甲搔抓以防损伤头皮（2分）。	4	
	⑬一手抬起头部，另一手洗净脑后部头发，温水冲洗头发，直至冲净（2分），头发无残留洗发液（2分）。	4	
	⑭解下颈部毛巾，擦去头发上的水分（2分），用毛巾包好头发，取下耳内棉球/耳塞和盖眼纱布/眼罩（2分），擦净面部（2分）。	6	
	⑮撤去洗发用物。	1	
	⑯将枕移向床头（1分），解下包头毛巾（1分），再用浴巾擦干头发或用电吹风吹干（1分），用梳子梳理成型（1分）。	4	
	⑰观察老人有无出现面色苍白、脉搏及呼吸异常（2分）。	2	
	⑱协助老人取舒适体位（1分），放好呼叫器（1分），整理床单位（1分），整理用物（1分），开窗通风（1分）。	5	
	⑲盖污物桶盖（1分），洗手（1分），脱口罩（1分）。	3	
	⑳交代注意事项：注意保暖（2分），沟通流畅（1分），口述记录时间、效果反应（1分）。	4	
宣教指导 （3分）	①指导洗头的注意事项（1分）。 ②教会其洗头的配合方法（1分）。 ③指导其洗头清洁的保健知识（1分）。	3	
效果照护评价 （3分）	①询问老人有无其他需求、是否满意（反馈），整理各项物品。	1	
	②记录洗头时间及老人反应，如有异常情况报告医护人员。	1	
	③遵守感染控制和管理要求，包括废弃物处理、个人防护及手卫生等。	1	
综合评判 （7分）	①操作过程中的安全性：操作流畅、安全、规范，避免老人害怕、疼痛等，过程中未出现致老人于危险环境的操作动作或行为。	1	
	②沟通力：顺畅自然、有效沟通，表达信息方式符合老人社会文化背景，能正确理解老人反馈的信息，避免盲目否定或其他语言暴力。	1	
	③创新性：能综合应用传统技艺、先进新技术等为老人提供所需的照护措施，解决老人的问题，促进老人的健康和幸福感。	1	

表8.1（续）

项目	标准要求	分值	扣分
	④职业防护：做好自身职业防护，能运用节力原则，妥善利用力的杠杆作用，调整重心，减少摩擦力，会利用惯性等方法。	1	
	⑤人文关怀：能及时关注到老人各方面的变化，能针对老人的心理和情绪做出恰当的反应，给予支持，例如不可急躁等；言行举止有尊老、敬老、爱老、护老的意识。	1	
	⑥鼓励：利用语言和非语言方式鼓励老人参与照护，加强自我管理，发挥残存功能，提升自理能力。	1	
	⑦灵活性：对临场突发状况能快速应变，根据老人及现场条件灵活机动实施照护，具有很强的解决问题的能力。	1	
备注	①总分100分。 ②操作技术不熟练，不符合规范，扣5～10分。		

9. 为老人洗澡（淋浴、盆浴）的操作流程

▶ 【目的】

（1）维持皮肤正常及皮肤排泄功能；

（2）清洁身体，保持舒适感；

（3）减轻紧张，降低焦虑，舒缓心理压力；

（4）去除细菌残留，避免感染的风险。

▶ 【准备】

（1）环境准备：室温适宜，光线充足，环境安静。

（2）人员准备：衣帽整洁，修剪指甲，洗手，戴口罩。

（3）用物准备：淋浴设施、毛巾2条、小方巾1条、浴巾1条、浴液1瓶、洗发液1瓶、洗面奶1瓶、清洁衣裤1套、梳子1把、洗澡椅1把、防滑拖鞋1双、防滑垫1个、水盆1个，必要时备吹风机。

【操作流程】

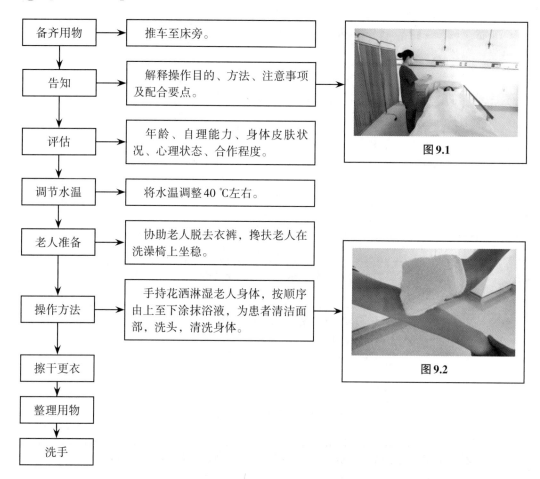

| 备齐用物 | → | 推车至床旁。 |

| 告知 | → | 解释操作目的、方法、注意事项及配合要点。 |

图9.1

| 评估 | → | 年龄、自理能力、身体皮肤状况、心理状态、合作程度。 |

| 调节水温 | → | 将水温调整40℃左右。 |

| 老人准备 | → | 协助老人脱去衣裤，搀扶老人在洗澡椅上坐稳。 |

| 操作方法 | → | 手持花洒淋湿老人身体，按顺序由上至下涂抹浴液，为患者清洁面部，洗头，清洗身体。 |

图9.2

| 擦干更衣 |

| 整理用物 |

| 洗手 |

【注意事项】

（1）老人身体状况良好，要求单独洗浴时，浴室不要锁门，可在门外把手上悬挂示意标牌，照护人员应经常询问是否需要帮助，保证老人安全。

（2）老人淋浴时间不可过长（最好在10分钟左右），水温不可过高，以免头晕不适。

（3）淋浴应安排在进食1小时以后，以免影响消化吸收。

（4）淋浴过程中应随时询问和观察老人的反应，如有不适，应迅速结束操作，告知专业人员。

表9.1 为老人洗澡（淋浴、盆浴）的操作流程评分标准

考号：　　　　　　　总分：100分　　　　　评审老师：　　　　　　　得分：

项目	标准要求	分值	扣分
环境准备（3分）	室温适宜（1分），光线充足（1分），环境安静（1分）。	3	

表9.1（续）

项目	标准要求	分值	扣分
人员准备 （4分）	衣帽整洁（1分），修剪指甲（1分），洗手（1分），戴口罩（1分）。	4	
用物准备 （7分）	淋浴设施、毛巾2条，小方巾1条，浴巾1条，浴液1瓶、洗发液1瓶、洗面奶1瓶、清洁衣裤1套、梳子1把、洗澡椅1把、防滑拖鞋1双、防滑垫1个、水盆1个，必要时备吹风机（每项0.5分）。	7	
评估 （10分）	① 年龄（2分）。 ② 自理能力（2分）。 ③ 患者身体皮肤情况（2分）。 ④ 心理状态（2分）。 ⑤ 合作程度（2分）。	10	
操作流程 （62分）	① 备齐用物，推车至病房。	2	
	② 解释操作目的（1分）、方法（1分）、注意事项（1分）及配合要点（1分）。	4	
	③ 关闭门窗（1分），调节浴室温度24～26℃（1分），放好洗澡椅/浴盆（1分），地面放置防滑垫（1分）。	4	
	④ 调节水温，先开冷水开关，再开热水开关（1分），以40℃为宜（伸手触水，温热不烫手）（1分）。	2	
	⑤ 协助老人脱去衣裤（一侧肢体活动障碍时，应先脱健侧，再脱患侧）。	2	
	⑥ 搀扶老人在洗澡椅上坐稳（2分），叮嘱老人双手握住洗澡椅扶手（2分），用一条毛巾盖住老人下身（2分），将老人双脚放置于水盆中（1分）。	7	
	⑦ 适应水温，先冲洗老人双脚让其感受水温是否合适（2分），使其适应水温。	2	
	⑧ 用湿毛巾擦洗面部（1分），取少量洗面奶为老人清洁面部（1分），毛巾擦洗眼睛（1分），再用花洒避开双眼，将面部冲洗干净（1分）。	4	
	⑨ 叮嘱老人身体紧靠椅背（1分），头向后仰（1分），手持花洒淋湿头发（1分），为老人涂擦洗发液（1分），双手指腹揉搓头发，按摩头皮（力度适中，揉搓方向由发迹向头顶）（1分）。	5	
	⑩ 观察老人有无不适（2分），再用花洒将洗发液全部冲洗干净（1分）。	3	
	⑪ 清洗身体，手持花洒淋湿老人身体（1分），由上至下涂抹浴液，涂擦颈部、耳后、胸腹部、双上肢、背部、双下肢，然后擦洗会阴及臀下（8分），用专用毛巾清洗双足（1分），轻轻揉搓肌肤（1分）。	11	

表9.1（续）

项目	标准要求	分值	扣分
	⑫ 关闭开关（2分）。	2	
	⑬ 用毛巾迅速擦干老人的面部及头发（2分），用浴巾包裹老人的身体（2分）。	4	
	⑭ 协助老人更换清洁衣裤（一侧肢体活动障碍时，应先穿患侧，再穿健侧）（2分），搀扶或用轮椅运送老人回卧室休息（2分）。	4	
	⑮ 将用物放回原处，开窗通风。	2	
	⑯ 擦干浴室地面（2分），清洗浴巾、毛巾及老人换下的衣裤（2分）。	4	
宣教指导（4分）	① 指导洗澡的目的和注意事项（2分）。 ② 教会其洗澡的正确配合方法（2分）。	4	
效果照护评价（3分）	① 询问老人有无其他需求、是否满意（反馈），整理各项物品。	1	
	② 记录洗浴时间及老人反应，如有异常情况报告医护人员。	1	
	③ 遵守感染控制和管理要求，包括废弃物处理、个人防护及手卫生等。	1	
综合评判（7分）	① 操作过程中的安全性：操作流畅、安全、规范，避免老人害怕、疼痛等，过程中未出现致老人于危险环境的操作动作或行为。	1	
	② 沟通力：顺畅自然、有效沟通，表达信息方式符合老人社会文化背景，能正确理解老人反馈的信息，避免盲目否定或其他语言暴力。	1	
	③ 创新性：能综合应用传统技艺、先进新技术等为老人提供所需的照护措施，解决老人的问题，促进老人的健康和幸福感。	1	
	④ 职业防护：做好自身职业防护，能运用节力原则，妥善利用力的杠杆作用，调整重心，减少摩擦力，会利用惯性等方法。	1	
	⑤ 人文关怀：能及时关注到老人各方面的变化，能针对老人的心理和情绪做出恰当的反应，给予支持，例如不可急躁等；言行举止有尊老、敬老、爱老、护老的意识。	1	
	⑥ 鼓励：利用语言和非语言方式鼓励老人参与照护，加强自我管理，发挥残存功能，提升自理能力。	1	
	⑦ 灵活性：对临场突发状况能快速应变，根据老人及现场条件灵活机动实施照护，具有很强的解决问题的能力。	1	
备注	① 总分100分。 ② 操作技术不熟练，不符合规范，扣5～10分。		

10. 床上擦浴（温水、乙醇）的操作流程

▶【目的】

为高热病人降温。

▶【准备】

（1）环境准备：室温适宜，光线充足，遮挡门窗，环境安静。

（2）人员准备：衣帽整洁，修剪指甲，洗手，戴口罩。

（3）用物准备：处置车、洗手液、医嘱本、笔、手表、治疗盘、温度计、纱布1块、大毛巾1块、小毛巾2块、热水袋及套、冰袋及套、30 ℃ 25%～35% 乙醇200～300毫升或32～34 ℃温水至面盆2/3满、清洁衣裤、回收盒、医用/生活垃圾桶、污水桶、便器、屏风/床帘。

▶【操作流程】

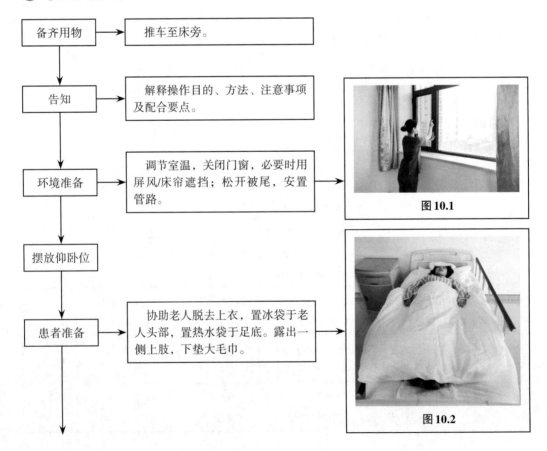

| 备齐用物 | → | 推车至床旁。 |

| 告知 | → | 解释操作目的、方法、注意事项及配合要点。 |

图10.1

| 环境准备 | → | 调节室温，关闭门窗，必要时用屏风/床帘遮挡；松开被尾，安置管路。 |

| 摆放仰卧位 |

| 患者准备 | → | 协助老人脱去上衣，置冰袋于老人头部，置热水袋于足底。露出一侧上肢，下垫大毛巾。 |

图10.2

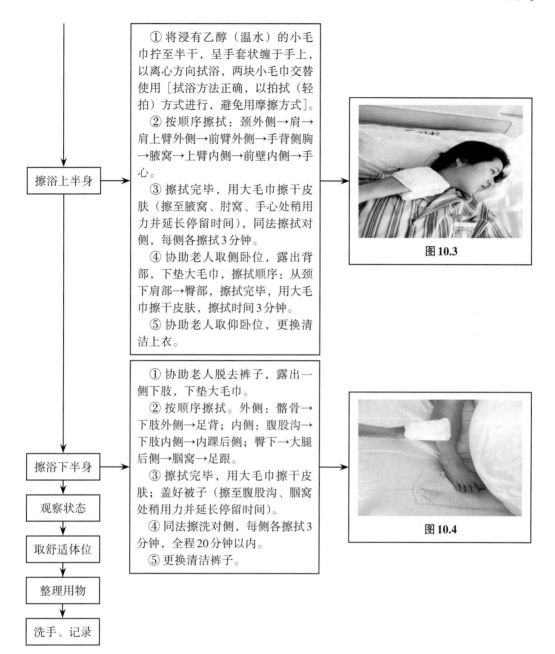

擦浴上半身
① 将浸有乙醇（温水）的小毛巾拧至半干，呈手套状缠于手上，以离心方向拭浴，两块小毛巾交替使用［拭浴方法正确，以拍拭（轻拍）方式进行，避免用摩擦方式］。
② 按顺序擦拭：颈外侧→肩→肩上臂外侧→前臂外侧→手背侧胸→腋窝→上臂内侧→前壁内侧→手心。
③ 擦拭完毕，用大毛巾擦干皮肤（擦至腋窝、肘窝、手心处稍用力并延长停留时间），同法擦拭对侧，每侧各擦拭3分钟。
④ 协助老人取侧卧位，露出背部，下垫大毛巾，擦拭顺序：从颈下肩部→臀部，擦拭完毕，用大毛巾擦干皮肤，擦拭时间3分钟。
⑤ 协助老人取仰卧位，更换清洁上衣。

图 10.3

擦浴下半身
① 协助老人脱去裤子，露出一侧下肢，下垫大毛巾。
② 按顺序擦拭。外侧：髂骨→下肢外侧→足背；内侧：腹股沟→下肢内侧→内踝后侧；臀下→大腿后侧→腘窝→足跟。
③ 擦拭完毕，用大毛巾擦干皮肤；盖好被子（擦至腹股沟、腘窝处稍用力并延长停留时间）。
④ 同法擦洗对侧，每侧各擦拭3分钟，全程20分钟以内。
⑤ 更换清洁裤子。

图 10.4

观察状态

取舒适体位

整理用物

洗手、记录

▶【注意事项】

（1）在擦拭腋窝、肘窝、腹股沟、腘窝等血管丰富处，应适当延长时间，以利于散热。

（2）禁忌擦拭后颈、胸前区、腹部和足底等处，以免发生不良反应；血液病高热老人禁用乙醇擦浴。

（3）擦浴过程中应注意观察老人有无寒战、面色苍白、呼吸、脉搏异常等情况发生，如有异常立即停止擦浴。

（4）擦浴后30分钟测量体温并记录，若体温低于39℃，可取下头部冰袋。

表10.1 床上擦浴（温水、乙醇）的评分标准

考号：　　　　　　总分：100分　　　　　　评审老师：　　　　　　得分：

项目	标准要求	分值	扣分
环境准备 （2分）	室温适宜（0.5分），光线充足（0.5分），遮挡门窗（0.5分），环境安静（0.5分）。	2	
人员准备 （2分）	衣帽整洁（0.5分），修剪指甲（0.5分），洗手（0.5分），戴口罩（0.5分）。	2	
用物准备 （9分）	处置车、洗手液、医嘱本、笔、手表、治疗盘、温度计、纱布1块、大毛巾1块、小毛巾2块、热水袋及套、冰袋及套、30 ℃ 25%～35%乙醇200～300毫升或32～34 ℃温水至面盆2/3满、清洁衣裤、回收盒、医用/生活垃圾桶、污水桶、便器、屏风/床帘（每项0.5分）。	9	
评估 （5分）	① 老人评估：有无乙醇过敏史、年龄、病情、体温情况、局部皮肤、伤口状况、心理状态以及配合程度（每项0.5分）。 ② 环境评估：室内安静、室温适宜、酌情关闭门窗、遮挡屏风（1分）。	5	
操作流程 （68分）	① 推车携用物至床旁（1分），核对解释：乙醇（温水）拭浴的目的（1分）、方法（1分）、注意事项（1分）及配合要点（1分），评估患者皮肤情况（1分）。	6	
	② 询问患者是否去卫生间。	1	
	③ 环境准备：调节室温（1分）、关闭门窗（1分）、必要时用屏风/床帘遮挡（1分）。	3	
	④ 打开污物桶盖（1分），洗手（1分），戴口罩（1分）。	3	
	⑤ 松开床尾盖被（1分），有管路老人妥善安置各管路（1分）。	2	
	⑥ 协助老人取仰卧位（1分），协助老人脱去上衣（1分）。	2	
	⑦ 操作中核对。	1	
	⑧ 置冰袋于患者头部（1分），置热水袋于患者足底（1分）。	2	
	⑨ 露出一侧上肢（1分），下垫大毛巾（1分）。	2	
	⑩ 将浸有乙醇（温水）的小毛巾拧至半干（1分），呈手套状缠于手上（1分），以离心方向拭浴（1分），两块小毛巾交替使用（1分）。[拭浴方法正确，以拍拭（轻拍）方式进行，避免用摩擦方式]（1分）。	5	
	⑪ 按顺序擦拭：颈外侧→肩→肩上臂外侧→前臂外侧→手背侧胸→腋窝→上臂内侧→前壁内侧→手心（1分）。擦拭完毕，用大毛巾擦干皮肤（1分）（擦至腋窝、肘窝、手心处稍用力并延长停留时间）（1分）。	3	
	⑫ 同法擦拭对侧，每侧各擦拭3分钟。	1	

表10.1（续）

项目	标准要求	分值	扣分
	⑬协助老人取侧卧位（1分），露出背部（1分），下垫大毛巾（1分），擦拭顺序：颈下肩部→臀部（1分），擦拭完毕，用大毛巾擦干皮肤（1分），擦拭时间3分钟（1分）。	6	
	⑭协助老人取仰卧位（1分），更换清洁上衣（1分）。	2	
	⑮协助老人脱去裤子（1分），露出一侧下肢（1分），下垫大毛巾（1分）。	3	
	⑯按顺序擦拭。外侧：髂骨→下肢外侧→足背（1分）；内侧：腹股沟→下肢内侧→内踝（1分）；后侧：臀下→大腿后侧→腘窝→足跟擦拭完毕（1分）。用大毛巾擦干皮肤（1分）；盖好被子（1分）（擦至腹股沟、腘窝处稍用力并延长停留时间）（1分）。	6	
	⑰同法擦拭对侧，每侧各擦拭3分钟（1分），全程20分钟以内（1分）。	2	
	⑱更换清洁裤子（1分），观察老人有无出现寒战、面色苍白、脉搏呼吸异常（1分），观察冰袋及热水袋放置位置的皮肤有无异常（1分）。	3	
	⑲撤去大毛巾（1分），取下热水袋（1分），检查和妥善固定各管路（1分）。	3	
	⑳协助患者取舒适卧位（1分），整理床单位（1分），放好呼叫器（1分），撤去屏风/床帘（1分），开窗通风（1分），整理用物（1分）。	6	
	㉑操作后核对。	1	
	㉒盖污物桶盖（1分），洗手（1分），脱口罩（1分）。	3	
	㉓交代注意事项：30分钟后测量体温，若低于39℃取下头部冰袋（1分）；注意保暖（1分）。	2	
宣教指导（4分）	①向老人及家属解释全身降温的目的（1分）、作用（1分）、方法（1分）。 ②说明全身降温达到的治疗效果（1分）。	4	
效果照护评价（3分）	①询问老人有无其他需求、是否满意（反馈），整理各项物品。	1	
	②记录时间及老人反应，如有异常情况报告医护人员。	1	
	③遵守感染控制和管理要求，包括废弃物处理、个人防护及手卫生等。	1	
综合评判（7分）	①操作过程中的安全性：操作流畅、安全、规范，避免老人害怕、疼痛等，过程中未出现致老人于危险环境的操作动作或行为。	1	
	②沟通力：顺畅自然、有效沟通，表达信息方式符合老人社会文化背景，能正确理解老人反馈的信息，避免盲目否定或其他语言暴力。	1	

表10.1（续）

项目	标准要求	分值	扣分
	③ 创新性：能综合应用传统技艺、先进新技术等为老人提供所需的照护措施，解决老人的问题，促进老人的健康和幸福感。	1	
	④ 职业防护：做好自身职业防护，能运用节力原则，妥善利用力的杠杆作用，调整重心，减少摩擦力，会利用惯性等方法。	1	
	⑤ 人文关怀：能及时关注到老人各方面的变化，能针对老人的心理和情绪做出恰当的反应，给予支持，例如不可急躁等；言行举止有尊老、敬老、爱老、护老的意识。	1	
	⑥ 鼓励：利用语言和非语言方式鼓励老人参与照护，加强自我管理，发挥残存功能，提升自理能力。	1	
	⑦ 灵活性：对临场突发状况能快速应变，根据老人及现场条件灵活机动实施照护，具有很强的解决问题的能力。	1	
备注	① 总分100分。 ② 操作技术不熟练，不符合规范，扣5～10分。		

11. 为老人更换衣物的操作流程

▶【目的】

（1）协助老人更换清洁衣物，满足舒适的需要。

（2）预防压疮等并发症的发生。

▶【准备】

（1）环境准备：同室内无人进行治疗或进餐等。酌情关闭门窗，按季节调节室内温度。必要时用屏风遮挡老人。

（2）人员准备：衣帽整洁，修剪指甲，洗手，戴口罩。

（3）用物准备：备好清洁衣裤。将准备好的衣物叠放整齐并按使用顺序放于护理车上。

▶【操作流程】

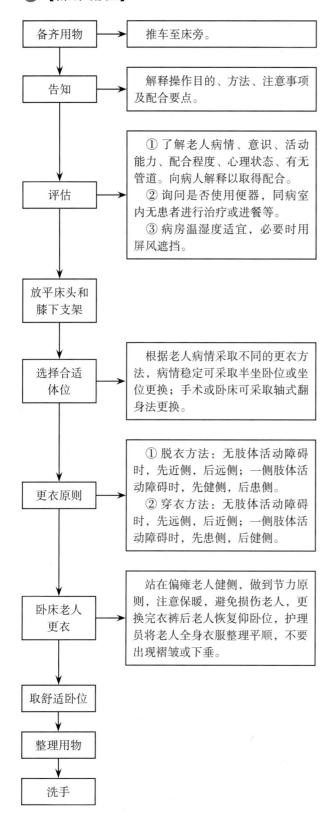

▶【注意事项】

（1）更衣过程中，注意保护伤口和各种管路，注意保暖。

（2）更衣可与温水擦浴、会阴护理等同时进行。

（3）换衣时避免摇晃震动

（4）在保暖的前提下，避免不必要的暴露（保护老人隐私）。

（5）换衣时不要生拉硬拽，注意保护老人身体疾患或疼痛部位。

（6）保证老人安全，避免从床上坠落。

（7）穿好睡衣后，衣服要保持适当的松紧度，不要出现褶皱（防止产生摩擦力，易导致压疮）。

（8）根据衣服种类，正确系上带子、纽扣。

表11.1　为老人更换衣物的评分标准

考号：　　　　　总分：100分　　　　　评审老师：　　　　　得分：

项目	标准要求	分值	扣分
环境准备 （8分）	室温适宜（2分），光线充足（2分），环境安静（2分）、屏风遮挡（2分）。	8	
人员准备 （8分）	衣帽整洁（2分），修剪指甲（2分），洗手（2分），戴口罩（2分）。	8	
用物准备 （4分）	备好清洁衣裤按照操作顺序放于护理车上（4分）。	4	
评估 （9分）	①了解老人病情、意识、活动能力、配合程度、心理状态、有无管道。向病人解释以取得配合（3分）。 ②询问是否使用便器，同病室内无患者进行治疗或进餐等（3分）。 ③病房温湿度适宜，必要时用屏风遮挡（3分）。	9	
操作流程 （58分）	①备齐用物（1分），推车至房间（1分），关闭门窗（1分）。	3	
	②解释操作目的、方法、注意事项及配合要点（4分）。	4	
	③放平床头和膝下支架（2分）。	2	
	④选择合适体位：根据患者病情采取不同的更衣方法，病情稳定可采取半坐卧位或坐位更换；手术或卧床可采取轴式翻身法更换（11分）。	11	
	⑤更衣原则： a.脱衣方法：无肢体活动障碍时，先近侧，后远侧；一侧肢体活动障碍时，先健侧，后患侧。 b.穿衣方法：无肢体活动障碍时，先远侧，后近侧；一侧肢体活动障碍时，先患侧，后健侧（12分）。	12	

表11.1（续）

项目	标准要求	分值	扣分
	⑥卧床老人更衣： 站在偏瘫老人健侧，做到节力原则，注意保暖，避免损伤老人，更换完衣裤后老人恢复仰卧位，护理员将老人全身衣服整理平顺，不要出现褶皱或下垂（12分）。	12	
	⑦摆体位：协助老人平卧，将枕头移至中间（5分）。	5	
	⑧整理用物（4分）。	4	
	⑨洗手（5分）。	5	
效果照护评价（6分）	①符合护士职业要求，舒展大方，操作规范，在规定时间内完成。	2	
	②语言使用规范，通俗易懂、表达清楚、沟通有效。	2	
	③遵守感染控制和管理要求，包括废弃物处理、个人防护及手卫生等。	2	
综合评判（7分）	①操作过程中的安全性：操作流畅、安全、规范，避免老人害怕、疼痛等，过程中未出现致老人于危险环境的操作动作或行为。	1	
	②沟通力：顺畅自然、有效沟通，表达信息方式符合老人社会文化背景，能正确理解老人反馈的信息，避免盲目否定或其他语言暴力。	1	
	③创新性：能综合应用传统技艺、先进新技术等为老人提供所需的照护措施，解决老人的问题，促进老人的健康和幸福感。	1	
	④职业防护：做好自身职业防护，能运用节力原则，妥善利用力的杠杆作用，调整重心，减少摩擦力，会利用惯性等方法。	1	
	⑤人文关怀：能及时关注到老人各方面的变化，能针对老人的心理和情绪做出恰当的反应，给予支持，例如不可急躁等；言行举止有尊老、敬老、爱老、护老的意识。	1	
	⑥鼓励：利用语言和非语言方式鼓励老人参与照护，加强自我管理，发挥残存功能，提升自理能力。	1	
	⑦灵活性：对临场突发状况能快速应变，根据老人及现场条件灵活机动实施照护，具有很强的解决问题的能力。	1	
备注	①总分100分。 ②操作技术不熟练，不符合规范，扣5～10分。		

12. 卧床老人更换床单位的操作流程

▶【目的】

（1）保护老人的清洁、舒适。

（2）预防压疮等并发症。

▶【准备】

（1）环境准备：同室内无人进行治疗或进餐等。酌情关闭门窗，按季节调节室内温度。必要时用屏风遮挡老人。

（2）人员准备：衣帽整洁，修剪指甲，洗手，戴口罩。

（3）用物准备：大单、被套、枕套、床刷及床刷套、屏风，需要时备清洁衣裤。将准备好的用物叠放整齐并按使用顺序放于护理车上。

▶【操作流程】

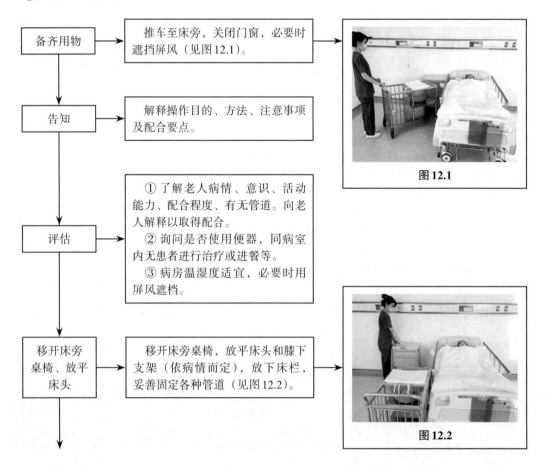

```
备齐用物  →  推车至床旁，关闭门窗，必要时
             遮挡屏风（见图12.1）。

图12.1

告知    →  解释操作目的、方法、注意事项
           及配合要点。

评估    →  ①了解老人病情、意识、活动
           能力、配合程度、有无管道。向老
           人解释以取得配合。
           ②询问是否使用便器，同病室
           内无患者进行治疗或进餐等。
           ③病房温湿度适宜，必要时用
           屏风遮挡。

移开床旁   →  移开床旁桌椅，放平床头和膝下
桌椅、放平     支架（依病情而定），放下床栏，
床头          妥善固定各种管道（见图12.2）。

图12.2
```

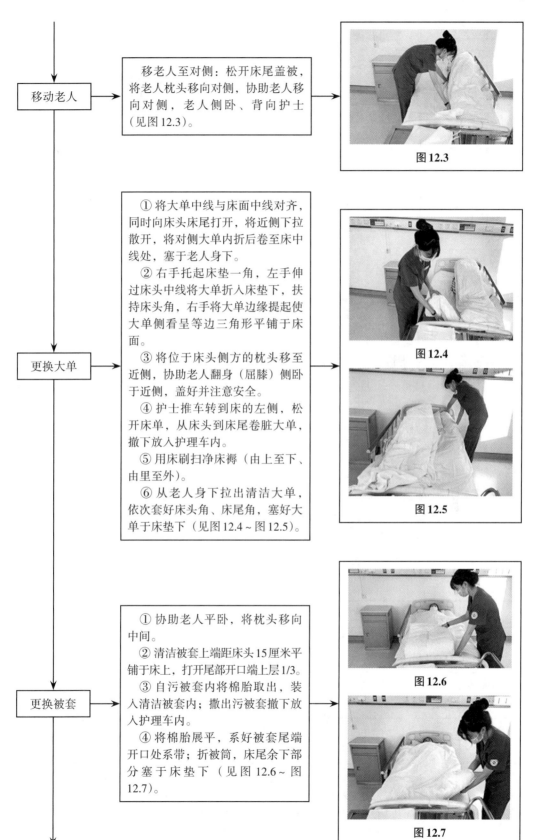

移动老人 → 移老人至对侧：松开床尾盖被，将老人枕头移向对侧，协助老人移向对侧，老人侧卧、背向护士（见图12.3）。

图12.3

更换大单 → ① 将大单中线与床面中线对齐，同时向床头床尾打开，将近侧下拉散开，将对侧大单内折后卷至床中线处，塞于老人身下。
② 右手托起床垫一角，左手伸过床头中线将大单折入床垫下，扶持床头角，右手将大单边缘提起使大单侧看呈等边三角形平铺于床面。
③ 将位于床头侧方的枕头移至近侧，协助老人翻身（屈膝）侧卧于近侧，盖好并注意安全。
④ 护士推车转到床的左侧，松开床单，从床头到床尾卷脏大单，撤下放入护理车内。
⑤ 用床刷扫净床褥（由上至下、由里至外）。
⑥ 从老人身下拉出清洁大单，依次套好床头角、床尾角，塞好大单于床垫下（见图12.4～图12.5）。

图12.4

图12.5

更换被套 → ① 协助老人平卧，将枕头移向中间。
② 清洁被套上端距床头15厘米平铺于床上，打开尾部开口端上层1/3。
③ 自污被套内将棉胎取出，装入清洁被套内；撤出污被套撤下放入护理车内。
④ 将棉胎展平，系好被套尾端开口处系带；折被筒，床尾余下部分塞于床垫下（见图12.6～图12.7）。

图12.6

图12.7

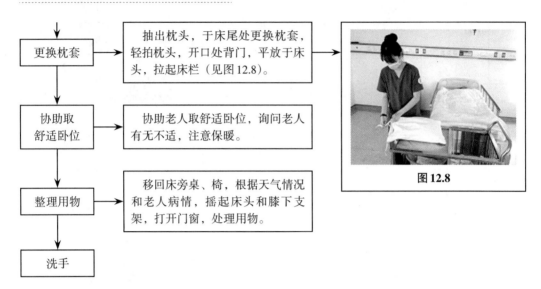

更换枕套 → 抽出枕头，于床尾处更换枕套，轻拍枕头，开口处背门，平放于床头，拉起床栏（见图12.8）。

协助取舒适卧位 → 协助老人取舒适卧位，询问老人有无不适，注意保暖。

整理用物 → 移回床旁桌、椅，根据天气情况和老人病情，摇起床头和膝下支架，打开门窗，处理用物。

洗手

图12.8

【注意事项】

（1）注意保暖，保护老人隐私。

（2）移动老人动作轻巧，注意安全，防止坠床。

（3）有引流管老人，操作时将各管道安置妥当，防止折叠、脱出及管内引流液逆行。

（4）特殊感染被服，按相关规定处理。

（5）更换被套时，勿暴露老人，防止清洁被套与脏被套外面接触，棉被胎不能直接接触老人。

（6）更换清洁被套后做床尾角时，让老人稍屈膝，防止过紧。

（7）更换枕套时，注意向老人解释，手托起老人头部。

（8）从备物至洗手在10分钟内完成。

表12.1　卧床老人更换床单位的评分标准

考号：　　　　　　总分：100分　　　　　评审老师：　　　　　　得分：

项目	标准要求	分值	扣分
环境准备（4分）	同室内无人进行治疗或进餐等（1分）。酌情关闭门窗（1分），按季节调节室内温度（1分）。必要时用屏风遮挡老人（1分）。	4	
人员准备（4分）	衣帽整洁（1分），修剪指甲（1分），洗手（1分），戴口罩（1分）。	4	
用物准备（8分）	大单（1分）、被套（1分）、枕套（1分）、床刷及床刷套（2分）、屏风（1分），需要时备清洁衣裤（1分）、护理车（1分）。	8	
评估（6分）	①了解患者病情、意识、活动能力、配合程度、有无管道。向病人解释以取得配合（2分）。②询问是否使用便器，同病室内无患者进行治疗或进餐等（2分）。③病房温湿度适宜，必要时用屏风遮挡（2分）。	6	

表12.1（续）

项目	标准要求	分值	扣分
操作流程（68分）	① 推车至床旁（1分），关闭门窗（1分），必要时遮挡屏风（1分）。	3	
	② 解释操作目的、操作方法、注意事项及配合要点（4分）	4	
	③ 移开床旁桌椅（1分），移开床旁桌，距床20厘米左右（1分）；移开床旁椅（1分），放于床尾处（1分）。	5	
	④ 放平床头（1分）和膝下支架（1分）（依病情而定），放下床栏（1分），妥善固定各种管道（1分）。	4	
	更换大单。		
	⑤ 将大单中线与床面中线对齐（1分），同时向床头床尾打开（1分），将近侧下拉散开（1分），将对侧大单内折后卷至床中线处（1分），塞于老人身下（1分）。	5	
	⑥ 右手托起床垫一角（1分），左手伸过床头中线将大单折入床垫下（1分），扶持床头角（1分），右手将大单边缘提起使大单侧看呈等边三角形平铺于床面（1分）。	4	
	⑦ 将位于床头侧方的枕头移至近侧（1分），协助老人翻身（屈膝）侧卧于近侧（1分），盖好并注意安全（1分）。	3	
	⑧ 护士推车转到床的左侧（1分），松开床单（1分），从床头到床尾卷脏大单（2分），撤下放入护理车内（1分）。	5	
	⑨ 用床刷扫净床褥（由上至下、由里至外）（2分）。	2	
	⑩ 从老人身下拉出清洁大单（1分），依次套好床头角（1分）、床尾角（1分），塞好大单于床垫下（1分）。	4	
	更换被套。		
	⑪ 协助老人平卧（1分）、将枕头移向中间（1分）。	2	
	⑫ 清洁被套上端距床头15厘米平铺于床上（1分），打开尾部开口端上层1/3（1分）。	2	
	⑬ 自污被套内将棉胎取出（1分），装入清洁被套内（1分）；撤出污被套（1分），撤下放入护理车内（1分）。	4	
	⑭ 将棉胎展平（1分），系好被套尾端开口处系带（1分）；被筒床尾余下部分塞于床垫下（3分）。	5	
	⑮ 更换枕套：抽出枕头（1分），于床尾处更换枕套（1分），轻拍枕头（1分），开口处背门（1分），平放于床头（1分），拉起床栏（1分）。	6	
	⑯ 协助老人取舒适卧位（1分），询问老人有无不适（1分），注意保暖（2分）。	4	

表12.1（续）

项目	标准要求	分值	扣分
	⑰ 整理用物：移回床旁桌（1分）、椅（1分），根据天气情况和老人病情，摇起床头和膝下支架（1分），打开门窗（1分），处理用物（2分）。	6	
	⑱ 洗手。		
效果照护评价（3分）	① 符合护士职业要求，舒展大方，操作规范，在规定时间内完成。	1	
	② 语言使用规范，通俗易懂、表达清楚、沟通有效。	1	
	③ 遵守感染控制和管理要求，包括废弃物处理、个人防护及手卫生等。	1	
综合评判（7分）	① 操作过程中的安全性：操作流畅、安全、规范，避免老人害怕、疼痛等，过程中未出现致老人于危险环境的操作动作或行为。	1	
	② 沟通力：顺畅自然、有效沟通，表达信息方式符合老人社会文化背景，能正确理解老人反馈的信息，避免盲目否定或其他语言暴力。	1	
	③ 创新性：能综合应用传统技艺、先进新技术等为老人提供所需的照护措施，解决老人的问题，促进老人的健康和幸福感。	1	
	④ 职业防护：做好自身职业防护，能运用节力原则，妥善利用力的杠杆作用，调整重心，减少摩擦力，会利用惯性等方法。	1	
	⑤ 人文关怀：能及时关注到老人各方面的变化，能针对老人的心理和情绪做出恰当的反应，给予支持，例如不可急躁等；言行举止有尊老、敬老、爱老、护老的意识。	1	
	⑥ 鼓励：利用语言和非语言方式鼓励老人参与照护，加强自我管理，发挥残存功能，提升自理能力。	1	
	⑦ 灵活性：对临场突发状况能快速应变，根据老人及现场条件灵活机动实施照护，具有很强的解决问题的能力。	1	
备注	① 总分100分。 ② 操作技术不熟练，不符合规范，扣5~10分。		

13. 铺备用床操作流程

▶【目的】

保持病室整洁，准备接收新人。

▶【准备】

（1）环境准备：病室内无病人进行治疗或进餐，清洁，通风等。

（2）人员准备：衣帽整洁，修剪指甲，洗手，戴口罩。

（3）用物准备：（以被套法为例）治疗车、床、床垫、床褥、棉胎或毛毯、枕芯、床单、被套、枕套、扫床刷、扫床巾、手消。

▶【操作流程】

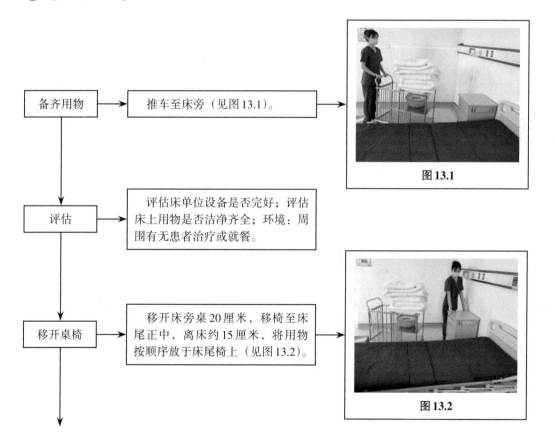

| 备齐用物 | → | 推车至床旁（见图13.1）。 | → |

图 13.1

| 评估 | → | 评估床单位设备是否完好；评估床上用物是否洁净齐全；环境：周围有无患者治疗或就餐。 |

| 移开桌椅 | → | 移开床旁桌20厘米，移椅至床尾正中，离床约15厘米，将用物按顺序放于床尾椅上（见图13.2）。 | → |

图 13.2

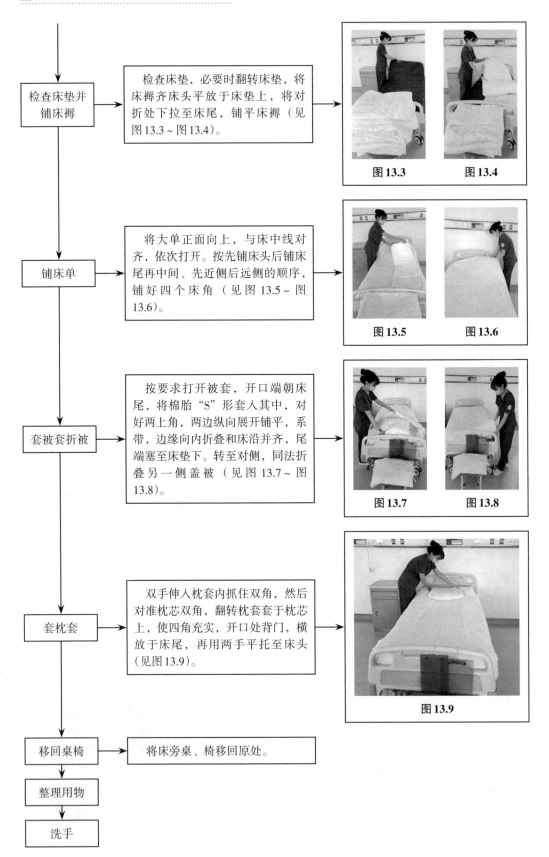

检查床垫并铺床褥 → 　　检查床垫，必要时翻转床垫，将床褥齐床头平放于床垫上，将对折处下拉至床尾，铺平床褥（见图13.3～图13.4）。

图 13.3　　　　　图 13.4

铺床单 → 　　将大单正面向上，与床中线对齐，依次打开。按先铺床头后铺床尾再中间、先近侧后远侧的顺序，铺好四个床角（见图13.5～图13.6）。

图 13.5　　　　　图 13.6

套被套折被 → 　　按要求打开被套，开口端朝床尾，将棉胎"S"形套入其中，对好两上角，两边纵向展开铺平，系带，边缘向内折叠和床沿并齐，尾端塞至床垫下。转至对侧，同法折叠另一侧盖被（见图13.7～图13.8）。

图 13.7　　　　　图 13.8

套枕套 → 　　双手伸入枕套内抓住双角，然后对准枕芯双角，翻转枕套套于枕芯上，使四角充实，开口处背门，横放于床尾，再用两手平托至床头（见图13.9）。

图 13.9

移回桌椅 → 将床旁桌、椅移回原处。

整理用物

洗手

◉ 【注意事项】

（1）符合铺床的实用、耐用、舒适、安全的原则。

（2）床单中缝与床中线对齐，四角平整，紧扎。

（3）被头充实，盖被平整，两边内折对称。

（4）枕头平整、充实、开口背门。

（5）注意省时、节力。

（6）病室及患者床单位环境整洁、美观。

表13.1 铺备用床操作的评分标准

考号：　　　　　　总分：100分　　　　　评审老师：　　　　　　　得分：

项目	标准要求	分值	扣分
环境准备 （3分）	房间内无人员进行治疗或进餐（1分），清洁（1分），通风（1分）。	3	
人员准备 （4分）	衣帽整洁（1分），修剪指甲（1分），洗手（1分），戴口罩（1分）。	4	
用物准备 （12分）	（以被套法为例）治疗车（1分）、床（1分）、床垫（1分）、床褥（1分）、棉胎或毛毯（1分）、枕芯（1分）、床单（1分）、被套（1分）、枕套（1分）、扫床刷（1分）、扫床巾（1分）、手消（1分）。	12	
评估 （6分）	评估床单位设备是否完好（2分）。 评估床上用物是否洁净齐全（2分）。 评估环境：周围有无人员正在治疗或就餐（2分）。	6	
操作流程 （66分）	① 备齐用物，推车至房间（2分）。	2	
	② 移开床旁桌20厘米（2分），移椅至床尾正中，离床约15厘米（2分），将用物按顺序放于床尾椅上（2分）。	6	
	③ 检查床垫：检查床垫或根据需要翻转床垫（2分）。	2	
	④ 铺床褥：将床褥齐床头平放于床垫上（2分），将对折处下拉至床尾（2分），铺平床褥（2分）。	6	
	⑤ 铺床单：将大单正面向上（2分），与床中线对齐（2分），依次打开（2分）。按先铺床头（2分）后铺床尾（2分）再中间（2分）、先近侧（2分）后远侧（2分）的顺序，铺好四个床角（2分）。	18	
	⑥ 铺棉被：按要求打开被套（1分），开口端朝床尾（1分），将棉胎"S"形套入其中（1分），对好两上角（1分），两边纵向展开铺平（1分），系带（2分），边缘向内折叠和床沿并齐（2分），尾端塞至床垫下（2分）。转至对侧，同法折叠另一侧盖被（2分）。	13	
	⑦ 套枕套：双手伸入枕套内抓住双角（1分），然后对准枕芯双角（1分），翻转枕套套于枕芯上（1分），使四角充实（1分），开口处背门（2分），横放于床尾（2分），再用两手平托至床头（2分）。	10	

表13.1（续）

项目	标准要求	分值	扣分
	⑧ 移回床旁桌、床旁椅（3分）。	3	
	⑨ 整理用物（3分）。	3	
	⑩ 洗手（3分）。	3	
效果评价 （3分）	① 符合护士职业要求，操作规范、舒展大方。	1	
	② 语言使用规范，通俗易懂、表达清楚、沟通有效。	1	
	③ 遵守感染控制和管理要求，包括废弃物处理、个人防护及手卫生等。	1	
综合评判 （6分）	① 操作过程中的准确性：操作流畅、安全、规范，严格按照操作顺序，避免发生交叉感染。	1	
	② 便利原则：能运用节力原则，妥善利用力的杠杆作用，调整重心，减少用力，会利用惯性等方法。	1	
	③ 美观：动作优雅、轻柔、敏捷，床铺平整、美观，无附加动作。	1	
	④ 精准性：规定时间内完成。	1	
	⑤ 空气清新：严格按照要求对房间进行开窗通风，保证房间空气清新。	1	
	⑥ 环境整洁：保证居住环境整洁无杂物，避免杂乱导致意外。	1	
备注	① 总分100分。 ② 操作技术不熟练，不符合规范，扣5~10分。		

14. 协助老人穿脱足踝矫形器的操作流程

▶【目的】

（1）局部保护：局部可起到支持、稳定、固定、保护的作用。

（2）减少疼痛：能够解除局部痉挛、关节疼痛。

（3）减少负重：矫形器还可以减轻负重，尤其是下肢矫形器。

（4）矫形、制动。

▶【准备】

（1）环境准备：整洁、安静、舒适、安全。

（2）人员准备：衣帽整洁，修剪指甲，洗手，戴口罩。

（3）用物准备：处置车、鞋袜、矫形器、棉花或纱布、洗手液。

▶▶【操作流程】

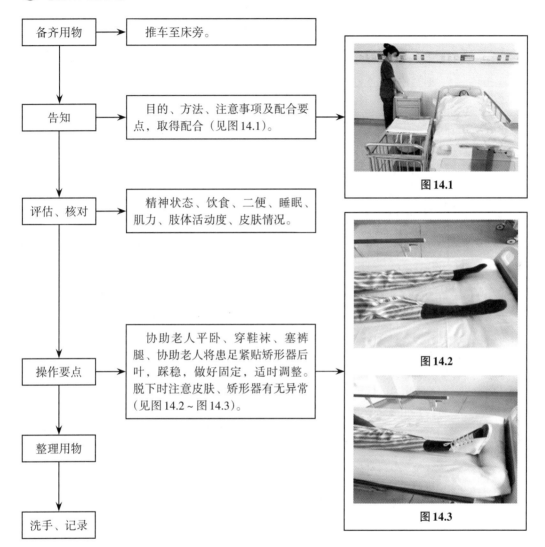

备齐用物	推车至床旁。
告知	目的、方法、注意事项及配合要点，取得配合（见图14.1）。

图14.1

评估、核对	精神状态、饮食、二便、睡眠、肌力、肢体活动度、皮肤情况。

图14.2

操作要点	协助老人平卧、穿鞋袜、塞裤腿、协助老人将患足紧贴矫形器后叶，踩稳，做好固定，适时调整。脱下时注意皮肤、矫形器有无异常（见图14.2～图14.3）。
整理用物	
洗手、记录	

图14.3

▶▶【注意事项】

（1）操作时按照程序进行，做到安全便利，不损坏矫形器。

（2）根据治疗需要确定穿戴矫形器的时间。

（3）矫形器固定要稳定牢靠。

（4）注意观察肢体、皮肤及矫形器的情况。

表14.1 协助老人穿脱足踝矫形器的操作流程评分标准

考号： 总分：100分 评审老师： 得分：

项目	标准要求	分值	扣分
环境准备（3分）	室温适宜（1分），光线充足（1分），环境安静（1分）。	3	
人员准备（4分）	衣帽整洁（1分），修剪指甲（1分），洗手（1分），戴口罩（1分）。	4	
用物准备（5分）	处置车、鞋袜、矫形器、棉花或纱布、洗手液（各1分）。	5	
评估（10分）	① 全身情况（如精神状态、饮食、二便、睡眠等）。 ② 局部情况（如肌力、肢体活动度、皮肤情况等）。 ③ 特殊情况（针对本情境可能存在的情况）。	10	
操作流程（64分）	① 推车至床旁，问好、自我介绍、友好微笑、称呼恰当、举止得体、礼貌用语，选择合适话题，自然开启话题等。	5	
	② 为老人介绍照护任务、任务目的、操作时间、关键步骤。介绍需要老人注意和（或）配合的内容。询问老人对沟通解释过程是否存在疑问，并且是否愿意配合。	5	
	③ 穿矫形器： a.放下床挡，打开盖被（4分），注意保暖（4分）。 b.操作中有安全意识（4分），注意观察老人反应（4分），动作轻柔稳妥，注意与老人沟通交流（4分），保护患侧肢体（4分）。 c.为老人穿好右脚鞋袜（4分），将左裤腿塞进左脚袜子里（4分）。 d.检查矫形器是否可以使用（4分）。 e.协助老人将患足紧贴矫形器后叶，做好固定（4分）。 f.询问松紧度，必要时调整（4分）。 g.操作中注意动作轻柔稳妥，注意与老人沟通交流（4分）。	48	
	④ 整理用物、洗手、记录。	6	
宣教指导（4分）	① 向老人解释使用矫形器的重要性（2分）。 ② 教会老人使用矫形器的方法及注意事项（2分）。	4	
效果照护评价（3分）	① 询问老人有无其他需求、是否满意（反馈），整理各项物品。	1	
	② 记录穿脱矫形器时间及老人反应，如有异常情况报告医护人员。	1	
	③ 遵守感染控制和管理要求，包括废弃物处理、个人防护及手卫生等。	1	
综合评判（7分）	① 操作过程中的安全性：操作流畅、安全、规范，避免老人害怕、疼痛等，过程中未出现致老人于危险环境的操作动作或行为。	1	

表14.1（续）

项目	标准要求	分值	扣分
	② 沟通力：顺畅自然、有效沟通，表达信息方式符合老人社会文化背景，能正确理解老人反馈的信息，避免盲目否定或其他语言暴力。	1	
	③ 创新性：能综合应用传统技艺、先进新技术等为老人提供所需的照护措施，解决老人的问题，促进老人的健康和幸福感。	1	
	④ 职业防护：做好自身职业防护，能运用节力原则，妥善利用力的杠杆作用，调整重心，减少摩擦力，会利用惯性等方法。	1	
	⑤ 人文关怀：能及时关注到老人各方面的变化，能针对老人的心理和情绪做出恰当的反应，给予支持，例如不可急躁等；言行举止有尊老、敬老、爱老、护老的意识。	1	
	⑥ 鼓励：利用语言和非语言方式鼓励老人参与照护，加强自我管理，发挥残存功能，提升自理能力。	1	
	⑦ 灵活性：对临场突发状况能快速应变，根据老人及现场条件灵活机动实施照护，具有很强的解决问题的能力。	1	
备注	① 总分100分。 ② 操作技术不熟练，不符合规范，扣5~10分。		

15. 协助老人进食、进水的操作流程

▶ 【目的】

保证机体所需营养，维持体内生物环境稳态。

▶ 【准备】

（1）环境准备：室温适宜，光线充足，环境安静，干净整洁，空气新鲜，无异味。

（2）人员准备：衣帽整洁，修剪指甲，洗手，戴口罩。

（3）用物准备：围裙、毛巾、餐具（碗、筷、汤匙）、食物、手帕或纸巾、小桌、清洁口腔用物。

▶ 【操作流程】

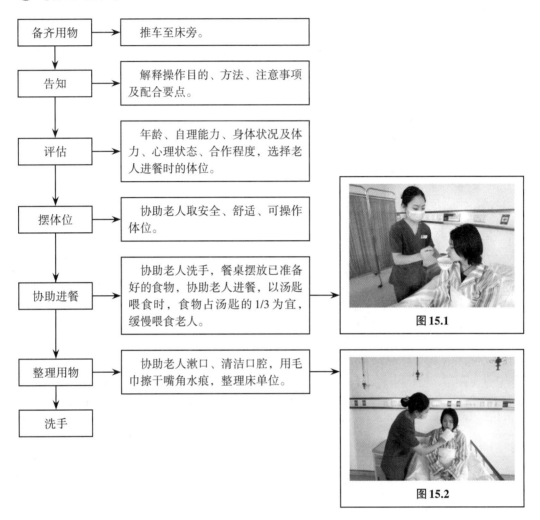

备齐用物 → 推车至床旁。

告知 → 解释操作目的、方法、注意事项及配合要点。

评估 → 年龄、自理能力、身体状况及体力、心理状态、合作程度，选择老人进餐时的体位。

摆体位 → 协助老人取安全、舒适、可操作体位。

协助进餐 → 协助老人洗手，餐桌摆放已准备好的食物，协助老人进餐，以汤匙喂食时，食物占汤匙的 1/3 为宜，缓慢喂食老人。

图 15.1

整理用物 → 协助老人漱口、清洁口腔，用毛巾擦干嘴角水痕，整理床单位。

图 15.2

洗手

▶ 【注意事项】

（1）老人喂食、喝汤时速度要慢，小口喝下，以防呛咳。

（2）温度要适合老人习惯，温度太低应及时加热，温度太高则要预防烫伤。

（3）进餐时，大块食物切成小块后，方可给老人食用，防止发生噎食。

（4）进餐过程中注意观察老人进食量，有无呛咳、噎食等现象，如发生呛咳、噎食现象，立即通知专业人员急救处理。

表 15.1 协助老人进食、进水的操作流程评分标准

考号：　　　　　　总分：100 分　　　　　　评审老师：　　　　　　得分：

项目	标准要求	分值	扣分
环境准备（6分）	室温适宜（1分），光线充足（1分），环境安静（1分），干净整洁（1分），空气清新（1分），无异味（1分）。	6	

表15.1（续）

项目	标准要求	分值	扣分
人员准备（4分）	衣帽整洁（1分），修剪指甲（1分），洗手（1分），戴口罩（1分）。	4	
用物准备（7分）	围裙、毛巾、餐具（碗、筷、汤匙）、食物、手帕或纸巾、小桌、清洁口腔用物（每项1分）。	7	
评估（10分）	① 年龄（2分）。 ② 自理能力（2分）。 ③ 身体状况及体力（2分）。 ④ 心理状态（2分）。 ⑤ 合作程度（2分）。	10	
操作流程（57分）	① 备齐用物（2分），推车至床旁（2分）。	4	
	② 解释操作目的（2分）、方法（2分）、注意事项（2分）及配合要点（2分）。	8	
	③ 询问老人是否需要解大小便（2分），协助老人进食餐前口服药（4分）。	6	
	④ 根据老人身体状况及体力，选择适合进餐的体位（如轮椅坐位、床上坐位、半坐位、侧卧位或平卧位等）（4分），面部侧向养老护理人员（4分）。	8	
	⑤ 将毛巾铺于老人颌下及胸前部位（2分）。	2	
	⑥ 护理人员协助老人洗手（2分），餐桌摆放已准备好的食物（2分），能够自己进餐的老人鼓励其自己进餐（3分），不能进餐者，由护理员协助进餐（2分），以汤匙喂食时，食物占汤匙的1/3为宜（2分），缓慢喂食老人（2分）。	13	
	⑦ 进餐结束后由护理员协助老人漱口（2分），清洁口腔（2分），用毛巾擦干嘴角水痕（2分）。	6	
	⑧ 老人进餐结束后不能立即平卧，应坐位或半坐位30分钟后，再躺下休息，预防食物反流（4分）。	4	
	⑨ 整理用物（2分），清洁餐具（2分），洗净后放回原处备用（2分）。	6	
宣教指导（6分）	① 指导饮食的目的和注意事项（2分）。 ② 教会其饮食正确的配合方法（2分）。 ③ 指导其预防呛咳、噎食的保健知识（2分）。	6	
效果照护评价（3分）	① 询问老人有无其他需求、是否满意（反馈），整理各项物品。	1	
	② 记录饮食时间及老人反应，如有异常情况报告医护人员。	1	
	③ 遵守感染控制和管理要求，包括废弃物处理、个人防护及手卫生等。	1	

表15.1（续）

项目	标准要求	分值	扣分
综合评判（7分）	① 操作过程中的安全性：操作流畅、安全、规范，避免老人害怕、疼痛等，过程中未出现致老人于危险环境的操作动作或行为。	1	
	② 沟通力：顺畅自然、有效沟通，表达信息方式符合老人社会文化背景，能正确理解老人反馈的信息，避免盲目否定或其他语言暴力。	1	
	③ 创新性：能综合应用传统技艺、先进新技术等为老人提供所需的照护措施，解决老人的问题，促进老人的健康和幸福感。	1	
	④ 职业防护：做好自身职业防护，能运用节力原则，妥善利用力的杠杆作用，调整重心，减少摩擦力，会利用惯性等方法。	1	
	⑤ 人文关怀：能及时关注到老人各方面的变化，能针对老人的心理和情绪做出恰当的反应，给予支持，例如不可急躁等；言行举止有尊老、敬老、爱老、护老的意识。	1	
	⑥ 鼓励：利用语言和非语言方式鼓励老人参与照护，加强自我管理，发挥残存功能，提升自理能力。	1	
	⑦ 灵活性：对临场突发状况能快速应变，根据老人及现场条件灵活机动实施照护，具有很强的解决问题的能力。	1	
备注	① 总分100分。 ② 操作技术不熟练，不符合规范，扣5～10分。		

16. 为卧床老人使用便器的操作流程

▶【目的】

（1）为卧床、生活不能自理老人解决排便问题。

（2）保持会阴部皮肤清洁，避免细菌滋生；促进老人舒适度。

▶【准备】

（1）环境准备：室温适宜，光线充足，环境安静。

（2）人员准备：衣帽整洁，修剪指甲，洗手，戴口罩。

（3）用物准备：便盆、橡胶单或一次性护理垫、卫生纸、一次性手套，必要时备尿壶。

⊙【操作流程】

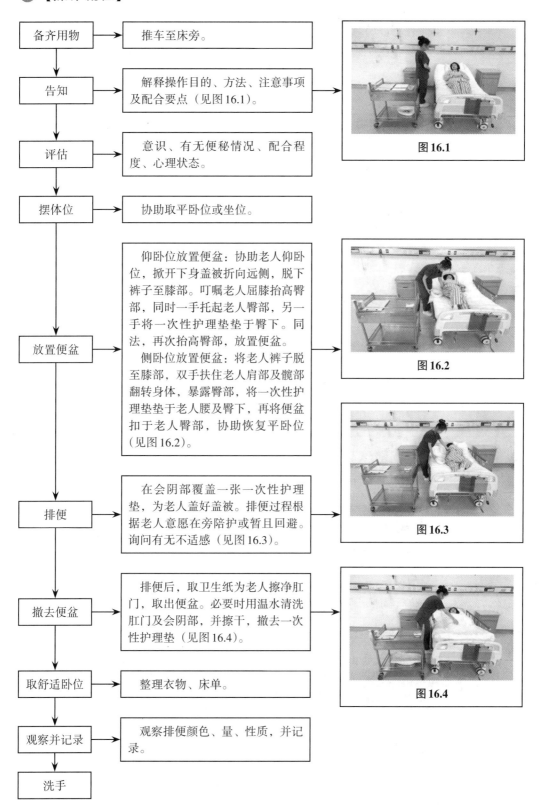

| 备齐用物 | → | 推车至床旁。 |

| 告知 | → | 解释操作目的、方法、注意事项及配合要点（见图16.1）。 |

图16.1

| 评估 | → | 意识、有无便秘情况、配合程度、心理状态。 |

| 摆体位 | → | 协助取平卧位或坐位。 |

| 放置便盆 | → | 仰卧位放置便盆：协助老人仰卧位，掀开下身盖被折向远侧，脱下裤子至膝部。叮嘱老人屈膝抬高臀部，同时一手托起老人臀部，另一手将一次性护理垫垫于臀下。同法，再次抬高臀部，放置便盆。
侧卧位放置便盆：将老人裤子脱至膝部，双手扶住老人肩部及髋部翻转身体，暴露臀部，将一次性护理垫垫于老人腰及臀下，再将便盆扣于老人臀部，协助恢复平卧位（见图16.2）。 |

图16.2

| 排便 | → | 在会阴部覆盖一张一次性护理垫，为老人盖好盖被。排便过程根据老人意愿在旁陪护或暂且回避。询问有无不适感（见图16.3）。 |

图16.3

| 撤去便盆 | → | 排便后，取卫生纸为老人擦净肛门，取出便盆。必要时用温水清洗肛门及会阴部，并擦干，撤去一次性护理垫（见图16.4）。 |

图16.4

| 取舒适卧位 | → | 整理衣物、床单。 |

| 观察并记录 | → | 观察排便颜色、量、性质，并记录。 |

| 洗手 |

▶【注意事项】

（1）意识不清者注意防止坠床。

（2）调节室温，注意保暖。

（3）注意遮挡。

（4）卫生纸应放置在近处，易拿取。

（5）女性可将卫生纸折叠后放置于耻骨联合上方，防止尿液溅出污染被褥。

表16.1 为卧床老人使用便器操作的评分标准

考号： 总分：100分 评审老师： 得分：

项目	标准要求	分值	扣分
环境准备（3分）	室温适宜（1分），光线充足（1分），环境安静（1分）。	3	
人员准备（4分）	衣帽整洁（1分），修剪指甲（1分），洗手（1分），戴口罩（1分）。	4	
用物准备（4分）	便盆（1分）、橡胶单或一次性护理垫（1分）、卫生纸（1分）、一次性手套（1分）。	4	
评估（8分）	①意识（2分）。 ②有无便秘情况（2分）。 ③配合能力（2分）。 ④心理状态（2分）。	8	
操作流程（65分）	①备齐用物，推车至房间。	2	
	②解释操作目的（2分）、方法（2分）、注意事项（2分）及配合要点（2分）。	8	
	③洗手，戴手套。	4	
	④协助平卧位或坐位。	2	
	⑤放置便盆。 仰卧位放置法：协助老人仰卧位，掀开下身盖被折向远侧，协助其脱下裤子至膝部（3分）。叮嘱老人屈膝抬高臀部，同时一手托起老人臀部，另一手将一次性护理垫垫于臀下（3分）。同法，再次抬高臀部，放置便盆（窄口朝向足部）（4分）。 侧卧位放置法：对于腰部不能抬起的老人。将老人裤子脱至膝部，双手扶住老人肩部及髋部翻转身体，暴露臀部，将一次性护理垫垫于老人腰及臀下，再将便盆扣于老人臀部，协助其恢复平卧位（7分）。	17	
	⑥排便：在会阴部覆盖一张一次性护理垫或适量卫生纸，为老人盖好盖被（4分）。排便过程根据老人意愿在旁陪护或暂且回避，意识不清者需床旁看护（4分）。注意询问有无不适感（2分）。	10	

表16.1（续）

项目	标准要求	分值	扣分
	⑦ 撤去便盆：排便后，取卫生纸为老人擦净肛门（1分）。取出便盆，仰卧位：对于腰部能抬起的老人，叮嘱其配合屈膝抬高臀部，同时一手协助托起老人臀部，另一手将便盆取出（3分）；侧卧位：对于腰部不能抬起的老人，操作者一手扶稳便盆一侧，另一手协助老人侧卧，取出便盆放于地面（3分）。必要时用温水清洗肛门及会阴部，并擦干，撤去一次性护理垫（4分）。	11	
	⑧ 协助取舒适卧位，整理衣物、床单。	3	
	⑨ 观察粪便、尿液的颜色、量、性质，并记录。	4	
	⑩ 脱手套，洗手。	4	
宣教指导 （6分）	① 指导家属使用便器的注意事项（2分）。 ② 教会家属为卧床老人使用便器的方法（2分）。 ③ 指导预防便秘的保健知识（2分）。	6	
效果照护 评价 （3分）	① 询问老人有无其他需求、是否满意（反馈），整理各项物品。	1	
	② 记录使用便器时间及老人反应，如有异常情况报告医护人员。	1	
	③ 遵守感染控制和管理要求，包括废弃物处理、个人防护及手卫生等。	1	
综合评判 （7分）	① 操作过程中的安全性：操作流畅、安全、规范，避免老人害怕、疼痛等，过程中未出现致老人于危险环境的操作动作或行为。	1	
	② 沟通力：顺畅自然、有效沟通，表达信息方式符合老人社会文化背景，能正确理解老人反馈的信息，避免盲目否定或其他语言暴力。	1	
	③ 创新性：能综合应用传统技艺、先进新技术等为老人提供所需的照护措施，解决老人的问题，促进老人的健康和幸福感。	1	
	④ 职业防护：做好自身职业防护，能运用节力原则，妥善利用力的杠杆作用，调整重心，减少摩擦力，会利用惯性等方法。	1	
	⑤ 人文关怀：能及时关注到老人各方面的变化，能针对老人的心理和情绪做出恰当的反应，给予支持，例如不可急躁等；言行举止有尊老、敬老、爱老、护老的意识。	1	
	⑥ 鼓励：利用语言和非语言方式鼓励老人参与照护，加强自我管理，发挥残存功能，提升自理能力。	1	
	⑦ 灵活性：对临场突发状况能快速应变，根据老人及现场条件灵活机动实施照护，具有很强的解决问题的能力。	1	
备注	① 总分100分。 ② 操作技术不熟练，不符合规范，扣5～10分。		

17．为卧床老人更换纸尿裤的操作流程

▶【目的】

（1）保持会阴部皮肤清洁，避免细菌滋生。

（2）促进老人舒适。

▶【准备】

（1）环境准备：室温适宜，光线充足，环境安静。

（2）人员准备：衣帽整洁，修剪指甲，洗手，戴口罩。

（3）用物准备：纸尿裤、卫生纸、屏风、水盆、温热毛巾、手套、污物桶。

▶【操作流程】

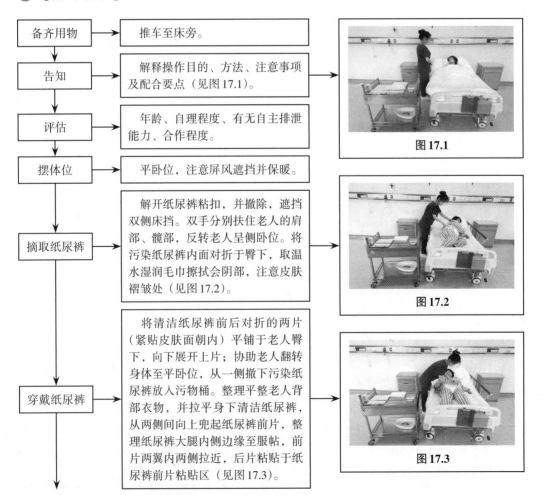

| 备齐用物 | → | 推车至床旁。 |

| 告知 | → | 解释操作目的、方法、注意事项及配合要点（见图17.1）。 |

图17.1

| 评估 | → | 年龄、自理程度、有无自主排泄能力、合作程度。 |

| 摆体位 | → | 平卧位，注意屏风遮挡并保暖。 |

| 摘取纸尿裤 | → | 解开纸尿裤粘扣，并撤除，遮挡双侧床挡。双手分别扶住老人的肩部、髋部，反转老人呈侧卧位。将污染纸尿裤内面对折于臀下，取温水湿润毛巾擦拭会阴部，注意皮肤褶皱处（见图17.2）。 |

图17.2

| 穿戴纸尿裤 | → | 将清洁纸尿裤前后对折的两片（紧贴皮肤面朝内）平铺于老人臀下，向下展开上片；协助老人翻转身体至平卧位，从一侧撤下污染纸尿裤放入污物桶。整理平整老人背部衣物，并拉平身下清洁纸尿裤，从两侧间向上兜起纸尿裤前片，整理纸尿裤大腿内侧边缘至服帖，前片两翼内两侧拉近，后片粘贴于纸尿裤前片粘贴区（见图17.3）。 |

图17.3

```
取舒适卧位  →  整理平整老人背部衣物，盖好盖
               被，整理床单，注意保暖（见图
               17.4）。

    ↓
观察，记录  →  观察尿液、粪便的颜色、量、性
               质，并记录。

    ↓
  洗手
```

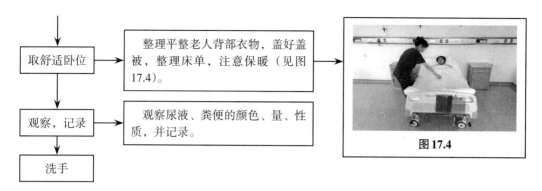

图17.4

▶ 【注意事项】

（1）更换纸尿裤时，将纸尿裤大腿内、外侧边缘展平，防止侧漏。

（2）选择适宜尺寸的纸尿裤，以能放入一指为宜。

（3）老人使用纸尿裤，每次更换或排便后应使用温热毛巾擦拭或清洗会阴部，减轻异味，保持局部清洁干燥。

（4）如有大便，先用卫生纸擦净，撤离纸尿裤再清洗。如局部皮肤发红，则可涂凡士林或鞣酸软膏保护。注意观察皮肤，防止压疮。

（5）操作过程动作轻柔、敏捷，防止擦伤皮肤。

（6）注意遮挡老人，防受凉，保护老人隐私。

（7）若老人患有传染性疾病，纸尿裤应放入医用垃圾袋，集中回收处理。

表17.1　为卧床老人更换纸尿裤操作的评分标准

考号：　　　　　　总分：100分　　　　　　评审老师：　　　　　　得分：

项目	标准要求	分值	扣分
环境准备 （3分）	室温适宜（1分），光线充足（1分），环境安静（1分）。	3	
人员准备 （4分）	衣帽整洁（1分），修剪指甲（1分），洗手（1分），戴口罩（1分）。	4	
用物准备 （7分）	纸尿裤（1分）、卫生纸（1分）、屏风（1分）、水盆（1分）、温热毛巾（1分）、手套（1分）、污物桶（1分）。	7	
评估 （8分）	①年龄（2分）。 ②自理程度（2分）。 ③有无自主排泄能力（2分）。 ④合作程度（2分）。	8	
操作流程 （62分）	①备齐用物，推车至病房。	2	
	②解释操作目的（2分）、方法（2分）、注意事项（2分）及配合要点（2分）。	8	
	③洗手，戴手套。	4	

表17.1（续）

项目	标准要求	分值	扣分
	④ 将水盆、毛巾放至床旁座椅上（1分）；掀开老人下半身盖被，协助取平卧位（2分）。屏风遮挡，注意保暖（2分）。	5	
	⑤ 解开纸尿裤粘扣，将前片从两腿间后撤（2分）。动作轻柔，以防擦伤，遮挡双侧床挡（2分）。	4	
	⑥ 双手分别扶住老人的肩部、髋部，翻转老人身体呈侧卧位（2分）。将污染纸尿裤内面对折于臀下（1分），取温水（40~45℃）湿润毛巾擦拭会阴部，注意皮肤褶皱处（2分）。观察老人会阴部及臀部皮肤情况（4分）。协助老人穿好裤子并盖上盖被，注意保暖（3分）。	12	
	⑦ 将清洁纸尿裤前后对折的两片（紧贴皮肤面朝内）平铺于老人臀下，向下展开上片（4分）。	4	
	⑧ 协助老人翻转身体至平卧位，从一侧撤下污染纸尿裤放入污物桶（2分）。整理平整老人背部衣物（2分），拉平身下清洁纸尿裤（1分），从两侧间向上兜起纸尿裤前片（1分），整理纸尿裤大腿内侧边缘至服帖（1分），将前片两翼内两侧拉紧（1分），后片粘口粘贴于纸尿裤前片粘贴区（1分）。整理平整老人背部衣物（2分）。	11	
	⑨ 取舒适卧位，盖好盖被，整理床单位，注意保暖。	4	
	⑩ 观察粪便、尿液的颜色、量、性质，并记录。	4	
	⑪ 脱手套，洗手。	4	
宣教指导 （6分）	① 指导更换纸尿裤的目的和注意事项（2分）。 ② 教会家属为老人更换纸尿裤的方法（2分）。 ③ 指导预防压疮的保健知识（2分）。	6	
效果照护评价 （3分）	① 询问老人有无其他需求、是否满意（反馈），整理各项物品。	1	
	② 记录更换纸尿裤时间及老人反应，如有异常情况报告医护人员。	1	
	③ 遵守感染控制和管理要求，包括废弃物处理、个人防护及手卫生等。	1	
综合评判 （7分）	① 操作过程中的安全性：操作流畅、安全、规范，避免老人害怕、疼痛等，过程中未出现致老人于危险环境的操作动作或行为。	1	
	② 沟通力：顺畅自然、有效沟通，表达信息方式符合老人社会文化背景，能正确理解老人反馈的信息，避免盲目否定或其他语言暴力。	1	
	③ 创新性：能综合应用传统技艺、先进新技术等为老人提供所需的照护措施，解决老人的问题，促进老人的健康和幸福感。	1	

表17.1（续）

项目	标准要求	分值	扣分
	④ 职业防护：做好自身职业防护，能运用节力原则，妥善利用力的杠杆作用，调整重心，减少摩擦力，会利用惯性等方法。	1	
	⑤ 人文关怀：能及时关注到老人各方面的变化，能针对老人的心理和情绪做出恰当的反应，给予支持，例如不可急躁等；言行举止有尊老、敬老、爱老、护老的意识。	1	
	⑥ 鼓励：利用语言和非语言方式鼓励老人参与照护，加强自我管理，发挥残存功能，提升自理能力。	1	
	⑦ 灵活性：对临场突发状况能快速应变，根据老人及现场条件灵活机动实施照护，具有很强的解决问题的能力。	1	
备注	① 总分100分。 ② 操作技术不熟练，不符合规范，扣5~10分。		

18. 为老人布置睡眠环境的操作流程

▶ 【目的】

（1）创造舒适安全的睡眠环境，利于入睡。

（2）消除外界影响带来的紧张不适，确保睡眠质量。

▶ 【准备】

（1）环境准备：室温及光线适宜，空气清新，环境安静。

（2）人员准备：衣帽整洁，修剪指甲。

（3）用物准备：窗帘、清洁舒适的着装及被褥、轮椅。

▶ 【操作流程】

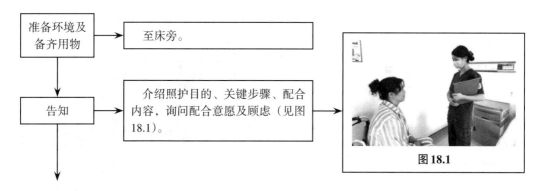

| 准备环境及备齐用物 | → | 至床旁。 |
| 告知 | → | 介绍照护目的、关键步骤、配合内容，询问配合意愿及顾虑（见图18.1）。 |

图18.1

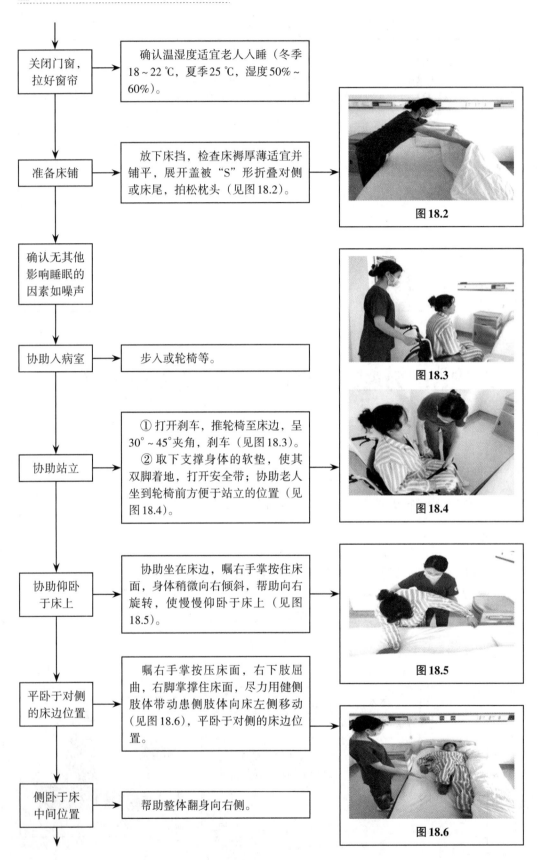

关闭门窗，拉好窗帘 → 确认温湿度适宜老人入睡（冬季 18~22 ℃，夏季 25 ℃，湿度 50%~60%）。

准备床铺 → 放下床挡，检查床褥厚薄适宜并铺平，展开盖被"S"形折叠对侧或床尾，拍松枕头（见图18.2）。

图18.2

确认无其他影响睡眠的因素如噪声

协助入病室 → 步入或轮椅等。

图18.3

协助站立 → ① 打开刹车，推轮椅至床边，呈 30°~45°夹角，刹车（见图18.3）。
② 取下支撑身体的软垫，使其双脚着地，打开安全带；协助老人坐到轮椅前方便于站立的位置（见图18.4）。

图18.4

协助仰卧于床上 → 协助坐在床边，嘱右手掌按住床面，身体稍微向右倾斜，帮助向右旋转，使慢慢仰卧于床上（见图18.5）。

图18.5

平卧于对侧的床边位置 → 嘱右手掌按压床面，右下肢屈曲，右脚掌撑住床面，尽力用健侧肢体带动患侧肢体向床左侧移动（见图18.6），平卧于对侧的床边位置。

侧卧于床中间位置 → 帮助整体翻身向右侧。

图18.6

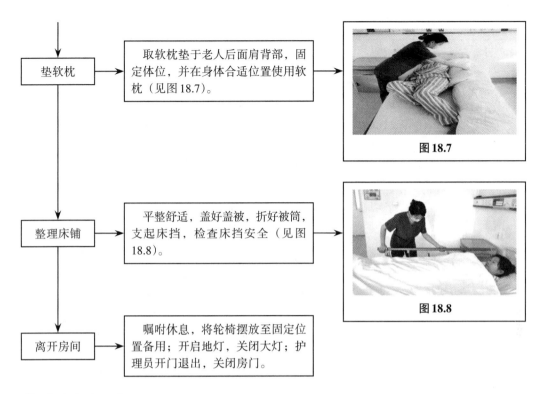

垫软枕	→	取软枕垫于老人后面肩背部，固定体位，并在身体合适位置使用软枕（见图18.7）。	→	图18.7
整理床铺	→	平整舒适，盖好盖被，折好被筒，支起床挡，检查床挡安全（见图18.8）。	→	图18.8
离开房间	→	嘱咐休息，将轮椅摆放至固定位置备用；开启地灯，关闭大灯；护理员开门退出，关闭房门。		

▶ 【注意事项】

（1）应用老人自身力量，共同协助完成。

（2）有安全意识，观察反应，动作轻柔稳妥，保护老人患侧肢体。

（3）与老人沟通交流注意语言合理，方法正确（安全、科学、规范、有效、节力、尊重）。

表18.1　为老人布置睡眠环境的评分标准

项目	标准要求	分值	扣分
环境准备（3分）	室温及光线适宜（1分），空气清新（1分），环境安静（1分）。	3	
人员准备（4分）	衣帽整洁（1分），修剪指甲（1分），洗手（1分），戴口罩（1分）。	4	
用物准备（4分）	窗帘（1分）、清洁舒适的着装（1分）及被褥（1分）、轮椅（1分）。	4	
评估（12分）	① 年龄（2分）。 ② 自理能力、肢体活动度（2分）。 ③ 皮肤情况（2分）。 ④ 心理状态（2分）。 ⑤ 合作程度（2分）。 ⑥ 睡眠习惯及需求（2分）。	12	

表18.1（续）

项目	标准要求	分值	扣分
操作流程（61分）	① 准备环境及用物（2分）。	2	
	② 介绍照护目的（1分）、关键步骤（1分）、配合内容（1分），询问配合意愿及顾虑（1分）。	4	
	③ 关闭门窗（1分），拉好窗帘（1分），确认温湿度（1分）适宜老人入睡（冬季18~22℃，夏季25℃，湿度50%~60%）。	3	
	④ 放下床挡（1分），检查床褥厚薄适宜并铺平（3分），展开盖被"S"形折叠对侧或床尾（3分），拍松枕头（1分）。	8	
	⑤ 确认无其他影响睡眠的因素（2分），包括但不限于噪声。	2	
	⑥ 协助老人入病室：步入或轮椅等（2分）。	2	
	⑦ 打开刹车（1分），推轮椅至床边（2分），呈30°~45°夹角（1分），刹车（1分）。	5	
	⑧ 取下支撑身体的软垫（2分），使其双脚着地（1分），打开安全带（1分）。	4	
	⑨ 协助老人坐到轮椅前方便站立的位置（2分），协助站立（2分）。	4	
	⑩ 协助老人坐在床边（1分），嘱右手掌按住床面（1分），身体稍微向右倾斜（1分），帮助向右旋转（1分），使老人慢慢仰卧于床上（1分）。	5	
	⑪ 嘱老人右手掌按压床面（1分），右下肢屈曲（1分），右脚掌撑住床面（1分），尽力用健侧肢体带动患侧肢体向床的左侧移动（1分），平卧于对侧的床边位置（1分）。	5	
	⑫ 帮助整体翻身向右侧，侧卧于床中间位置（3分）。	3	
	⑬ 取软枕垫于老人后面肩背部（2分），固定体位，并在身体合适位置使用软枕（2分）。	4	
	⑭ 整理床铺：平整舒适（1分），盖好盖被（1分），折好被筒（1分），支起床挡（1分），检查床挡安全（1分）。	5	
	⑮ 离开房间：嘱咐老人休息（1分），将轮椅摆放固定位置备用（1分），开启地灯（1分），关闭大灯（1分），操作者开门退出，关闭房门（1分）。	5	
宣教指导（6分）	① 讲解维持环境舒适、利于睡眠的重要性（2分）。② 告知保持身体清洁、勤更换内衣对睡眠的影响（2分）。③ 指导老人配合体位转移至床上的方法（2分）。	6	
效果照护评价（3分）	① 询问老人有无其他需求、是否满意（反馈），整理各项物品。	1	
	② 记录老人睡眠的时间、老人的协助程度及反应，如有异常情况报告医护人员。	1	

表18.1（续）

项目	标准要求	分值	扣分
	③ 遵守感染控制和管理要求，包括废弃物处理、个人防护及手卫生等。	1	
综合评判（7分）	① 操作过程中的安全性：操作流畅、安全、规范，避免老人害怕、疼痛等，过程中未出现致老人于危险环境的操作动作或行为。	1	
	② 沟通力：顺畅自然、有效沟通，表达信息方式符合老人社会文化背景，能正确理解老人反馈的信息，避免盲目否定或其他语言暴力。	1	
	③ 创新性：能综合应用传统技艺、先进新技术等为老人提供所需的照护措施，解决老人的问题，促进老人的健康和幸福感。	1	
	④ 职业防护：做好自身职业防护，能运用节力原则，妥善利用力的杠杆作用，调整重心，减少摩擦力，会利用惯性等方法。	1	
	⑤ 人文关怀：能及时关注到老人各方面的变化，能针对老人的心理和情绪做出恰当的反应，给予支持，例如不可急躁等；言行举止有尊老、敬老、爱老、护老的意识。	1	
	⑥ 鼓励：利用语言和非语言方式鼓励老人参与照护，加强自我管理，发挥残存功能，提升自理能力。	1	
	⑦ 灵活性：对临场突发状况能快速应变，根据老人及现场条件灵活机动实施照护，具有很强的解决问题的能力。	1	
备注	① 总分100分。 ② 操作技术不熟练，不符合规范，扣5～10分。		

19. 指导睡眠障碍老人入睡的操作流程

▶▶【目的】

（1）缓解睡眠障碍，恢复精力和体力。
（2）利于维持良好身体及精神状态、促进疾病恢复。

▶▶【准备】

（1）环境准备：室温及光线适宜，空气清新，环境安静。
（2）人员准备：衣帽整洁，修剪指甲，洗手，戴口罩。
（3）用物准备：窗帘、舒适清洁着装及被褥、记录登记本。

▶【操作流程】

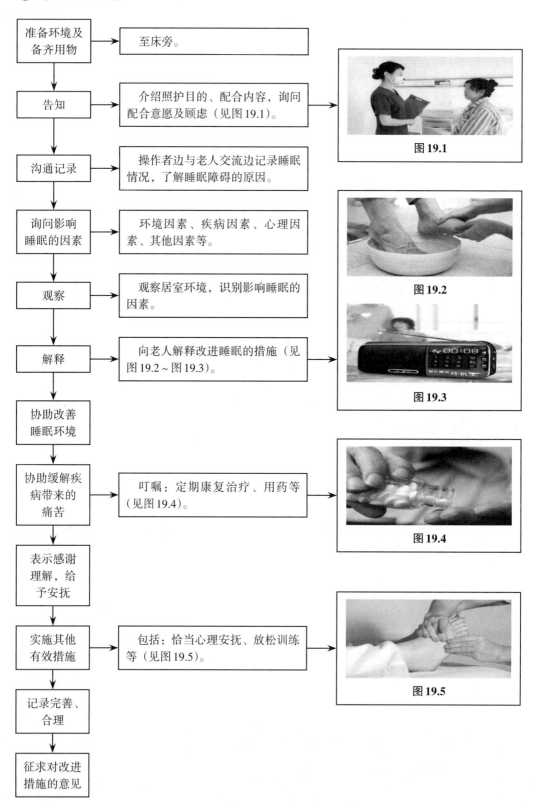

准备环境及备齐用物	→	至床旁。
告知	→	介绍照护目的、配合内容，询问配合意愿及顾虑（见图19.1）。
沟通记录	→	操作者边与老人交流边记录睡眠情况，了解睡眠障碍的原因。
询问影响睡眠的因素	→	环境因素、疾病因素、心理因素、其他因素等。
观察	→	观察居室环境，识别影响睡眠的因素。
解释	→	向老人解释改进睡眠的措施（见图19.2～图19.3）。
协助改善睡眠环境		
协助缓解疾病带来的痛苦	→	叮嘱：定期康复治疗、用药等（见图19.4）。
表示感谢理解，给予安抚		
实施其他有效措施	→	包括：恰当心理安抚、放松训练等（见图19.5）。
记录完善、合理		
征求对改进措施的意见		

图19.1

图19.2

图19.3

图19.4

图19.5

⊙ 【注意事项】

（1）着装举止得体、称呼恰当、自然开启话题。

（2）操作中注意关注环境准备情况，包括温湿度、光线等。

（3）操作中注意老人状态，是否可以配合操作。

（4）语言简单易懂，适合老人的理解能力并重视其感受。

（5）操作流畅、安全、规范，避免老人害怕、疼痛等伤害。

表 19.1　指导睡眠障碍老人入睡的评分标准

项目	标准要求	分值	扣分
环境准备 （3分）	室温及光线适宜（1分），空气清新（1分），环境安静（1分）。	3	
人员准备 （4分）	衣帽整洁（1分），修剪指甲（1分），洗手（1分），戴口罩（1分）。	4	
用物准备 （4分）	窗帘（1分）、清洁舒适的着装（1分）及被褥（1分）、记录登记本（1分）。	4	
评估 （12分）	① 年龄（2分）。 ② 自理能力、肢体活动度（2分）。 ③ 皮肤情况（2分）。 ④ 心理状态（2分）。 ⑤ 合作程度（2分）。 ⑥ 睡眠习惯及需求（2分）。	12	
操作流程 （61分）	① 准备环境及用物（2分）。	2	
	② 介绍照护目的（2分）、配合内容（2分），询问配合意愿及顾虑（2分）。	6	
	③ 操作者边与老人交流边记录睡眠情况（3分），了解睡眠障碍的原因（3分）。	6	
	④ 询问影响睡眠的环境因素、疾病因素、心理因素、其他因素等（4分）。	4	
	⑤ 观察老人居室环境（3分），识别影响老人睡眠的因素。	3	
	⑥ 向老人解释改进睡眠的措施（10分）。	10	
	⑦ 协助老人缓解睡眠环境（5分）。	5	
	⑧ 协助老人改善疾病带来的痛苦：叮嘱定期康复治疗、用药等（5分）。	5	
	⑨ 对老人表示感谢和理解，能够进行安抚（4分）。	4	
	⑩ 实施其他有效措施（4分），包括：恰当心理安抚、放松训练等。	4	

表19.1（续）

项目	标准要求	分值	扣分
	⑪语言恰当合理，尊重关注老人感受（4分）。	4	
	⑫记录应完善、合理（4分）。	4	
	⑬征求老人对改进措施的意见（4分）。	4	
宣教指导 （6分）	①指导老人学会自我放松、减轻焦虑的方法：深呼吸、听音乐等（2分）。 ②叮嘱睡前不使用手机，并减少交谈以免引起情绪变化（2分）。 ③根据身体状态，必要时可遵医嘱用药以减轻疾病带来的睡眠影响（2分）。	6	
效果照护评价 （3分）	①询问老人有无其他需求、是否满意（反馈），整理各项物品。	1	
	②记录老人入睡的时间及反应，如有异常情况报告医护人员。	1	
	③遵守感染控制和管理要求，包括废弃物处理、个人防护及手卫生等。	1	
综合评判 （7分）	①操作过程中的安全性：操作流畅、安全、规范，避免老人害怕、疼痛等，过程中未出现致老人于危险环境的操作动作或行为。	1	
	②沟通力：顺畅自然、有效沟通，表达信息方式符合老人社会文化背景，能正确理解老人反馈的信息，避免盲目否定或其他语言暴力。	1	
	③创新性：能综合应用传统技艺、先进新技术等为老人提供所需的照护措施，解决老人的问题，促进老人的健康和幸福感。	1	
	④职业防护：做好自身职业防护，能运用节力原则，妥善利用力的杠杆作用，调整重心，减少摩擦力，会利用惯性等方法。	1	
	⑤人文关怀：能及时关注到老人各方面的变化，能针对老人的心理和情绪做出恰当的反应，给予支持，例如不可急躁等；言行举止有尊老、敬老、爱老、护老的意识。	1	
	⑥鼓励：利用语言和非语言方式鼓励老人参与照护，加强自我管理，发挥残存功能，提升自理能力。	1	
	⑦灵活性：对临场突发状况能快速应变，根据老人及现场条件灵活机动实施照护，具有很强的解决问题的能力。	1	
备注	①总分100分。 ②操作技术不熟练，不符合规范，扣5～10分。		

二、基础照护

20. 生命体征测量的操作流程

▶【目的】

（1）监测生命体征、脉搏、呼吸、血压。

（2）了解老人一般情况及生命体征情况。

▶【准备】

（1）环境准备：室温适宜，光线充足，环境安静，整洁舒适。

（2）人员准备：衣帽整洁，修剪指甲，洗手，戴口罩。

（3）用物准备：体温计、血压计、听诊器、纱布、盛放消毒纱布的容器、盛放体温计的容器、免洗手液带秒表的手表。

▶【操作流程】

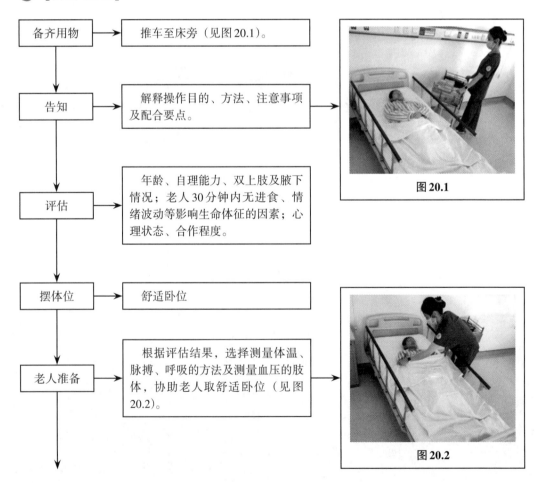

备齐用物 → 推车至床旁（见图20.1）。

告知 → 解释操作目的、方法、注意事项及配合要点。

图20.1

评估 → 年龄、自理能力、双上肢及腋下情况；老人30分钟内无进食、情绪波动等影响生命体征的因素；心理状态、合作程度。

摆体位 → 舒适卧位

老人准备 → 根据评估结果，选择测量体温、脉搏、呼吸的方法及测量血压的肢体，协助老人取舒适卧位（见图20.2）。

图20.2

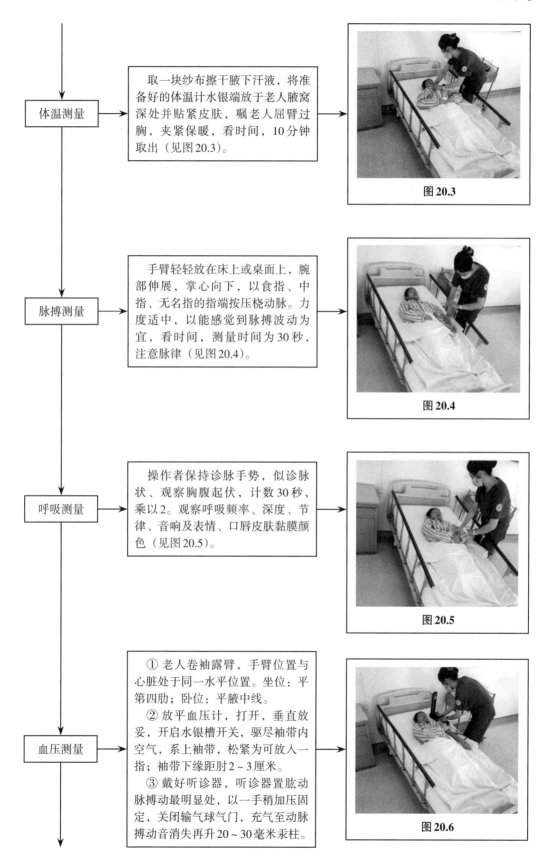

体温测量 → 取一块纱布擦干腋下汗液，将准备好的体温计水银端放于老人腋窝深处并贴紧皮肤，嘱老人屈臂过胸，夹紧保暖，看时间，10分钟取出（见图20.3）。

图20.3

脉搏测量 → 手臂轻轻放在床上或桌面上，腕部伸展，掌心向下，以食指、中指、无名指的指端按压桡动脉。力度适中，以能感觉到脉搏波动为宜，看时间，测量时间为30秒，注意脉律（见图20.4）。

图20.4

呼吸测量 → 操作者保持诊脉手势，似诊脉状、观察胸腹起伏，计数30秒，乘以2。观察呼吸频率、深度、节律、音响及表情、口唇皮肤黏膜颜色（见图20.5）。

图20.5

血压测量 → ①老人卷袖露臂，手臂位置与心脏处于同一水平位置。坐位：平第四肋；卧位：平腋中线。
②放平血压计，打开，垂直放妥，开启水银槽开关，驱尽袖带内空气，系上袖带，松紧为可放入一指；袖带下缘距肘2~3厘米。
③戴好听诊器，听诊器置肱动脉搏动最明显处，以一手稍加压固定，关闭输气球气门，充气至动脉搏动音消失再升20~30毫米汞柱。

图20.6

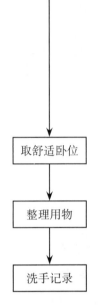

取舒适卧位

↓

整理用物

↓

洗手记录

④ 放气：平视血压值，打开输气球气门以4毫米汞柱/秒的速度放气。

⑤ 监听数值，听到第一声搏动音时，汞柱所指刻度为收缩压读数；当搏动音突变或消失时汞柱所指刻度为舒张压读数并告知（见图20.6～图20.7）。

⑥ 驱尽袖带内空气、解开袖带，汞柱刻度降至"0"点，右倾血压计45°，关闭水银槽开关，关血压计。

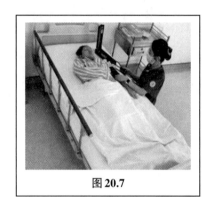

图20.7

▶【注意事项】

（1）测量体温时：

① 意识不清或不合作的老人测体温时，护理人员应当守候在老人身旁；

② 如有影响测量体温的因素时，应当推迟30分钟测量；

③ 极度消瘦的老人不宜测腋温。

（2）测量脉搏时：

① 偏瘫老人应测健肢，不可用拇指诊脉；

② 异常或危重老人需测1分钟，脉搏微弱难测时，用听诊器听心率1分钟；

③ 出现脉搏短促时，应由2人同时测量。

（3）测量呼吸时：

① 由于呼吸在一定程度上受意识的控制，所以测呼吸时不应让老人觉察；

② 呼吸异常老人应测1分钟。

（4）测量血压时：

① 为有助于测量的准确性和对照的可比性，应做到四定：定时间、定部位、定体位、定血压计；

② 偏瘫老人应选择健肢测量；

③ 排除影响血压值的危险因素，袖带松紧要适宜；

④ 发现血压听不清或异常时要重测；

⑤ 防止血压计本身造成的误差。

表20.1 生命体征测量的评分标准

考号：　　　　　　总分：100分　　　　　评审老师：　　　　　得分：

项目	操作标准及要求	分值	扣分
环境准备 （2分）	室温适宜，光线充足，环境安静，整洁舒适（各0.5分）。	2	
人员准备 （3分）	衣帽整洁，修剪指甲（各0.5分），洗手，戴口罩（各1分）。	3	
用物准备 （4分）	体温计、纱布、盛放消毒纱布的盒子、盛放体温计的盒子、血压计、听诊器、免洗手液、带秒表的手表（各0.5分）。	4	
评估 （9分）	① 老人年龄（1分）、自理能力（1分）。 ② 评估测量肢体有无偏瘫（1分）、功能障碍（1分）。 ③ 30分钟内无进食（1分）、活动（0.5分）、坐浴（0.5分）、冷热敷（0.5分）、情绪波动（0.5分）等影响生命体征的因素。 ④ 心理状态（1分）。 ⑤ 合作程度（1分）。	9	
操作流程 （66分）	① 检查血压计（1分）、袖带宽窄是否合适（1分）、水银是否充足（1分），玻璃管是否有裂缝（1分）、玻璃管上端是否和大气相通（1分）、橡胶管和输气球是否漏气（1分）、听诊器是否完好（1分），检查体温计是否完好（1分），将体温计甩至35℃以下（1分）。	9	
	② 备齐用物并合理摆放（1分），推车至老人床旁（1分）。	2	
	③ 评估并指导老人（2分），向老人解释操作目的、方法、注意事项及配合要点（4分）。	6	
	④ 协助取坐位或卧位（1分），注意保暖，适当遮挡（1分）。	2	
	测腋温。		
	⑤ 解开老人上衣第一颗扣子（1分），用纱布擦干腋下汗液（1分），将体温计水银端放于腋窝处并紧贴皮肤（1分），协助老人屈臂过胸夹紧体温计（1分），测量时间10分钟（看时间）（1分）。	5	
	测量脉搏。		
	⑥ 指导老人手臂放在舒适位置（1分），腕部伸展（1分）。	2	
	⑦ 以食指、中指、无名指指端按压桡动脉表面，压力大小以能清楚触及脉搏为宜（1分），脉搏正常者测30秒，所得数值乘以2（异常呼吸测1分钟）（1分）。	2	
	测量呼吸。		
	⑧ 保持诊脉手势（1分），观察患者胸或腹起伏，一起一伏为1次，计数30秒，所得数值乘以2（1分），同时观察呼吸的节律（1分）、性质（1分）、声音（1分）、深浅（1分）、有无特殊气味（1分）、呼吸运动是否对称（1分）等。	8	

表20.1（续）

项目	操作标准及要求	分值	扣分
	测量血压。		
	⑨协助老人取坐位或卧位，卷袖露臂（1分），肘部伸直，掌心朝上（坐位时肱动脉平第四肋软骨；卧位时肱动脉平腋中线）（1分）。	2	
	⑩放平血压计，打开，垂直放妥（1分），开启水银槽开关（1分）。	2	
	⑪驱尽袖带内空气（1分），袖带平整缠于上臂中部（1分），下缘距肘窝上2~3厘米（1分），松紧以能插入一指为宜（1分）。	4	
	⑫戴好听诊器，将听诊器胸件放在肱动脉搏动最明显处固定（1分），关闭输气球的气门（1分），充气至动脉搏动音消失，再加压20~30毫米汞柱（1分），平视血压值（1分），缓慢放气，使汞柱以4毫米汞柱/秒的速度缓慢下降（1分），听到第一次搏动音，汞柱所指刻度为收缩压（1分），继续放气至搏动音突然减弱或消失，汞柱所指刻度为舒张压（1分），根据老人情况告知（1分）。	8	
	⑬取下袖带，放下老人衣袖（1分），排尽袖带内余气（1分），折平整后放入盒内（1分）。	3	
	⑭血压计向右倾斜45°（1分），水银全部流回槽内，关闭水银槽开关（1分），盖上血压计盒盖（1分）。	3	
	⑮取出体温计（1分），用消毒纱布擦拭（1分），读数（1分），放于盛放体温计的盒子内（1分）。	3	
	⑯协助老人取舒适体位（1分），协助老人整理床铺及用物（1分）。	2	
	⑰洗手（1分）、记录生命体征（1分），发现异常及时与医生沟通（1分）。	3	
宣教指导（6分）	①指导生命体征测量目的和注意事项。②解释体温、脉搏、呼吸及血压监测的重要性，学会正确测量方法。③教会老人自我护理的技巧，具有识别异常体温、脉搏、呼吸、血压的能力并教会对异常生命体征进行自我观察。④指导老人对脉搏进行动态观察，并提高对异常脉搏的判断能力。⑤教会老人正确使用血压计测量血压，帮助老人创造在家中自测血压的条件，以便老人能够及时掌握自己血压的动态变化。⑥教会老人正确判断降压效果，及时调整用药，采用合理的生活方式，提高自我保健能力。	6	
效果照护评价（3分）	①询问老人有无其他需求、是否满意（反馈），整理各项物品。	1	
	②记录测量生命体征值及老人反应，如有异常情况报告医护人员。	1	
	③遵守感染控制和管理要求，包括废弃物处理、个人防护及手卫生等。	1	

表20.1（续）

项目	操作标准及要求	分值	扣分
综合评判（7分）	① 操作过程中的安全性：操作流畅、安全、规范，避免老人害怕、疼痛等，过程中未出现致老人于危险环境的操作动作或行为。	1	
	② 沟通力：顺畅自然、有效沟通，表达信息方式符合老人社会文化背景，能正确理解老人反馈的信息，避免盲目否定或其他语言暴力。	1	
	③ 创新性：能综合应用传统技艺、先进新技术等为老人提供所需的照护措施，解决老人的问题，促进老人的健康和幸福感。	1	
	④ 职业防护：做好自身职业防护，能运用节力原则，妥善利用力的杠杆作用，调整重心，减少摩擦力，会利用惯性等方法。	1	
	⑤ 人文关怀：能及时关注到老人各方面的变化，能针对老人的心理和情绪做出恰当的反应，给予支持，例如不可急躁等；言行举止有尊老、敬老、爱老、护老的意识。	1	
	⑥ 鼓励：利用语言和非语言方式鼓励老人参与照护，加强自我管理，发挥残存功能，提升自理能力。	1	
	⑦ 灵活性：对临场突发状况能快速应变，根据老人及现场条件灵活机动实施照护，具有很强的解决问题的能力。	1	
备注	① 总分100分。 ② 操作技术不熟练，不符合规范，扣5～10分。		

21．体重测量的操作流程

▶【目的】

监测老人体重情况及体重指数情况。

▶【准备】

（1）环境准备：室温适宜，光线充足，环境安静，整洁舒适。

（2）人员准备：衣帽整洁，修剪指甲，洗手，戴口罩。

（3）用物准备：体重秤。

◐ 【操作流程】

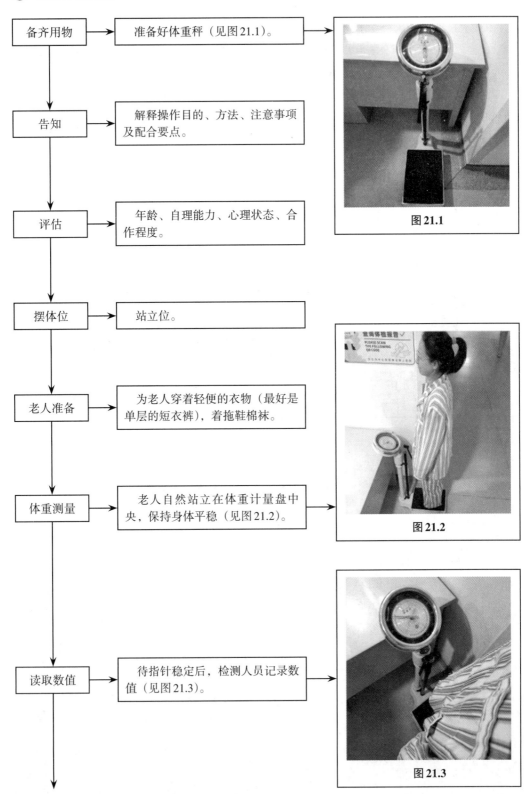

备齐用物	→	准备好体重秤（见图21.1）。
告知	→	解释操作目的、方法、注意事项及配合要点。
评估	→	年龄、自理能力、心理状态、合作程度。

图21.1

摆体位	→	站立位。
老人准备	→	为老人穿着轻便的衣物（最好是单层的短衣裤），着拖鞋棉袜。
体重测量	→	老人自然站立在体重计量盘中央，保持身体平稳（见图21.2）。

图21.2

读取数值	→	待指针稳定后，检测人员记录数值（见图21.3）。

图21.3

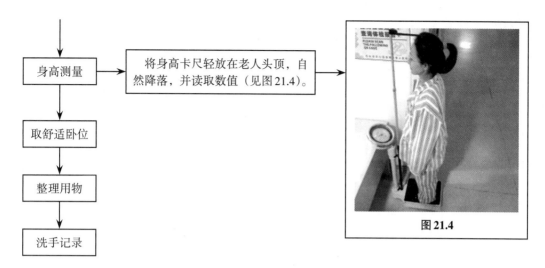

图21.4

身高测量 → 将身高卡尺轻放在老人头顶，自然降落，并读取数值（见图21.4）。

取舒适卧位

整理用物

洗手记录

🔸 **【注意事项】**

（1）测量时，体重秤应放置在水平地面上。

（2）测量时要注意关爱老人，注意观察老人的身体情况。

（3）受检者应尽量减少着装。

（4）上、下体重秤时，动作要轻缓。

（5）行动不便的老人注意搀扶，避免跌倒。

（6）告知老人测量结果。

表21.1　体重测量的评分标准

考号：　　　　总分：100分　　　　评审老师：　　　　得分：

项目	操作标准及要求	分值	扣分
环境准备（4分）	室温适宜，光线充足，环境安静，整洁舒适（各1分）。	4	
人员准备（4分）	衣帽整洁，修剪指甲（各1分），洗手，戴口罩（各1分）。	4	
用物准备（1分）	体重秤。	1	
评估（10分）	①老人年龄（1分）、自理能力（1分）。 ②评估下肢活动情况（2分）。 ③老人衣物着装是否轻便（最好是单层的短衣裤）（1分），着拖鞋棉袜（1分）。 ④心理状态（2分）。 ⑤合作程度（2分）。	10	
操作流程（61分）	①检查体重秤是否完好（3分），放置位置地面是否平整（2分），检查室内地面是否湿滑（2分）。	7	
	②备齐用物并合理摆放（2分）。	2	

表21.1（续）

项目	操作标准及要求	分值	扣分
	③ 评估并指导老人（2分），向老人解释操作目的、方法、注意事项及配合要点（6分）。	8	
	④ 将老人扶至体重秤旁（2分），协助老人取站立位（2分），脱去拖鞋（2分）、外套等衣物（2分），只留短衣裤，注意保暖（2分），适当遮挡（2分）。	12	
	⑤ 将老人扶至体重秤上（2分），松开手（2分），待老人站好平稳后读取数值并记录（2分）。	6	
	⑥ 将身高标尺自由降落至老人头顶（2分），读取老人身高值（2分）。	4	
	⑦ 协助将老人扶下体重秤（2分），协助老人穿好衣物（2分）。	4	
	⑧ 取舒适体位（2分）并观察老人的身体情况（2分）。	4	
	⑨ 协助老人整理床铺及用物（4分）。	4	
	⑩ 洗手（2分）、记录测量值（2分）、计算体重指数（2分），发现异常及时与医生沟通（4分）。	10	
宣教指导（10分）	① 指导老人正确监测体重的目的、方法及注意事项（2分）。 ② 让老人意识到控制体重的重要性（2分）。 ③ 鼓励老人积极参加健康科普，及早发现健康问题（2分）。 ④ 指导老人合理饮食、健康运动、制订合理作息时间（2分）。 ⑤ 对老人进行心理疏导，提高老人自我保健能力（2分）。	10	
效果照护评价（3分）	① 询问老人有无其他需求、是否满意（反馈），整理各项物品。	1	
	② 记录测量体重值及老人反应，如有异常情况报告医护人员。	1	
	③ 遵守感染控制和管理要求，包括废弃物处理、个人防护及手卫生等。	1	
综合评判（7分）	① 操作过程中的安全性：操作流畅、安全、规范，避免老人害怕、疼痛等，过程中未出现致老人于危险环境的操作动作或行为。	1	
	② 沟通力：顺畅自然、有效沟通，表达信息方式符合老人社会文化背景，能正确理解老人反馈的信息，避免盲目否定或其他语言暴力。	1	
	③ 创新性：能综合应用传统技艺、先进新技术等为老人提供所需的照护措施，解决老人的问题，促进老人的健康和幸福感。	1	
	④ 职业防护：做好自身职业防护，能运用节力原则，妥善利用力的杠杆作用，调整重心，减少摩擦力，会利用惯性等方法。	1	
	⑤ 人文关怀：能及时关注到老人各方面的变化，能针对老人的心理和情绪做出恰当的反应，给予支持，例如不可急躁等；言行举止有尊老、敬老、爱老、护老的意识。	1	

表21.1（续）

项目	操作标准及要求	分值	扣分
	⑥ 鼓励：利用语言和非语言方式鼓励老人参与照护，加强自我管理，发挥残存功能，提升自理能力。	1	
备注	① 总分100分 ② 操作技术不熟练，不符合规范，扣5～10分		

22. 为鼻饲老人进食、进水的操作流程

▶【目的】

对不能经口进食的老人以鼻导管供给食物、水分和药物，以维持患者营养和治疗需要。

▶【准备】

（1）环境准备：室温适宜，光线充足，环境安静。

（2）人员准备：衣帽整洁，修剪指甲，洗手，戴口罩。

（3）用物准备：处置车、治疗盘、治疗巾、无菌弯盘2个、无菌石蜡油棉球、无菌手套、无菌镊子及无菌镊子缸、无菌棉签、温开水适量、鼻饲液（38～40 ℃）、水温计、压舌板、听诊器、无菌纱布、注射器（20毫升、50毫升）、别针、皮套、胶布、医嘱卡、记录单、笔、洗手液、医用/生活垃圾桶。

▶【操作流程】

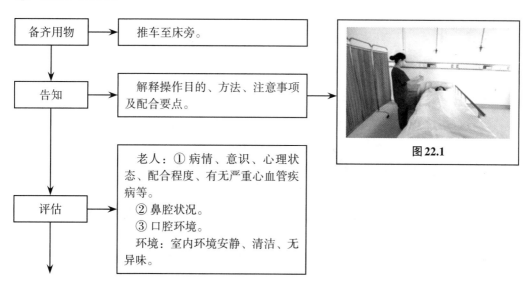

```
备齐用物  →  推车至床旁。

告知  →  解释操作目的、方法、注意事项
          及配合要点。

评估  →  老人：①病情、意识、心理状
          态、配合程度、有无严重心血管疾
          病等。
          ②鼻腔状况。
          ③口腔环境。
          环境：室内环境安静、清洁、无
          异味。
```

图22.1

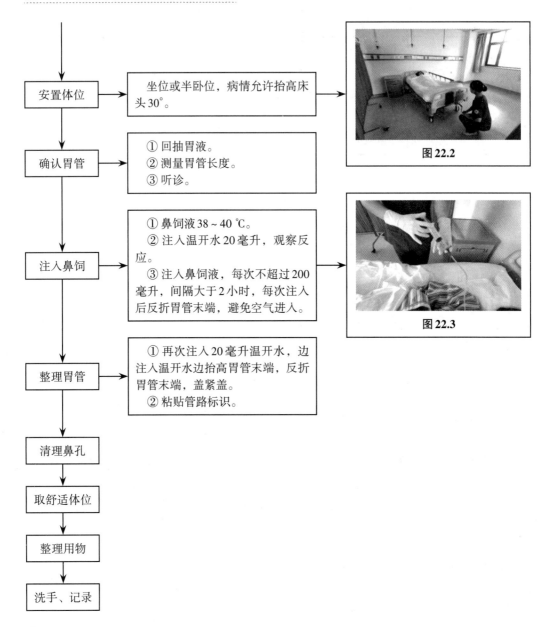

安置体位 → 坐位或半卧位，病情允许抬高床头30°。

图22.2

确认胃管 → ① 回抽胃液。
② 测量胃管长度。
③ 听诊。

注入鼻饲 → ① 鼻饲液38~40 ℃。
② 注入温开水20毫升，观察反应。
③ 注入鼻饲液，每次不超过200毫升，间隔大于2小时，每次注入后反折胃管末端，避免空气进入。

图22.3

整理胃管 → ① 再次注入20毫升温开水，边注入温开水边抬高胃管末端，反折胃管末端，盖紧盖。
② 粘贴管路标识。

清理鼻孔

取舒适体位

整理用物

洗手、记录

▶ 【注意事项】

（1）每次鼻饲前必须判断胃管位置，回抽胃液判断位置和消化程度。如胃液有血性或咖啡色，可能有消化道出血；如胃液大于150毫升，可能出现胃潴留。

（2）每次注入流食前要排净注射器内的气体，勿使空气进入胃内。

（3）注洗器抽吸鼻饲液时注意反折胃管开口端，防止管内液体流出。

（4）药片应研碎溶解后注入，并将胃管夹住2小时。

（5）新鲜果汁和牛奶分开注入，以免产生凝块，鼻饲混合流食应当间接加温，以免蛋白凝固。

（6）长期鼻饲者应每日口腔护理2次，并定期更换胃管（普通胃管每周一次，硅胶胃管每月一次）。

（7）每日更换鼻翼贴，指导老人咳嗽、咳痰时用手固定胃管，防止脱出。

（8）注洗器用后洗净备用，每日消毒一次。

（9）鼻饲后30分钟内避免扣背、吸痰、翻身等操作，以免机械性刺激引起食物反流或误吸。

（10）观察老人排便情况，如大便酸臭可能摄入过多的糖；大便稀臭可能为蛋白质消化不良。

表22.1 为鼻饲老人进食、进水的评分标准

考号： 总分：100分 评审老师： 得分：

项目	标准要求	分值	扣分
环境准备（3分）	室温适宜（1分），光线充足（1分），环境安静（1）。	3	
人员准备（4分）	衣帽整洁（1分），修剪指甲（1分），洗手（1分），戴口罩（1分）。	4	
用物准备（12分）	处置车、治疗盘、治疗巾、无菌弯盘2个、无菌石蜡油棉球、无菌手套、无菌镊子及无菌镊子缸、无菌棉签、温开水适量、鼻饲液（38～40℃）、水温计、压舌板、听诊器、无菌纱布、注射器（20毫升、50毫升）、别针、皮套、胶布、医嘱卡、记录单、笔、洗手液、医用/生活垃圾桶（每项0.5分）。	12	
评估（9分）	老人： ① 病情、意识、心理状态、配合程度、有无严重心血管疾病等（5分）。 ② 有无活动性义齿、口腔黏膜情况（2分）。 环境：室内环境安静、清洁、无异味（2分）。	9	
操作流程（56分）	① 推车携用物至床旁，核对老人身份（1分），解释鼻饲的目的、方法、配合要点（1分），询问是否去卫生间（1分）。	3	
	② 协助取坐位或半卧位，病情允许抬高床头30°（2分）。	2	
	③ 测量胃管长度（2分），检查鼻腔及口腔（4分）。	6	
	④ 打开污物桶盖（1分），洗手、戴口罩（1分）。	2	
	⑤ 铺治疗巾于颏下（1分），放置弯盘于口角旁（1分）。	2	
	⑥ 回抽胃液（2分），观察胃液颜色、性质、量、气味（1分）。	3	
	⑦ 测量温开水及鼻饲液的温度（38～40℃）（2分）。	2	
	⑧ 用50毫升注射器注入温开水20毫升（1分），询问感受（1分），观察反应（2分），注入后反折胃管末端（2分），分离注射器（1分），关闭胃管（1分）。	8	

表22.1（续）

项目	标准要求	分值	扣分
	⑨缓慢注入鼻饲液，观察反应（1分）。每次鼻饲量不超过200毫升（1分），间隔大于2小时（1分）。每次注入鼻饲液后应反折胃管末端（避免灌入空气，引起腹胀）（1分）。	4	
	⑩鼻饲完毕，再次注入温开水20毫升（1分），边注入温开水边抬高胃管末端（1分），反折胃管末端（1分），盖紧盖（1分）。	4	
	⑪将胃管末端反折用纱布包好（2分）、用橡皮筋或夹子夹紧（1分）、用别针固定老人枕旁或衣领处（1分）。	4	
	⑫用纱布清洁老人鼻孔处。	2	
	⑬观察老人反应（1分），操作后核对（1分），撤去弯盘及治疗巾（1分）。	3	
	⑭协助老人取舒适卧位（1分），放好呼叫器（1分），整理床单位，整理用物（1分）。	3	
	⑮盖污物桶盖（1分），洗手（1分），脱口罩（1分）。	3	
	⑯交代注意事项：嘱老人维持原卧20~30分钟（2分），有助于防止呕吐，如有腹胀、恶心等不适及时按呼叫器（2分），记录（1分）。	5	
宣教指导（6分）	①讲解鼻饲的目的、操作过程，减少焦虑（2分）。②给老人讲解鼻饲液的温度、时间、量，胃管冲洗、卧位等（2分）。③告诉老人若鼻饲后有不适，应及时告知工作人员（2分）。	6	
效果照护评价（3分）	①询问老人有无其他需求、是否满意（反馈），整理各项物品。	1	
	②记录时间及老人反应，如有异常情况报告医护人员。	1	
	③遵守感染控制和管理要求，包括废弃物处理、个人防护及手卫生等。	1	
综合评判（7分）	①操作过程中的安全性：操作流畅、安全、规范，避免老人害怕、疼痛等，过程中未出现致老人于危险环境的操作动作或行为。	1	
	②沟通力：顺畅自然、有效沟通，表达信息方式符合老人社会文化背景，能正确理解老人反馈的信息，避免盲目否定或其他语言暴力。	1	
	③创新性：能综合应用传统技艺、先进新技术等为老人提供所需的照护措施，解决老人的问题，促进老人的健康和幸福感。	1	
	④职业防护：做好自身职业防护，能运用节力原则，妥善利用力的杠杆作用，调整重心，减少摩擦力，会利用惯性等方法。	1	
	⑤人文关怀：能及时关注到老人各方面的变化，能针对老人的心理和情绪做出恰当的反应，给予支持，例如不可急躁等；言行举止有尊老、敬老、爱老、护老的意识。	1	

表22.1（续）

项目	标准要求	分值	扣分
	⑥鼓励：利用语言和非语言方式鼓励老人参与照护，加强自我管理，发挥残存功能，提升自理能力。	1	
	⑦灵活性：对临场突发状况能快速应变，根据老人及现场条件灵活机动实施照护，具有很强的解决问题的能力。	1	
备注	①总分100分。 ②操作技术不熟练，不符合规范，扣5～10分。		

23. 口腔护理的操作流程

【目的】

（1）保持口腔清洁、湿润，预防口腔感染等并发症。

（2）预防或减轻口腔异味，清除牙垢，增进食欲，确保老人舒适。

（3）评估口腔内的变化（如黏膜、舌苔及牙龈等），提供老人病情动态变化的信息。

【准备】

（1）环境准备：室温适宜，光线充足，环境安静。

（2）人员准备：衣帽整洁，修剪指甲，洗手，戴口罩。

（3）用物准备：处置车、治疗盘、棉签、弯盘、手电、水杯2个、无菌止血钳1把、吸管、纱布2块、液体石蜡、生理盐水、一次性口腔护理包（压舌板1个、治疗巾1块、止血钳1把、无菌棉球20个、弯盘1个、镊子1把）、医嘱卡、洗手液、生活/医用垃圾桶，必要时备开口器、舌钳、吸痰器。

【操作流程】

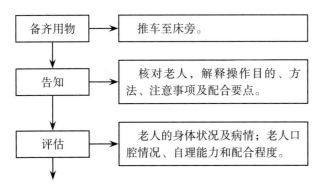

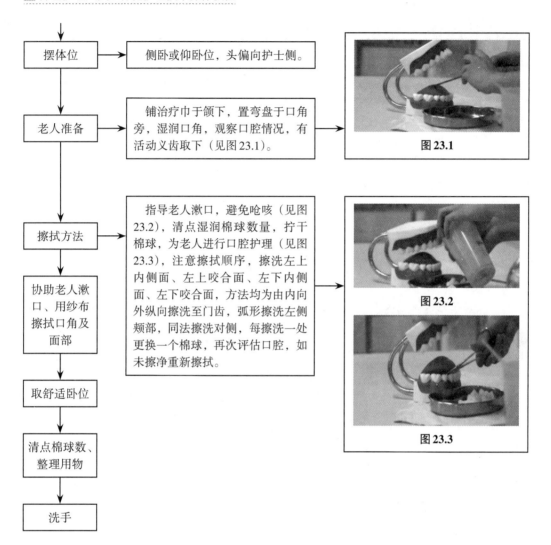

摆体位 → 侧卧或仰卧位，头偏向护士侧。

老人准备 → 铺治疗巾于颌下，置弯盘于口角旁，湿润口角，观察口腔情况，有活动义齿取下（见图23.1）。

图23.1

擦拭方法 → 指导老人漱口，避免呛咳（见图23.2），清点湿润棉球数量，拧干棉球，为老人进行口腔护理（见图23.3），注意擦拭顺序，擦洗左上内侧面、左上咬合面、左下内侧面、左下咬合面，方法均为由内向外纵向擦洗至门齿，弧形擦洗左侧颊部，同法擦洗对侧，每擦洗一处更换一个棉球，再次评估口腔，如未擦净重新擦拭。

图23.2

图23.3

协助老人漱口、用纱布擦拭口角及面部

取舒适卧位

清点棉球数、整理用物

洗手

◆ 【注意事项】

（1）昏迷老人禁止漱口，以免引起误吸。

（2）观察口腔时，对长期使用抗生素和激素的老人，应注意观察口腔内有无真菌感染。

（3）使用的棉球不可过湿，以不能挤出液体为宜，防止因水分过多造成误吸，注意夹紧棉球，勿将其遗留在口腔内。

（4）传染病老人的用物需按消毒隔离原则进行处理。

表23.1　口腔护理的操作评分标准

考号：　　　　　总分：100分　　　　　评审老师：　　　　　得分：

项目	标准要求	分值	扣分
环境准备 （1分）	室温适宜、光线充足、环境安静（1分）。	1	

表23.1（续）

项目	标准要求	分值	扣分
人员准备（3分）	衣帽整洁（0.5分），修剪指甲（0.5分），洗手（1分），戴口罩（1分）。	3	
用物准备（9分）	处置车、治疗盘、棉签、弯盘、手电、水杯2个、无菌止血钳1把、吸管、纱布2块、液体石蜡、生理盐水、一次性口腔护理包（压舌板1个、治疗巾1块、止血钳1把、无菌棉球20个、弯盘1个、镊子1把）、医嘱卡、洗手液、生活/医用垃圾桶，必要时备开口器、舌钳、吸痰器（各0.5分）。	9	
评估（3分）	① 老人的身体状况及病情（1分）。 ② 老人口腔情况：如口唇、口腔黏膜、牙、牙龈、舌、口气等有无异常（1分）。 ③ 老人自理能力和配合程度（1分）。	3	
操作流程（64分）	① 环境准备：整洁、安静、舒适、安全（1分），打开污物桶盖（1分），洗手（1分）、戴口罩（1分）。	4	
	② 核对（1分），准备用物（根据病情备适宜药液）（1分）。	2	
	③ 检查无菌口腔护理包（1分）、漱口水（1分），打开护理包，清点盐水棉球，套袋备用（1分）。	3	
	④ 盖污物桶盖（1分），洗手（1分）、脱口罩（1分）。	3	
	⑤ 推车携用物至床旁（1分）。	1	
	⑥ 核对老人（1分），告知目的，评估并指导老人（2分），解释到位（1分）。	4	
	⑦ 打开污物桶盖（1分），洗手（1分）、戴口罩（1分）。	3	
	⑧ 协助老人侧卧或仰卧（1分），头偏向护士侧（1分）。	2	
	⑨ 铺治疗巾于颌下（1分），置弯盘于口角旁（1分），湿润口角（1分），嘱老人张口，一手持手电筒，一手用压舌板轻轻撑开颊部（1分），观察口腔情况（1分），有活动义齿应取下（1分）。	6	
	⑩ 协助清醒老人用温水漱口，指导正确的漱口方式，避免呛咳（1分）。	1	
	⑪ 打开口腔护理包（1分），清点湿润棉球数（1分），用弯止血钳夹起无菌溶液的棉球，拧干棉球（1分）。	3	
	⑫ 操作中核对（1分），嘱老人咬合上下齿（1分）。	2	
	⑬ 用压舌板轻撑左侧颊部（1分），纵向擦洗左外侧牙齿（顺序由臼齿到门齿）（0.5分），同法擦洗右侧牙齿外侧面（0.5分）。	2	

表23.1（续）

项目	标准要求	分值	扣分
	⑭嘱老人张口（0.5分），擦洗左上内侧面（0.5分）、左上咬合面（0.5分）、左下内侧面（0.5分）、左下咬合面（0.5分），方法均为由内向外纵向擦洗至门齿（0.5分），弧形擦洗左侧颊部（0.5分），同法擦洗右上内侧面（0.5分）、右上咬合面（0.5分）、右下内侧面（0.5分）、右下咬合面（0.5分），弧形擦洗右侧颊部（0.5分），擦洗顺序正确（0.5分），擦洗到位（0.5分），棉球湿度适宜（0.5分），擦洗过程中询问老人感受（0.5分）。	8	
	⑮擦洗硬腭（0.5分），从内向外横向擦洗（0.5分）。	1	
	⑯擦洗舌面（0.5分）、舌底及口腔底（0.5分），从内向外纵向擦洗（1分）（如为昏迷老人，用张口器张口，擦洗内侧面、咬合面、颊部、硬腭、舌面、舌底及口腔底）（2分）。	4	
	⑰再次评估口腔（1分），如未擦净重新擦拭（1分）。	2	
	⑱协助老人漱口（1分），用纱布擦拭口角及唇部（1分）。	2	
	⑲如有口腔溃疡，涂药（1分），口唇涂润滑油（1分）。	2	
	⑳撤治疗巾及弯盘（1分）。	1	
	㉑协助老人取舒适体位（1分），整理床单位（1分）。	2	
	㉒清点棉球数（1分），整理用物（1分）。	2	
	㉓盖污物桶盖（1分），洗手、脱口罩（1分）。	2	
	㉔操作后核对并在治疗护理项目单上签字，做好记录（2分）。	2	
	㉕口述注意事项： a.操作时避免弯钳触及牙龈或口腔黏膜（1分）。 b.昏迷或意识模糊的老人棉球不能过湿，操作中注意夹紧棉球，防止遗留在口腔内，禁止漱口（1分）。 c.有活动性义齿的老人协助清洗义齿（1分）。 d.使用开口器时从臼齿处放入（1分）。	4	
宣教指导（6分）	①解释保持口腔卫生的重要性（2分）。 ②指导口腔护理的目的、配合方法（2分）。 ③介绍口腔护理相关知识，根据老人存在的问题进行针对性指导（2分）。	6	
效果评价（3分）	①询问有无其他需求、是否满意（反馈），整理各项物品。	1	
	②记录口腔异常情况及护理效果，如有异常情况报告医护人员。	1	
	③遵守感染控制和管理要求，做好个人防护及手卫生等，减少致病菌传播。	1	

表23.1（续）

项目	标准要求	分值	扣分
综合评判（7分）	① 操作过程中的安全性：操作流畅、安全、规范，避免老人害怕、疼痛等，过程中未出现致老人于危险环境的操作动作或行为。	1	
	② 沟通力：顺畅自然、有效沟通，表达信息方式符合老人社会文化背景，能正确理解老人反馈的信息，避免盲目否定或其他语言暴力。	1	
	③ 创新性：能综合应用传统技艺、先进新技术等为老人提供所需的照护措施，解决老人的问题，促进老人的健康和幸福感。	1	
	④ 职业防护：做好自身职业防护，能运用节力原则，妥善利用力的杠杆作用，调整重心，减少摩擦力，会利用惯性等方法。	1	
	⑤ 人文关怀：能及时关注到老人各方面的变化，能针对老人的心理和情绪做出恰当的反应，给予支持，例如不可急躁等；言行举止有尊老、敬老、爱老、护老的意识。	1	
	⑥ 鼓励：利用语言和非语言方式鼓励老人参与照护，加强自我管理，发挥残存功能，提升自理能力。	1	
	⑦ 灵活性：对临场突发状况能快速应变，根据老人及现场条件灵活机动实施照护，具有很强的解决问题的能力。	1	
备注	① 总分100分。 ② 操作技术不熟练，不符合规范，扣5～10分。		

24．会阴护理的操作流程

▶▶【目的】

保持会阴部及肛门部清洁，促进老人舒适或会阴部伤口的愈合，防止生殖系统及泌尿系统的逆行感染。

▶▶【准备】

（1）环境准备：室温适宜，光线充足，环境安静。

（2）人员准备：衣帽整洁，修剪指甲，洗手，戴口罩。

（3）用物准备：处置车、洗手液、医嘱本、笔、手表、一次性手套、一次性垫巾、无菌纱布、消毒便盆、无菌肥皂水冲洗液、无菌肥皂水纱球、温开水、海绵钳、医用/生活垃圾桶。

◀▶ 【操作流程】

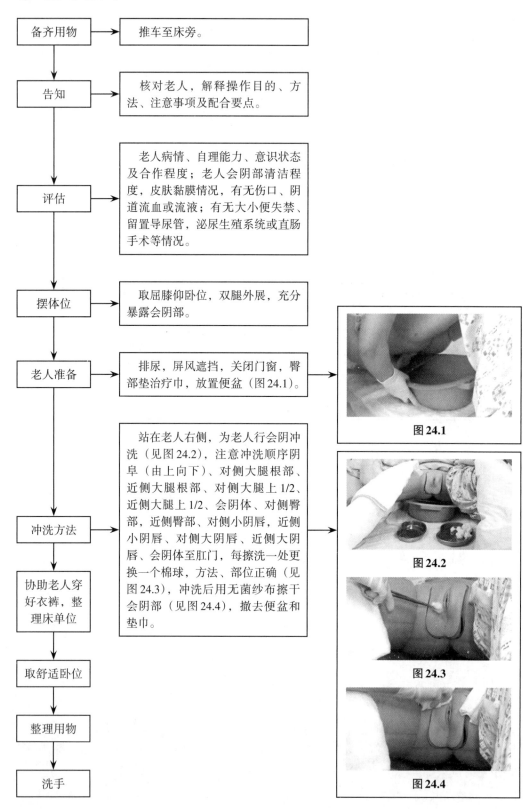

备齐用物 → 推车至床旁。

告知 → 核对老人，解释操作目的、方法、注意事项及配合要点。

评估 → 老人病情、自理能力、意识状态及合作程度；老人会阴部清洁程度，皮肤黏膜情况，有无伤口、阴道流血或流液；有无大小便失禁、留置导尿管、泌尿生殖系统或直肠手术等情况。

摆体位 → 取屈膝仰卧位，双腿外展，充分暴露会阴部。

老人准备 → 排尿，屏风遮挡，关闭门窗，臀部垫治疗巾，放置便盆（图24.1）。

图24.1

冲洗方法 → 站在老人右侧，为老人行会阴冲洗（见图24.2），注意冲洗顺序阴阜（由上向下）、对侧大腿根部、近侧大腿根部、对侧大腿上1/2、近侧大腿上1/2、会阴体、对侧臀部、近侧臀部、对侧小阴唇、近侧小阴唇、对侧大阴唇、近侧大阴唇、会阴体至肛门，每擦洗一处更换一个棉球，方法、部位正确（见图24.3），冲洗后用无菌纱布擦干会阴部（见图24.4），撤去便盆和垫巾。

图24.2

图24.3

协助老人穿好衣裤，整理床单位

取舒适卧位

整理用物

洗手

图24.4

◆【注意事项】

（1）冲洗液温度适宜。

（2）为老人保暖，注意保护隐私。

（3）有引流管的老人，避免牵拉引流管。

表 24.1 会阴护理的操作评分标准

考号： 总分：100分 评审老师： 得分：

项目	标准要求	分值	扣分
环境准备（1分）	室温适宜、光线充足、环境安静（1分）。	1	
人员准备（4分）	衣帽整洁（0.5分），修剪指甲（0.5分），洗手（1分），戴口罩（1分）。	4	
用物准备（7分）	处置车、洗手液、医嘱本、笔、手表、一次性手套、一次性垫巾、无菌纱布、消毒便盆、无菌肥皂水冲洗液、无菌肥皂水纱球、温开水、海绵钳、医用/生活垃圾桶（各0.5分）。	7	
评估（6分）	①老人病情、自理能力、意识状态及合作程度（2分）。②老人会阴部清洁程度，皮肤黏膜情况，有无伤口、阴道流血或流液情况（2分）。③有无大小便失禁、留置导尿管，泌尿生殖系统或直肠手术等情况（2分）。	6	
操作流程（66分）	①环境准备，整洁、安静、舒适、安全（1分），打开污物桶盖，洗手、戴口罩（1分）。	2	
	②核对（1分），准备用物（2分），准备冲洗液（1分），盖污物桶盖，洗手、脱口罩（1分）。	5	
	③推车携用物至床旁（1分）。	1	
	④核对（1分），解释目的、方法、注意事项及配合要点（2分）。	3	
	⑤协助老人排尿（2分）。	2	
	⑥关闭门窗，屏风遮挡老人（2分），松开被尾（2分）。	4	
	⑦打开污物桶盖（1分），洗手（1分）、戴口罩（1分）。	3	
	⑧协助老人脱对侧裤腿盖于近侧（2分）。	2	
	⑨取屈膝仰卧位（1分），双腿外展（1分），充分暴露会阴部（1分），注意保暖（1分）。	4	
	⑩站在老人右侧，给老人臀部垫治疗巾（2分），便盆放置方法正确（2分）。	4	
	⑪洗手（1分）、戴手套（1分），再次核对老人（2分）。	4	

表24.1（续）

项目	标准要求	分值	扣分
	⑫ 按操作规程为老人冲洗（注意冲洗顺序、方法、部位正确）： a. 第一遍无菌肥皂水擦洗，顺序为：阴阜（由上向下）—对侧大腿根部—近侧大腿根部—对侧大腿上1/2—近侧大腿上1/2—会阴体—对侧臀部—近侧臀部，弃之（5分），取第一把无菌海绵钳夹第二个无菌肥皂水纱球（用第二把无菌钳传递），从对侧小阴唇—近侧小阴唇—对侧大阴唇—近侧大阴唇—会阴体—肛门擦洗，弃之（5分）。 b. 第一壶温开水冲洗：中间—对侧—近侧—中间（3分）。 c. 第二遍肥皂水擦洗，方向同第一遍，第二壶温开水冲洗，方法同第一遍。	13	
	⑬ 冲洗后用无菌纱布擦干会阴部（2分）。	2	
	⑭ 撤去便盆和垫巾（2分），操作后核对（2分）。	4	
	⑮ 协助老人穿好衣裤（1分），取舒适卧位（1分），整理床单位（1分），放好呼叫器（1分）。	4	
	⑯ 开窗通风（1分），整理用物（1分），盖污物桶盖（1分）。	3	
	⑰ 脱手套、洗手（1分）、脱口罩（1分）。	2	
	⑱ 交代注意事项（3分），记录（1分）。	4	
宣教指导 （6分）	① 指导老人经常检查会阴部卫生情况，及时做好清洁护理，预防感染（3分）。 ② 指导老人掌握会阴部清洁方法（3分）。	6	
效果评价 （3分）	① 询问老人有无其他需求、是否满意（反馈），整理各项物品。	1	
	② 记录执行时间及护理效果，如有异常情况及时报告。	1	
	③ 遵守感染控制和管理要求，包括废弃物处理、个人防护及手卫生等。	1	
综合评判 （7分）	① 操作过程中的安全性：操作流畅、安全、规范，避免老人害怕、疼痛等，过程中未出现致老人于危险环境的操作动作或行为。	1	
	② 沟通力：顺畅自然、有效沟通，表达信息方式符合老人社会文化背景，能正确理解老人反馈的信息，避免盲目否定或其他语言暴力。	1	
	③ 创新性：能综合应用传统技艺、先进新技术等为老人提供所需的照护措施，解决老人的问题，促进老人的健康和幸福感。	1	
	④ 职业防护：做好自身职业防护，能运用节力原则，妥善利用力的杠杆作用，调整重心，减少摩擦力，会利用惯性等方法。	1	
	⑤ 人文关怀：能及时关注到老人各方面的变化，能针对老人的心理和情绪做出恰当的反应，给予支持，例如不可急躁等；言行举止有尊老、敬老、爱老、护老的意识。	1	

表24.1（续）

项目	标准要求	分值	扣分
	⑥鼓励：利用语言和非语言方式鼓励老人参与照护，加强自我管理，发挥残存功能，提升自理能力。	1	
	⑦灵活性：对临场突发状况能快速应变，根据老人及现场条件灵活机动实施照护，具有很强的解决问题的能力。	1	
备注	①总分100分。 ②操作技术不熟练，不符合规范，扣5～10分。		

25. 口服给药的操作流程

【目的】

（1）协助患者遵照医嘱安全、正确地服下药物，减轻症状。
（2）治疗疾病、维持正常生理功能、协助诊断和预防疾病。

【准备】

（1）环境准备：室温适宜，光线充足，环境安静。
（2）人员准备：衣帽整洁，修剪指甲，洗手，戴口罩。
（3）用物准备：药卡、药车、笔、水杯（内盛温开水）、洗手液、医用/生活垃圾桶，必要时备压舌板。

【操作流程】

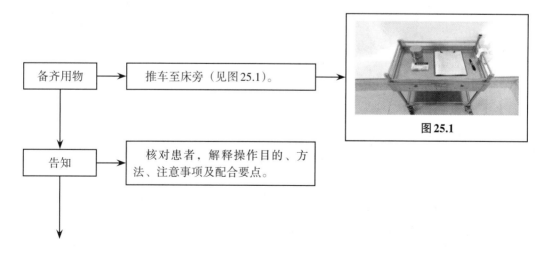

备齐用物 → 推车至床旁（见图25.1）。

图25.1

告知 → 核对患者，解释操作目的、方法、注意事项及配合要点。

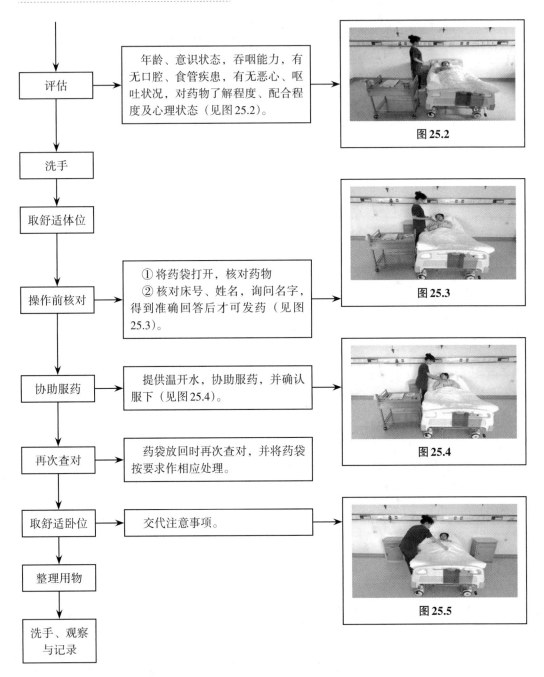

评估 → 年龄、意识状态，吞咽能力，有无口腔、食管疾患，有无恶心、呕吐状况，对药物了解程度、配合程度及心理状态（见图25.2）。

图25.2

洗手

取舒适体位

操作前核对 → ① 将药袋打开，核对药物
② 核对床号、姓名，询问名字，得到准确回答后才可发药（见图25.3）。

图25.3

协助服药 → 提供温开水，协助服药，并确认服下（见图25.4）。

图25.4

再次查对 → 药袋放回时再次查对，并将药袋按要求作相应处理。

取舒适卧位 → 交代注意事项。

图25.5

整理用物

洗手、观察与记录

◆ 【注意事项】

（1）严格执行查对制度和无菌操作原则。

（2）根据医嘱采用正确的方法摆药，先摆固体药，再摆液体药。

（3）需吞服的药物通常用40~60℃温开水送下，不要用茶水服药。

（4）鼻饲或上消化道出血老人所服用的固体药，发药前需将药片研碎。

（5）增加或停用某种药物时，应及时告知老人。

（6）注意药物之间的配伍禁忌。

表25.1 口服给药操作的评分标准

考号： 总分：100分 评审老师： 得分：

项目	标准要求	分值	扣分
环境准备 （3分）	室温适宜（1分），光线充足（1分），环境安静（1分）。	3	
人员准备 （4分）	衣帽整洁（1分），修剪指甲（1分），洗手（1分），戴口罩（1分）。	4	
用物准备 （7分）	药卡（1分）、药车（1分）、笔（1分）、水杯（内盛温开水）（1分）、洗手液（1分）、医用/生活垃圾桶（1分），必要时备压舌板（1分）。	7	
评估 （20分）	① 年龄（2分）、意识状态（2分）。 ② 吞咽能力（2分），有无口腔、食管疾患（4分），有无恶心、呕吐状况（4分）。 ③ 对药物相关知识的了解程度（2分）。 ④ 心理状态（2分）。 ⑤ 合作程度（2分）。	20	
操作流程 （50分）	① 备齐用物，推车至病房。	2	
	② 核对患者（1分），解释给药目的（2分）、方法（2分）、注意事项（3分）及配合要点（2分）。	10	
	③ 洗手（2分），协助取舒适卧位（2分）。	4	
	④ 操作前核对： a.将药袋打开（1分），核对药物（1分）。 b.核对床号（1分）、姓名（1分），询问名字（2分），得到准确回答后才可发药（2分）。	8	
	⑤ 协助服药：提供温开水（2分），协助服药（3分），并确认服下（2分）。	7	
	⑥ 药袋放回时再次查对（2分），并将药袋按要求作相应处理（3分）。	5	
	⑦ 取舒适卧位（2分），交代注意事项（4分）。	6	
	⑧ 整理用物（2分）。	2	
	⑨ 洗手（2分）、观察（2分）与记录（2分）。	6	
宣教指导 （6分）	① 解释口服给药的目的和注意事项（2分）。 ② 根据药物性质指导其正确用药（2分）。 ③ 指导其所服药物治疗疾病的保健知识（2分）。	6	
效果照护评价 （3分）	① 询问老人有无其他需求、是否满意（反馈），整理各项物品。	1	
	② 记录口服给药时间及老人反应，如有异常情况报告医护人员。	1	
	③ 遵守感染控制和管理要求，包括废弃物处理、个人防护及手卫生等。	1	

表25.1（续）

项目	标准要求	分值	扣分
综合评判（7分）	①操作过程中的安全性：操作流畅、安全、规范，避免老人害怕、疼痛等，过程中未出现致老人于危险环境的操作动作或行为。	1	
	②沟通力：顺畅自然、有效沟通，表达信息方式符合老人社会文化背景，能正确理解老人反馈的信息，避免盲目否定或其他语言暴力。	1	
	③创新性：能综合应用传统技艺、先进新技术等为老人提供所需的照护措施，解决老人的问题，促进老人的健康和幸福感。	1	
	④职业防护：做好自身职业防护，能运用节力原则，妥善利用力的杠杆作用，调整重心，减少摩擦力，会利用惯性等方法。	1	
	⑤人文关怀：能及时关注到老人各方面的变化，能针对老人的心理和情绪做出恰当的反应，给予支持，例如不可急躁等；言行举止有尊老、敬老、爱老、护老的意识。	1	
	⑥鼓励：利用语言和非语言方式鼓励老人参与照护，加强自我管理，发挥残存功能，提升自理能力。	1	
	⑦灵活性：对临场突发状况能快速应变，根据老人及现场条件灵活机动实施照护，具有很强的解决问题的能力。	1	
备注	①总分100分。 ②操作技术不熟练，不符合规范，扣5～10分。		

26. 舌下给药的操作流程

▶【目的】

（1）协助患者遵照医嘱安全、正确地服下药物，减轻症状。

（2）治疗疾病、维持正常生理功能、协助诊断和预防疾病。

▶【准备】

（1）环境准备：室温适宜，光线充足，环境安静。

（2）人员准备：衣帽整洁，修剪指甲，洗手，戴口罩。

（3）用物准备：药卡、药车、笔、温水、纸巾、漱口液、水杯（2个），必要时备开口器、压舌板、手电筒。

▶ 【操作流程】

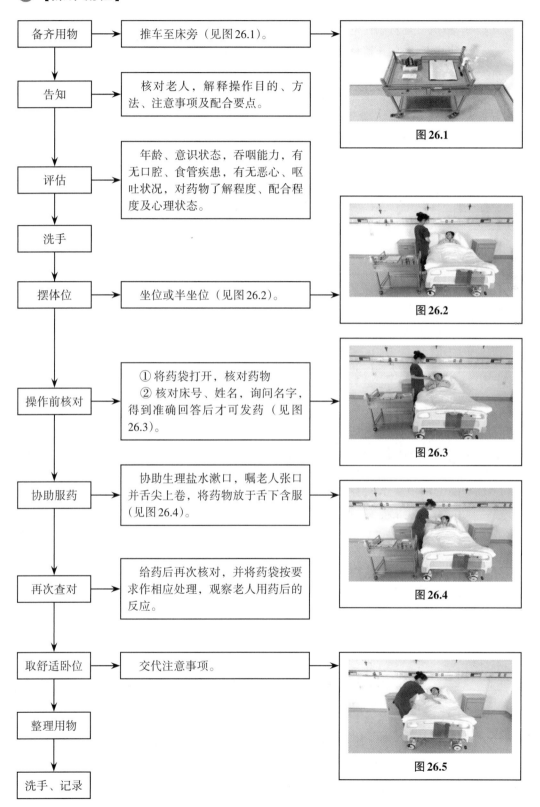

流程	说明	图
备齐用物	推车至床旁（见图26.1）。	图26.1
告知	核对老人，解释操作目的、方法、注意事项及配合要点。	
评估	年龄、意识状态，吞咽能力，有无口腔、食管疾患，有无恶心、呕吐状况，对药物了解程度、配合程度及心理状态。	
洗手		
摆体位	坐位或半坐位（见图26.2）。	图26.2
操作前核对	① 将药袋打开，核对药物 ② 核对床号、姓名，询问名字，得到准确回答后才可发药（见图26.3）。	图26.3
协助服药	协助生理盐水漱口，嘱老人张口并舌尖上卷，将药物放于舌下含服（见图26.4）。	图26.4
再次查对	给药后再次核对，并将药袋按要求作相应处理，观察老人用药后的反应。	
取舒适卧位	交代注意事项。	图26.5
整理用物		
洗手、记录		

▶ 【注意事项】

（1）严格执行查对制度和无菌操作原则。

（2）根据医嘱采用正确的服药方式，剂量准确。

（3）给药后严密观察老人的用药反应。

（4）垃圾分类放置，终末处理符合要求。

（5）不配合舌下给药的老人不宜使用。

（6）注意药物之间的配伍禁忌。

表 26.1　舌下给药操作的评分标准

考号：　　　　　总分：100分　　　　评审老师：　　　　　得分：

项目	标准要求	分值	扣分
环境准备（3分）	室温适宜（1分），光线充足（1分），环境安静（1分）。	3	
人员准备（4分）	衣帽整洁（1分），修剪指甲（1分），洗手（1分），戴口罩（1分）。	4	
用物准备（10分）	药卡（1分）、药车（1分）、笔（1分）、温水（1分）、纸巾（1分）、漱口液（1分）、水杯（2个）（1分），必要时备开口器（1分）、压舌板（1分）、手电筒（1分）。	10	
评估（20分）	①年龄（2分）、意识状态（2分）。 ②口腔情况（2分），有无口腔、食管疾患（4分），有无恶心、呕吐状况（4分）。 ③对药物相关知识的了解程度（2分）。 ④心理状态（2分）。 ⑤合作程度（2分）。	20	
操作流程（47分）	①备齐用物，推车至病房。	2	
	②核对患者（1分），解释给药目的（2分）、方法（2分）、注意事项（2分）及配合要点（2分）。	9	
	③洗手（2分），协助取坐位或半坐位（4分）。	6	
	④操作前核对： a.将药袋打开（1分），核对药物（1分）。 b.核对床号（1分）、姓名（1分），询问名字（2分），得到准确回答后才可发药（2分）。	8	
	⑤协助服药：协助生理盐水漱口（2分），嘱老人张口并舌尖上卷（2分），将药物放于舌下含服（1分）。	5	
	⑥给药后再次核对（2分），并将药袋按要求作相应处理（3分），观察老人用药后的反应（2分）。	7	
	⑦取舒适卧位（2分），交代注意事项（2分）。	4	

表26.1（续）

项目	标准要求	分值	扣分
	⑧ 整理用物。	2	
	⑨ 洗手（2分）、记录（2分）。	4	
宣教指导 （6分）	① 指导舌下给药的目的和注意事项（2分）。 ② 根据药物性质指导其正确用药（2分）。 ③ 指导其所服药物治疗疾病的相关保健知识（2分）。	6	
效果照护 评价 （3分）	① 询问老人有无其他需求、是否满意（反馈），整理各项物品。	1	
	② 记录舌下给药时间及老人反应，如有异常情况报告医护人员。	1	
	③ 遵守感染控制和管理要求，包括废弃物处理、个人防护及手卫生等。	1	
综合评判 （7分）	① 操作过程中的安全性：操作流畅、安全、规范，避免老人害怕、疼痛等，过程中未出现致老人于危险环境的操作动作或行为。	1	
	② 沟通力：顺畅自然、有效沟通，表达信息方式符合老人社会文化背景，能正确理解老人反馈的信息，避免盲目否定或其他语言暴力。	1	
	③ 创新性：能综合应用传统技艺、先进新技术等为老人提供所需的照护措施，解决老人的问题，促进老人的健康和幸福感。	1	
	④ 职业防护：做好自身职业防护，能运用节力原则，妥善利用力的杠杆作用，调整重心，减少摩擦力，会利用惯性等方法。	1	
	⑤ 人文关怀：能及时关注到老人各方面的变化，能针对老人的心理和情绪做出恰当的反应，给予支持，例如不可急躁等；言行举止有尊老、敬老、爱老、护老的意识。	1	
	⑥ 鼓励：利用语言和非语言方式鼓励老人参与照护，加强自我管理，发挥残存功能，提升自理能力。	1	
	⑦ 灵活性：对临场突发状况能快速应变，根据老人及现场条件灵活机动实施照护，具有很强的解决问题的能力。	1	
备注	① 总分100分。 ② 操作技术不熟练，不符合规范，扣5~10分。		

27. 眼药水滴用的操作流程

▶ 【目的】

（1）进行眼部疾病的治疗。

（2）监测眼部情况。

▶ 【准备】

（1）环境准备：室温适宜，光线充足，环境、安静。

（2）人员准备：衣帽整洁，修剪指甲，洗手，戴口罩。

（3）用物准备：无菌棉签、眼药水、洗手液、手表、笔、治疗车、医用垃圾桶、生活垃圾桶。

▶ 【操作流程】

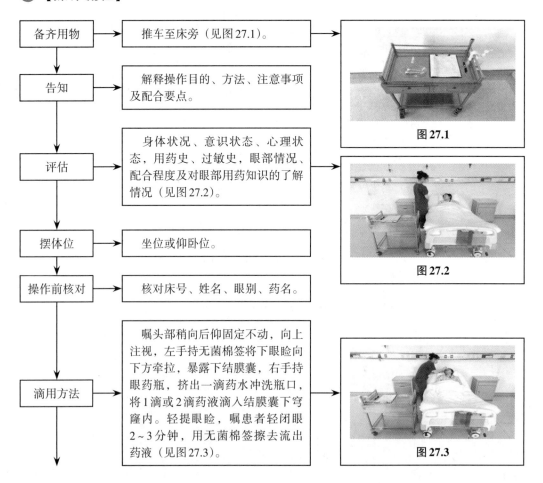

备齐用物 → 推车至床旁（见图27.1）。

图27.1

告知 → 解释操作目的、方法、注意事项及配合要点。

评估 → 身体状况、意识状态、心理状态，用药史、过敏史，眼部情况、配合程度及对眼部用药知识的了解情况（见图27.2）。

图27.2

摆体位 → 坐位或仰卧位。

操作前核对 → 核对床号、姓名、眼别、药名。

滴用方法 → 嘱头部稍向后仰固定不动，向上注视，左手持无菌棉签将下眼睑向下方牵拉，暴露下结膜囊，右手持眼药瓶，挤出一滴药水冲洗瓶口，将1滴或2滴药液滴入结膜囊下穹窿内。轻提眼睑，嘱患者轻闭眼2~3分钟，用无菌棉签擦去流出药液（见图27.3）。

图27.3

```
       ↓
┌─────────────┐      ┌──────────────────────────┐
│  操作后核对  │ ───→ │  核对床号、姓名、眼别、药名。  │
└─────────────┘      └──────────────────────────┘
       ↓
┌─────────────┐      ┌──────────────────────────┐
│  取舒适卧位  │ ───→ │  交代注意事项。             │ ──→
└─────────────┘      └──────────────────────────┘
       ↓
┌─────────────┐
│  整理用物    │
└─────────────┘
       ↓
┌─────────────┐
│    洗手      │
└─────────────┘
```

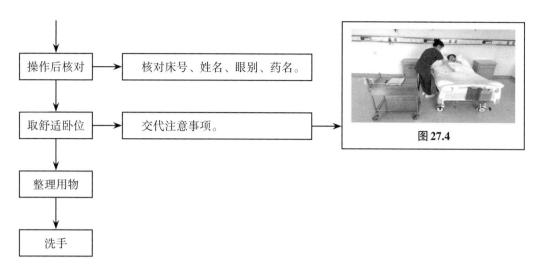

图27.4

▶【注意事项】

（1）滴药前应核对所滴药液标签。

（2）滴药时滴管或瓶口避免接触眼睑或睫毛。

（3）药液避免直接滴于角膜上。

（4）对于溢出眼部的药液应及时拭去，以免患者不适或流入口腔内被吸收。

（5）某些药物，如散瞳药、β受体阻滞药，滴药后及时压迫泪囊区3分钟，可减少药液经泪道进入鼻黏膜吸收。

（6）滴用药物时，前后药物之间应间隔10分钟。

表27.1　眼药水滴用操作的评分标准

考号：　　　　　总分：100分　　　　评审老师：　　　　　得分：

项目	标准要求	分值	扣分
环境准备 （3分）	室温适宜（1分），光线充足（1分），环境安静（1分）。	3	
人员准备 （4分）	衣帽整洁（1分），修剪指甲（1分），洗手（1分），戴口罩（1分）。	4	
用物准备 （7分）	无菌棉签（1分）、眼药水（1分）、洗手液（1分）、手表（1分）、笔（1分）、治疗车（1分）、医用/生活垃圾桶（1分）。	7	
评估 （16分）	①身体状况（2分）、意识状态（2分）、心理状态（2分）。 ②用药史（2分）、药物过敏史（2分）。 ③眼部情况（2分）。 ④对眼部用药知识的了解情况（2分）。 ⑤合作程度（2分）。	16	
操作流程 （54分）	①备齐用物，推车至病房。	2	
	②解释操作目的（2分）、方法（2分）、注意事项（2分）及配合要点（2分）。	8	

表27.1（续）

项目	标准要求	分值	扣分
	③ 协助取坐位或仰卧位（2分），评估患者眼部情况（4分），如眼部有分泌物用棉签轻轻擦除（2分）。	8	
	④ 核对床号（1分）、姓名（1分）、眼别（1分）、药名（1分）。	4	
	⑤ 嘱头部稍向后仰固定不动（2分），向上注视（1分），左手持无菌棉签将下眼睑向下方牵拉（4分），暴露下结膜囊（2分），右手持眼药瓶，挤出一滴药水冲洗瓶口（2分），将1滴或2滴药液滴入结膜囊下穹窿内（2分）。	13	
	⑥ 轻提眼睑，嘱患者轻闭眼2~3分钟，用无菌棉签擦去流出药液。	6	
	⑦ 处置后再次核对床号（1分）、姓名（1分）、眼别（1分）、药名（1分）。	4	
	⑧ 取舒适卧位。	2	
	⑨ 整理用物。	2	
	⑩ 洗手（2分），交代注意事项（2分），记录（1分）。	5	
宣教指导（6分）	① 指导眼部滴药的目的和注意事项（2分）。 ② 教会眼部滴药的正确配合方法（2分）。 ③ 指导其预防眼部疾病的保健知识（2分）。	6	
效果照护评价（3分）	① 询问老人有无其他需求、是否满意（反馈），整理各项物品。	1	
	② 记录滴药时间及老人反应，如有异常情况报告医护人员。	1	
	③ 遵守感染控制和管理要求，包括废弃物处理、个人防护及手卫生等。	1	
综合评判（7分）	① 操作过程中的安全性：操作流畅、安全、规范，避免老人害怕、疼痛等，过程中未出现致老人于危险环境的操作动作或行为。	1	
	② 沟通力：顺畅自然、有效沟通，表达信息方式符合老人社会文化背景，能正确理解老人反馈的信息，避免盲目否定或其他语言暴力。	1	
	③ 创新性：能综合应用传统技艺、先进新技术等为老人提供所需的照护措施，解决老人的问题，促进老人的健康和幸福感。	1	
	④ 职业防护：做好自身职业防护，能运用节力原则，妥善利用力的杠杆作用，调整重心，减少摩擦力，会利用惯性等方法。	1	
	⑤ 人文关怀：能及时关注到老人各方面的变化，能针对老人的心理和情绪做出恰当的反应，给予支持，例如不可急躁等；言行举止有尊老、敬老、爱老、护老的意识。	1	

表27.1（续）

项目	标准要求	分值	扣分
	⑥鼓励：利用语言和非语言方式鼓励老人参与照护，加强自我管理，发挥残存功能，提升自理能力。	1	
	⑦灵活性：对临场突发状况能快速应变，根据老人及现场条件灵活机动实施照护，具有很强的解决问题的能力。	1	
备注	①总分100分。 ②操作技术不熟练，不符合规范，扣5～10分。		

28. 鼻腔滴药的操作流程

【目的】

（1）收缩或湿润鼻腔黏膜，改善鼻腔鼻窦黏膜状况。

（2）促进引流、消除炎症、减轻水肿、改善通气。

【准备】

（1）环境准备：室温适宜，光线充足，环境安静。

（2）人员准备：衣帽整洁，修剪指甲，洗手，戴口罩。

（3）用物准备：无菌棉签、滴鼻药液、清水碗、卫生纸、手电、一次性鼻镜、洗手液、医用/生活垃圾桶。

【操作流程】

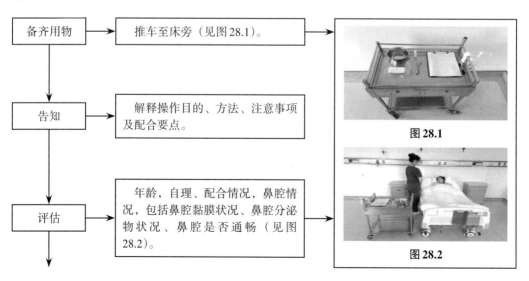

备齐用物 → 推车至床旁（见图28.1）。

图28.1

告知 → 解释操作目的、方法、注意事项及配合要点。

评估 → 年龄，自理、配合情况，鼻腔情况，包括鼻腔黏膜状况、鼻腔分泌物状况、鼻腔是否通畅（见图28.2）。

图28.2

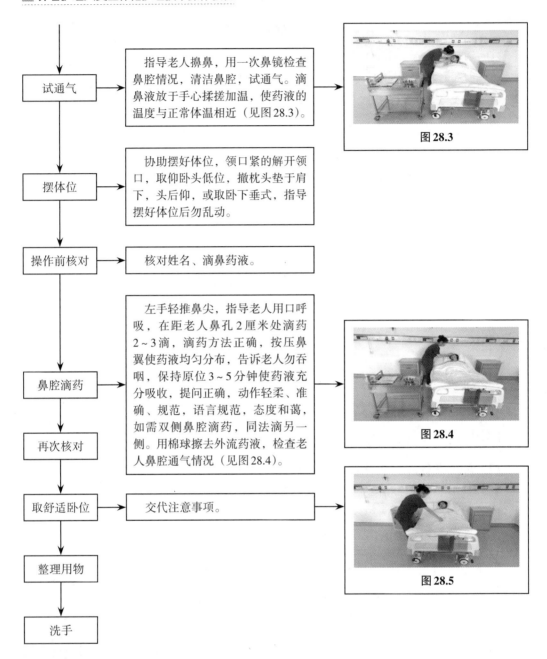

试通气 → 指导老人擤鼻，用一次鼻镜检查鼻腔情况，清洁鼻腔，试通气。滴鼻液放于手心揉搓加温，使药液的温度与正常体温相近（见图28.3）。

图28.3

摆体位 → 协助摆好体位，领口紧的解开领口，取仰卧头低位，撤枕头垫于肩下，头后仰，或取卧下垂式，指导摆好体位后勿乱动。

操作前核对 → 核对姓名、滴鼻药液。

鼻腔滴药 → 左手轻推鼻尖，指导老人用口呼吸，在距老人鼻孔2厘米处滴药2～3滴，滴药方法正确，按压鼻翼使药液均匀分布，告诉老人勿吞咽，保持原位3～5分钟使药液充分吸收，提问正确，动作轻柔、准确、规范，语言规范，态度和蔼，如需双侧鼻腔滴药，同法滴另一侧。用棉球擦去外流药液，检查老人鼻腔通气情况（见图28.4）。

图28.4

再次核对

取舒适卧位 → 交代注意事项。

整理用物

图28.5

洗手

▶ 【注意事项】

（1）认真查对药液，检查药液有无沉淀变质，是否在有效期内。

（2）滴药时，瓶口勿触及鼻腔，以免污染药液。

（3）滴药时老人的鼻孔应尽量与身体垂直。

（4）药液温度应与正常体温相近，不可过凉或过热，以免引起不适。温度较低时，可将药瓶置于掌心揉搓加温，亦可放入40 ℃左右温水中加热。

（5）观察老人鼻腔滴药后是否有头痛、头晕等不良反应。

表28.1 鼻腔滴药操作的评分标准

考号：   总分：100分   评审老师：   得分：

项目	标准要求	分值	扣分
环境准备 （3分）	室温适宜（1分），光线充足（1分），环境安静（1分）。	3	
人员准备 （4分）	衣帽整洁（1分），修剪指甲（1分），洗手（1分），戴口罩（1分）。	4	
用物准备 （8分）	无菌棉签（1分）、滴鼻药液（1分）、清水碗（1分）、卫生纸（1分）、手电（1分）、洗手液（1分）、笔（1分）、医用/生活垃圾桶（1分）。	8	
评估 （12分）	① 年龄（2分）。 ② 自理（2分）、配合程度（2分）。 ③ 鼻腔情况，包括鼻腔黏膜状况、鼻腔分泌物状况、鼻腔是否通畅（6分）。	12	
操作流程 （57分）	① 备齐用物，推车至病房。	2	
	② 解释操作目的（2分）、方法（2分）、注意事项（2分）及配合要点（2分）。	8	
	③ 指导老人擤鼻（1分），检查鼻腔情况（3分），清洁鼻腔（1分），试通气（2分）。滴鼻液放于手心揉搓加温（2分），使药液的温度与正常体温相近（1分）。	10	
	④ 协助摆好体位（1分），领口紧的解开领口（1分），取仰卧头低位（1分），撤枕头垫于肩下（1分），头后仰，或取卧下垂式（2分），指导摆好体位后勿乱动（2分）。	8	
	⑤ 核对（1分）、滴鼻药液（1分）。	2	
	⑥ 左手轻推鼻尖（1分），指导老人用口呼吸（1分），在距老人鼻孔2厘米处滴药2~3滴，滴药方法正确（3分），按压鼻翼使药液均匀分布（1分），告诉老人勿吞咽（1分），保持原位3~5分钟使药液充分吸收（2分），体位正确（1分），动作轻柔、准确、规范（3分），语言规范，态度和蔼（2分），如需双侧鼻腔滴药，同法滴另一侧（1分）。用棉球擦去外流药液，检查患者鼻腔通气情况（2分）。	18	
	⑦ 取舒适卧位。	2	
	⑧ 整理用物。	2	
	⑨ 洗手（2分），交代注意事项（2分），记录（1分）。	5	
宣教指导 （6分）	① 指导鼻腔滴药的目的和注意事项（2分）。 ② 教会鼻腔滴药的正确配合方法（2分）。 ③ 指导其预防鼻腔疾病的保健知识（2分）。	6	
效果照护 评价 （3分）	① 询问老人有无其他需求、是否满意（反馈），整理各项物品。	1	
	② 记录滴药时间及老人反应，如有异常情况报告医护人员。	1	

表28.1（续）

项目	标准要求	分值	扣分
	③ 遵守感染控制和管理要求，包括废弃物处理、个人防护及手卫生等。	1	
综合评判（7分）	① 操作过程中的安全性：操作流畅、安全、规范，避免老人害怕、疼痛等，过程中未出现致老人于危险环境的操作动作或行为。	1	
	② 沟通力：顺畅自然、有效沟通，表达信息方式符合老人社会文化背景，能正确理解老人反馈的信息，避免盲目否定或其他语言暴力。	1	
	③ 创新性：能综合应用传统技艺、先进新技术等为老人提供所需的照护措施，解决老人的问题，促进老人的健康和幸福感。	1	
	④ 职业防护：做好自身职业防护，能运用节力原则，妥善利用力的杠杆作用，调整重心，减少摩擦力，会利用惯性等方法。	1	
	⑤ 人文关怀：能及时关注到老人各方面的变化，能针对老人的心理和情绪做出恰当的反应，给予支持，例如不可急躁等；言行举止有尊老、敬老、爱老、护老的意识。	1	
	⑥ 鼓励：利用语言和非语言方式鼓励老人参与照护，加强自我管理，发挥残存功能，提升自理能力。	1	
	⑦ 灵活性：对临场突发状况能快速应变，根据老人及现场条件灵活机动实施照护，具有很强的解决问题的能力。	1	
备注	① 总分100分。 ② 操作技术不熟练，不符合规范，扣5～10分。		

29. 外耳道滴药的操作流程

⟴ 【目的】

（1）软化盯聍。

（2）治疗耳道及中耳疾病。

（3）麻醉或杀死外耳道昆虫等异物。

⟴ 【准备】

（1）环境准备：室温适宜，光线充足，环境安静。

（2）人员准备：衣帽整洁，修剪指甲，洗手，戴口罩。

（3）用物准备：无菌棉签、无菌棉球、滴耳药液（若耳道内脓液感染另备生理盐水或双氧水）、手电、洗手液、医用/生活垃圾桶。

▶ 【操作流程】

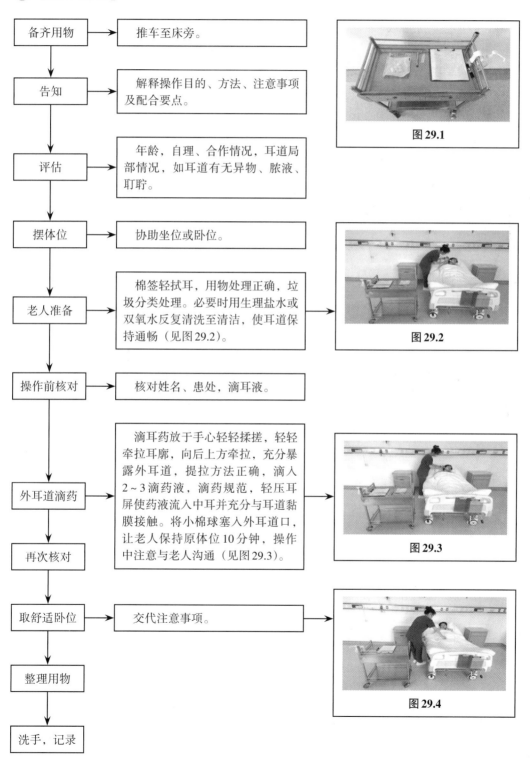

备齐用物 → 推车至床旁。

图29.1

告知 → 解释操作目的、方法、注意事项及配合要点。

评估 → 年龄，自理、合作情况，耳道局部情况，如耳道有无异物、脓液、耵聍。

摆体位 → 协助坐位或卧位。

老人准备 → 棉签轻拭耳，用物处理正确，垃圾分类处理。必要时用生理盐水或双氧水反复清洗至清洁，使耳道保持通畅（见图29.2）。

图29.2

操作前核对 → 核对姓名、患处，滴耳液。

外耳道滴药 → 滴耳药放于手心轻轻揉搓，轻轻牵拉耳廓，向后上方牵拉，充分暴露外耳道，提拉方法正确，滴入2～3滴药液，滴药规范，轻压耳屏使药液流入中耳并充分与耳道黏膜接触。将小棉球塞入外耳道口，让老人保持原体位10分钟，操作中注意与老人沟通（见图29.3）。

再次核对

图29.3

取舒适卧位 → 交代注意事项。

整理用物

图29.4

洗手，记录

◆ 【注意事项】

（1）认真查对药液，检查药液有无沉淀变质，是否在有效期内。

（2）药液温度应与正常体温相近，不可过凉或过热，温度较低时，可将药瓶置于掌心揉搓加热，亦可放入40℃左右温水中加热。

（3）滴药时，应充分暴露外耳道，向后上方牵拉。

（4）患耳滴药后朝上侧卧10分钟。

（5）外耳道昆虫类异物，可滴入乙醚、75%乙醇或氯仿（鼓膜穿孔者不可用）使其麻醉，或滴入植物油使其窒息，后冲出或取出。

（6）鼓膜外伤性穿孔禁止滴药。

（7）注意观察老人有无头痛、头晕等不适主诉。

表29.1　外耳道滴药操作的评分标准

考号：　　　　　　总分：100分　　　　　评审老师：　　　　　　得分：

项目	标准要求	分值	扣分
环境准备 （3分）	室温适宜（1分），光线充足（1分），环境安静（1分）。	3	
人员准备 （4分）	衣帽整洁（1分），修剪指甲（1分），洗手（1分），戴口罩（1分）。	4	
用物准备 （7分）	无菌棉签（1分）、无菌棉球（1分）、滴耳药液（若耳道内脓液感染另备生理盐水或双氧水）（2分）、手电（1分）、洗手液（1分）、医用/生活垃圾桶（1分）。	7	
评估 （14分）	① 年龄（2分）。 ② 自理（2分）、合作程度（2分）。 ③ 耳道局部状况，如耳道有无异物、脓液、耵聍（8分）。	14	
操作流程 （56分）	① 备齐用物，推车至病房。	2	
	② 解释操作目的（2分）、方法（2分）、注意事项（2分）及配合要点（2分）。	8	
	③ 检查耳道情况（4分），协助老人取坐位或卧位（2分），头偏向健侧（1分），患耳朝上（1分）。	8	
	④ 将耳药放于手心轻轻揉搓（2分），核对老人及患处（2分），核对滴耳液（2分）。	6	
	⑤ 轻轻牵拉耳廓（1分），向后上方牵拉（1分），充分暴露外耳道（1分），提拉方法正确（2分），滴入2~3滴（2分），滴药规范（2分），轻压耳屏使药液流入中耳并充分与耳道黏膜接触（4分）。	13	
	⑥ 将小棉球塞入外耳道，以免药液流出（2分），让患者保持原体位10分钟，避免药物流出并使药液充分吸入（4分），操作过程中注意与老人沟通（2分）。	8	

表29.1（续）

项目	标准要求	分值	扣分
	⑦ 操作后再次核对姓名。	2	
	⑧ 取舒适卧位。	2	
	⑨ 整理用物。	2	
	⑩ 洗手（2分），交代注意事项（2分），记录（1分）。	5	
宣教指导 （6分）	① 指导外耳滴药的目的和注意事项（2分）。 ② 教会外耳滴药的正确配合方法（2分）。 ③ 指导其预防耳部疾病的保健知识（2分）。	6	
效果照护 评价 （3分）	① 询问老人有无其他需求、是否满意（反馈），整理各项物品。	1	
	② 记录滴药时间及老人反应，如有异常情况报告医护人员。	1	
	③ 遵守感染控制和管理要求，包括废弃物处理、个人防护及手卫生等。	1	
综合评判 （7分）	① 操作过程中的安全性：操作流畅、安全、规范，避免老人害怕、疼痛等，过程中未出现致老人于危险环境的操作动作或行为。	1	
	② 沟通力：顺畅自然、有效沟通，表达信息方式符合老人社会文化背景，能正确理解老人反馈的信息，避免盲目否定或其他语言暴力。	1	
	③ 创新性：能综合应用传统技艺、先进新技术等为老人提供所需的照护措施，解决老人的问题，促进老人的健康和幸福感。	1	
	④ 职业防护：做好自身职业防护，能运用节力原则，妥善利用力的杠杆作用，调整重心，减少摩擦力，会利用惯性等方法。	1	
	⑤ 人文关怀：能及时关注到老人各方面的变化，能针对老人的心理和情绪做出恰当的反应，给予支持，例如不可急躁等；言行举止有尊老、敬老、爱老、护老的意识。	1	
	⑥ 鼓励：利用语言和非语言方式鼓励老人参与照护，加强自我管理，发挥残存功能，提升自理能力。	1	
	⑦ 灵活性：对临场突发状况能快速应变，根据老人及现场条件灵活机动实施照护，具有很强的解决问题的能力。	1	
备注	① 总分100分。 ② 操作技术不熟练，不符合规范，扣5～10分。		

30. 外用药物涂抹的操作流程

▶ 【目的】

治疗皮肤病。

▶ 【准备】

（1）环境准备：室温适宜，光线充足，环境安静。

（2）人员准备：衣帽整洁，修剪指甲，洗手，戴口罩。

（3）用物准备：换药盘、压舌板、各剂型药、无菌纱布、干棉签、一次性垫巾，必要时备清洁皮肤用物、屏风。

▶ 【操作流程】

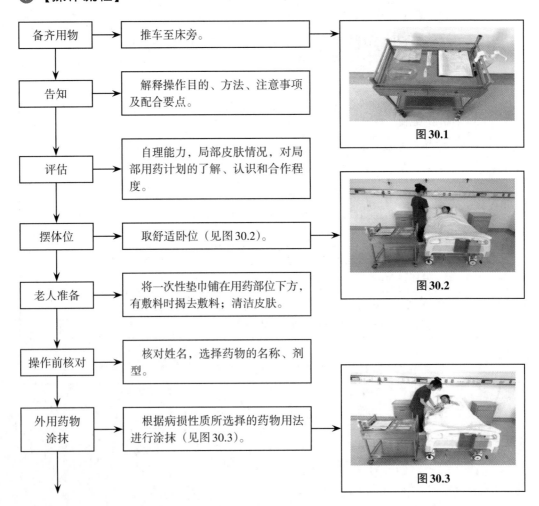

| 备齐用物 | → | 推车至床旁。 |

图 30.1

| 告知 | → | 解释操作目的、方法、注意事项及配合要点。 |

| 评估 | → | 自理能力，局部皮肤情况，对局部用药计划的了解、认识和合作程度。 |

| 摆体位 | → | 取舒适卧位（见图30.2）。 |

图 30.2

| 老人准备 | → | 将一次性垫巾铺在用药部位下方，有敷料时揭去敷料；清洁皮肤。 |

| 操作前核对 | → | 核对姓名，选择药物的名称、剂型。 |

| 外用药物涂抹 | → | 根据病损性质所选择的药物用法进行涂抹（见图30.3）。 |

图 30.3

```
      ↓
┌─────────────┐
│  操作后核对  │
└─────────────┘
      ↓
┌─────────────┐        ┌──────────────────┐
│  取舒适卧位  │───────→│  交代注意事项。    │
└─────────────┘        └──────────────────┘
      ↓
┌─────────────┐
│  整理用物    │
└─────────────┘
      ↓
┌─────────────┐
│  洗手，记录  │
└─────────────┘
```

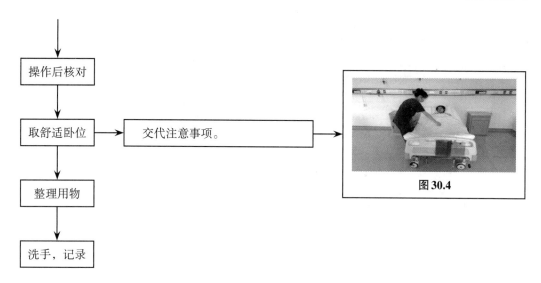

图30.4

【注意事项】

（1）湿敷时不能超过体表面积的1/3，以防药物吸收中毒，同时注意保暖，防受凉、感冒。

（2）更换剂型时，如糊剂改用膏剂等不能用水、乙醇擦洗，应用液状石蜡或植物油去除。

（3）渗出液较多及有感染创面的老人不宜沐浴。

表30.1 外用药物涂抹操作的评分标准

考号：　　　　　总分：100分　　　　评审老师：　　　　　得分：

项目	标准要求	分值	扣分
环境准备 （3分）	室温适宜（1分），光线充足（1分），环境安静（1分）。	3	
人员准备 （4分）	衣帽整洁（1分），修剪指甲（1分），洗手（1分），戴口罩（1分）。	4	
用物准备 （8分）	换药盘（1分）、压舌板（1分）、各剂型药（1分）、无菌纱布（1分）、干棉签（1分）、一次性垫巾（1分），必要时备清洁皮肤用物（1分）、屏风（1分）。	8	
评估 （10分）	① 自理能力（2分）。 ② 局部皮肤情况（2分）。 ③ 对局部用药计划的了解、认识和合作程度（6分）。	10	
操作流程 （59分）	① 备齐用物，推车至病房。	2	
	② 解释操作目的（2分）、方法（2分）、注意事项（3分）及配合要点（2分）。	9	
	③ 协助取舒适卧位，暴露创面（4分）。	4	

表30.1

项目	标准要求	分值	扣分
	④ 将一次性垫巾铺在用药部位皮损处下方，有敷料时需揭去敷料。	4	
	⑤ 清洁皮肤，湿疹、银屑老人应先沐浴，沐浴后去除较厚鳞屑。	3	
	⑥ 需要更换剂型时，应先将原来皮肤上的药物清洗干净（3分）；粉剂多次应用后常有粉块形成，可用生理盐水湿润后除去（3分）；油剂、酊剂、涂膜剂、糊剂、软膏、乳膏剂如需要更换剂型应用液体石蜡或植物油将药轻轻抹去（3分）。	9	
	⑦ 核对老人姓名（2分），选择药物的名称、剂型（2分）。	4	
	⑧ 根据药物性质进行涂抹。 a. 开放性湿敷：用4-6层纱布浸透药液拧至不滴水为止，覆盖于皮损上，使纱布与皮损接触。根据水分蒸发情况，适时滴药于纱布上，以保持湿润，分泌物多时应勤换纱布（7分）。 b. 封闭式湿敷：使用浸泡药液之脱脂棉垫或4-6曾纱布，外用油纸或塑料薄膜包扎。每4-6小时加药一次，以保持敷料湿润。需热敷时可在敷料外加热水袋，热水袋温度以40℃为宜（6分）。	13	
	⑨ 操作后再次核对。	2	
	⑩ 取舒适卧位。	2	
	⑪ 整理用物。	2	
	⑫ 洗手（2分），交代注意事项（2分），记录（1分）。	5	
宣教指导（6分）	① 指导外用药物涂抹的目的和注意事项（2分）。 ② 教会外用药物涂抹的方法（2分）。 ③ 指导其预防外用药物所治疗疾病的保健知识（2分）。	6	
效果照护评价（3分）	① 询问老人有无其他需求、是否满意（反馈），整理各项物品。	1	
	② 记录抹药时间及老人反应，如有异常情况报告医护人员。	1	
	③ 遵守感染控制和管理要求，包括废弃物处理、个人防护及手卫生等。	1	
综合评判（7分）	① 操作过程中的安全性：操作流畅、安全、规范，避免老人害怕、疼痛等，过程中未出现致老人于危险环境的操作动作或行为。	1	
	② 沟通力：顺畅自然、有效沟通，表达信息方式符合老人社会文化背景，能正确理解老人反馈的信息，避免盲目否定或其他语言暴力。	1	
	③ 创新性：能综合应用传统技艺、先进新技术等为老人提供所需的照护措施，解决老人的问题，促进老人的健康和幸福感。	1	
	④ 职业防护：做好自身职业防护，能运用节力原则，妥善利用力的杠杆作用，调整重心，减少摩擦力，会利用惯性等方法。	1	

表30.1

项目	标准要求	分值	扣分
	⑤ 人文关怀：能及时关注到老人各方面的变化，能针对老人的心理和情绪做出恰当的反应，给予支持，例如不可急躁等；言行举止有尊老、敬老、爱老、护老的意识。	1	
	⑥ 鼓励：利用语言和非语言方式鼓励老人参与照护，加强自我管理，发挥残存功能，提升自理能力。	1	
	⑦ 灵活性：对临场突发状况能快速应变，根据老人及现场条件灵活机动实施照护，具有很强的解决问题的能力。	1	
备注	① 总分100分 ② 操作技术不熟练，不符合规范，扣5～10分		

31．直肠给药的操作流程

【目的】

治疗全身或局部疾病。

【准备】

（1）环境准备：室温适宜，光线充足，环境安静。

（2）人员准备：衣帽整洁，修剪指甲，洗手，戴口罩。

（3）用物准备：一次性注射器、直肠管、直肠栓剂、石蜡油棉球、指套或手套、卫生纸、一次性垫巾，必要时备屏风。

【操作流程】

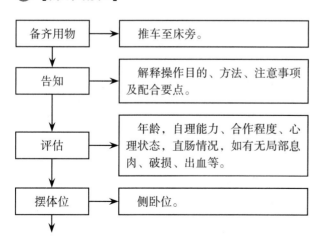

备齐用物 → 推车至床旁。

告知 → 解释操作目的、方法、注意事项及配合要点。

评估 → 年龄，自理能力、合作程度、心理状态，直肠情况，如有无局部息肉、破损、出血等。

摆体位 → 侧卧位。

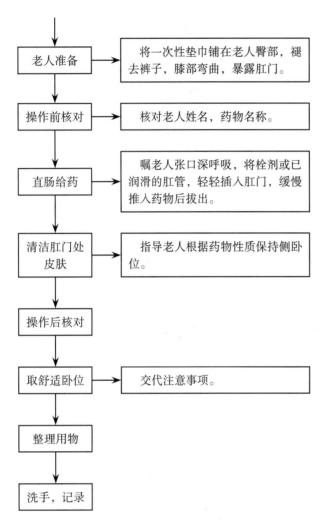

老人准备 → 将一次性垫巾铺在老人臀部，褪去裤子，膝部弯曲，暴露肛门。

操作前核对 → 核对老人姓名，药物名称。

直肠给药 → 嘱老人张口深呼吸，将栓剂或已润滑的肛管，轻轻插入肛门，缓慢推入药物后拔出。

清洁肛门处皮肤 → 指导老人根据药物性质保持侧卧位。

操作后核对

取舒适卧位 → 交代注意事项。

整理用物

洗手，记录

【注意事项】

（1）直肠活动性出血或腹泻老人不宜直肠给药。

（2）确保药物放置在肛门括约肌以上。

（3）操作过程中动作轻柔，避免损伤直肠黏膜。

（4）置入药物后平卧15分钟。

（5）指导老人放松以及配合的方法，提高用药效果。

表31.1 直肠给药操作的评分标准

考号：　　　　　总分：100分　　　　　评审老师：　　　　　得分：

项目	标准要求	分值	扣分
环境准备（3分）	室温适宜（1分），光线充足（1分），环境安静（1分）。	3	
人员准备（4分）	衣帽整洁（1分），修剪指甲（1分），洗手（1分），戴口罩（1分）。	4	

表31.1（续）

项目	标准要求	分值	扣分
用物准备 （8分）	一次性注射器（1分）、直肠管（1分）、直肠栓剂（1分）、石蜡油棉球（1分）、指套或手套（1分）、卫生纸（1分）、一次性垫巾（1分），必要时备屏风（1分）。	8	
评估 （14分）	① 年龄（2分）。 ② 自理能力（2分）。 ③ 合作程度（2分）。 ④ 心理状态（2分）。 ⑤ 直肠情况，如有无局部息肉、破损、出血等（6分）。	14	
操作流程 （55分）	① 备齐用物，推车至病房。	2	
	② 解释操作目的（2分）、方法（2分）、注意事项（2分）及配合要点（2分）。	8	
	③ 规范洗手，戴手套。	4	
	④ 协助老人取侧卧位（2分），将一次性垫巾铺在老人臀部，褪去裤子，膝部弯曲，暴露肛门（6分）。	8	
	⑤ 核对老人姓名及药物。	4	
	⑥ 嘱患者深呼吸，尽量放松（2分） （1）直肠栓剂给药：将栓剂轻轻插入肛门，并用食指将栓剂沿直肠壁送入6~7厘米。置入栓剂后，保持侧卧位6~15分钟，若栓剂滑脱出肛门，应于重新插入。 （2）直肠肛管给药：将药物抽入注射器内，连接肛管，肛管前端涂抹石蜡油，平缓轻柔插入肛门5~10厘米，缓慢推入药物后拔出直肠管。推入药物后保持侧卧位10~15分钟。	11	
	⑦ 擦净老人肛周处皮肤，脱手套。	4	
	⑧ 操作后再次核对。	4	
	⑨ 取舒适卧位，告知注意事项。	4	
	⑩ 整理用物。	2	
	⑪ 洗手，记录。	4	
宣教指导 （6分）	① 指导直肠给药的目的和注意事项（2分）。 ② 教会直肠给药正确的配合方法（2分）。 ③ 指导预防肛门疾病的保健知识（2分）。	6	
效果照护 评价 （3分）	① 询问老人有无其他需求、是否满意（反馈），整理各项物品。	1	
	② 记录给药时间及老人反应，如有异常情况报告医护人员。	1	
	③ 遵守感染控制和管理要求，包括废弃物处理、个人防护及手卫生等。	1	

项目	标准要求	分值	扣分
综合评判 （7分）	① 操作过程中的安全性：操作流畅、安全、规范，避免老人害怕、疼痛等，过程中未出现致老人于危险环境的操作动作或行为。	1	
	② 沟通力：顺畅自然、有效沟通，表达信息方式符合老人社会文化背景，能正确理解老人反馈的信息，避免盲目否定或其他语言暴力。	1	
	③ 创新性：能综合应用传统技艺、先进新技术等为老人提供所需的照护措施，解决老人的问题，促进老人的健康和幸福感。	1	
	④ 职业防护：做好自身职业防护，能运用节力原则，妥善利用力的杠杆作用，调整重心，减少摩擦力，会利用惯性等方法。	1	
	⑤ 人文关怀：能及时关注到老人各方面的变化，能针对老人的心理和情绪做出恰当的反应，给予支持，例如不可急躁等；言行举止有尊老、敬老、爱老、护老的意识。	1	
	⑥ 鼓励：利用语言和非语言方式鼓励老人参与照护，加强自我管理，发挥残存功能，提升自理能力。	1	
	⑦ 灵活性：对临场突发状况能快速应变，根据老人及现场条件灵活机动实施照护，具有很强的解决问题的能力。	1	
备注	① 总分100分。 ② 操作技术不熟练，不符合规范，扣5～10分。		

32. 阴道给药的操作流程

【目的】

清洁阴道、阴道上药、用药及术前准备。

【准备】

（1）环境准备：室温适宜，光线充足，环境安静。

（2）人员准备：衣帽整洁，修剪指甲，洗手，戴口罩。

（3）用物准备：臀垫、窥阴器、大毛巾、无菌盘、药物、碘伏棉签、无菌干棉签、一次性手套。

【操作流程】

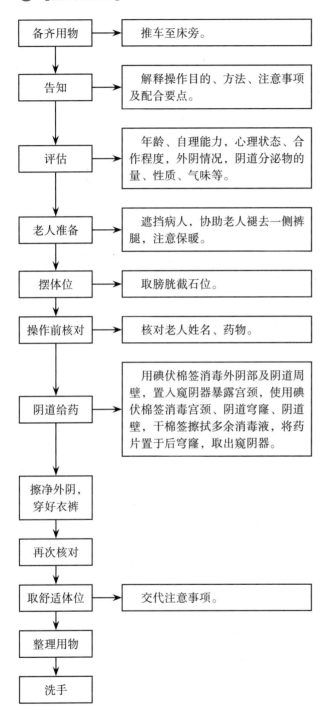

备齐用物	推车至床旁。
告知	解释操作目的、方法、注意事项及配合要点。
评估	年龄、自理能力，心理状态、合作程度，外阴情况，阴道分泌物的量、性质、气味等。
老人准备	遮挡病人，协助老人褪去一侧裤腿，注意保暖。
摆体位	取膀胱截石位。
操作前核对	核对老人姓名、药物。
阴道给药	用碘伏棉签消毒外阴部及阴道周壁，置入窥阴器暴露宫颈，使用碘伏棉签消毒宫颈、阴道穹窿、阴道壁，干棉签擦拭多余消毒液，将药片置于后穹窿，取出窥阴器。
擦净外阴，穿好衣裤	
再次核对	
取舒适体位	交代注意事项。
整理用物	
洗手	

【注意事项】

（1）注意保暖，遮挡病人。

（2）充分暴露宫颈，擦洗彻底。

（3）取放窥阴器时动作要轻柔，取出时防止将药片带出。

（4）操作前嘱无人排空膀胱。

表 32.1　阴道给药的评分标准

考号：　　　　　　　总分：100分　　　　　评审老师：　　　　　　得分：

项目	标准要求	分值	扣分
环境准备 （3分）	室温适宜（1分），光线充足（1分），环境安静（1分）。	3	
人员准备 （4分）	衣帽整洁（1分），修剪指甲（1分），洗手（1分），戴口罩（1分）。	4	
用物准备 （8分）	臀垫（1分）、窥阴器（1分）、大毛巾（1分）、无菌盘（1分）、药物（1分）、碘伏棉签（1分）、无菌干棉签（1分）、一次性手套（1分）。	8	
评估 （16分）	①年龄、自理能力（4分）。 ②心理状态（2分）。 ③合作程度（2分）。 ④外阴情况，阴道分泌物的量、性质、气味等（8分）。	16	
操作流程 （53分）	①备齐用物，推车至病房	2	
	②解释操作目的（2分）、方法（2分）、注意事项（2分）及配合要点（2分）。	8	
	③规范洗手，戴手套。	4	
	④遮挡老人（1分），协助褪去一侧裤腿，注意保暖（2分）。	3	
	⑤协助老人取膀胱截石位。	2	
	⑥核对老人姓名及药物。	4	
	⑦用碘伏棉签先消毒外阴部，消毒顺序：小阴唇、大阴唇、阴阜、会阴体、肛门（5分）。取另一支碘伏棉签伸入阴道穹窿部擦洗阴道周壁，由里向外擦净（2分），置窥阴器暴露宫颈（1分），用碘伏棉签消毒宫颈、阴道穹窿、阴道壁（3分），干棉签擦拭多余消毒液（1分），将药片放置于后穹窿（1分）。	13	
	⑧取出窥阴器，防止将药物带出。	2	
	⑨协助老人擦净外阴，穿好衣裤（2分），脱手套（1分）。	3	
	⑩操作后再次核对。	4	
	⑪取舒适卧位，交代注意事项。	4	
	⑫整理用物。	2	
	⑬洗手，记录。	2	

表32.1（续）

项目	标准要求	分值	扣分
宣教指导 （6分）	① 指导阴道给药的目的和注意事项（2分）。 ② 教会引导给药正确的配合方法（2分）。 ③ 指导其预防阴道疾病的的保健知识（2分）。	6	
效果照护 评价 （3分）	① 询问老人有无其他需求、是否满意（反馈），整理各项物品。	1	
	② 记录给药时间及老人反应，如有异常情况报告医护人员。	1	
	③ 遵守感染控制和管理要求，包括废弃物处理、个人防护及手卫生等。	1	
综合评判 （7分）	① 操作过程中的安全性：操作流畅、安全、规范，避免老人害怕、疼痛等，过程中未出现致老人于危险环境的操作动作或行为。	1	
	② 沟通力：顺畅自然、有效沟通，表达信息方式符合老人社会文化背景，能正确理解老人反馈的信息，避免盲目否定或其他语言暴力。	1	
	③ 创新性：能综合应用传统技艺、先进新技术等为老人提供所需的照护措施，解决老人的问题，促进老人的健康和幸福感。	1	
	④ 职业防护：做好自身职业防护，能运用节力原则，妥善利用力的杠杆作用，调整重心，减少摩擦力，会利用惯性等方法。	1	
	⑤ 人文关怀：能及时关注到老人各方面的变化，能针对老人的心理和情绪做出恰当的反应，给予支持，例如不可急躁等；言行举止有尊老、敬老、爱老、护老的意识。	1	
	⑥ 鼓励：利用语言和非语言方式鼓励老人参与照护，加强自我管理，发挥残存功能，提升自理能力。	1	
	⑦ 灵活性：对临场突发状况能快速应变，根据老人及现场条件灵活机动实施照护，具有很强的解决问题的能力。	1	
备注	① 总分100分。 ② 操作技术不熟练，不符合规范，扣5~10分。		

33. 压疮的预防及护理操作流程

▶【目的】

（1）避免身体局部组织长期受压，促进皮肤血液循环。

（2）避免局部组织持续缺血、缺氧，保持皮肤正常功能。

▶【准备】

（1）环境准备：整洁、安静、光线温湿度适宜。

（2）人员准备：衣帽整洁，修剪指甲，洗手，戴口罩。

（3）用物准备：处置车、洗手液、医嘱本、笔、翻身记录卡、压疮警示牌、医用/生活垃圾桶、便器、屏风/床帘、减压敷料（泡沫类或水胶体类）、软枕，必要时备气垫床、支撑性体位垫。

▶【操作流程】

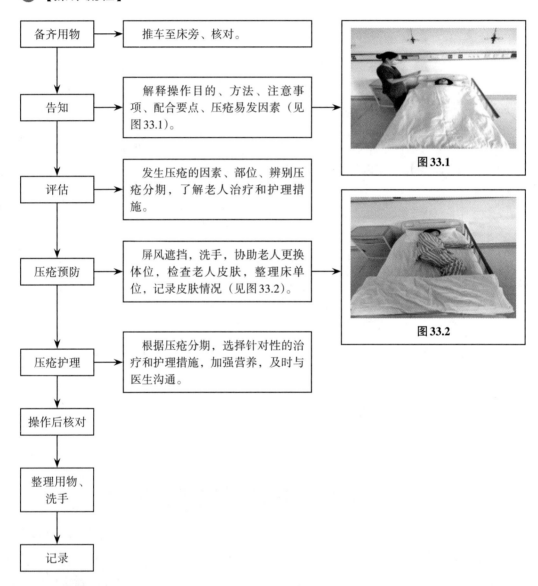

| 备齐用物 | → | 推车至床旁、核对。 |

| 告知 | → | 解释操作目的、方法、注意事项、配合要点、压疮易发因素（见图33.1）。 |

图 33.1

| 评估 | → | 发生压疮的因素、部位、辨别压疮分期，了解老人治疗和护理措施。 |

| 压疮预防 | → | 屏风遮挡，洗手，协助老人更换体位，检查老人皮肤，整理床单位，记录皮肤情况（见图33.2）。 |

图 33.2

| 压疮护理 | → | 根据压疮分期，选择针对性的治疗和护理措施，加强营养，及时与医生沟通。 |

| 操作后核对 |

| 整理用物、洗手 |

| 记录 |

▶【注意事项】

（1）感觉障碍的老人避免使用热水袋或冰袋，防止烫伤或冻伤。

（2）受压部位在解除压力 30 min 后，压红不消褪者，缩短变换体位时间，禁止按摩压红部位皮肤。

（3）正确使用压疮预防器具，不宜使用橡胶类圈状物。

表 33.1 压疮的预防及护理操作的评分标准

考号： 总分：100分 评审老师： 得分：

项目	标准要求	分值	扣分
环境准备（3分）	室温适宜（1分），光线充足（1分），环境安静（1分）。	3	
人员准备（4分）	衣帽整洁（1分），修剪指甲（1分），洗手（1分），戴口罩（1分）。	4	
用物准备（5分）	处置车、洗手液、医嘱本、笔、翻身记录卡、压疮警示牌、医用/生活垃圾桶、便器、屏风/床帘、减压敷料（泡沫类或水胶体类）、软枕，必要时备气垫床、支撑性体位垫。	5	
评估（18分）	① 评估发生压疮的危险因素，包括老人病情、意识状态、营养状况、肢体活动能力、自理能力、排泄情况及合作程度等（4分），应用压疮风险评估量表判断老人发生压疮的危险程度（4分）。	8	
	② 评估压疮易患部位。	4	
	③ 辨别压疮分期（2分），观察压疮的部位、面积大小（长、宽、深）、创面组织形态、渗出液、有无潜行或窦道、伤口边缘及周围皮肤情况等（2分）。	4	
	④ 了解老人接受的治疗和护理措施及效果。	1	
	⑤ 了解老人的家庭及社会支持系统。	1	
操作流程（54分）	压疮的预防。		
	① 备齐用物并携至床旁，核对老人床号和姓名（1分）。	1	
	② 向老人及家属解释说明压疮预防、护理的目的及配合要点。	1	
	③ 告知老人及家属容易发生压疮的危险因素。	3	
	④ 询问老人是否需要使用便器。	1	
	⑤ 屏风遮挡，关闭门窗，调节室温，请无关人员回避。	2	
	⑥ 打开污物桶盖，洗手，戴口罩。	2	
	⑦ 协助老人更换体位，取侧卧位或俯卧位，背向操作者。	4	
	⑧ 检查老人皮肤受压情况。	4	
	⑨ 皮肤保护，减少受压。	4	
	⑩ 协助老人取舒适卧位。	2	

表33.1（续）

项目	标准要求	分值	扣分
	⑪整理床单位，保持床铺清洁、干燥、平整。	1	
	⑫向老人及家属交待注意事项，并悬挂压疮风险警示牌。	4	
	⑬整理用物，洗手。	1	
	⑭记录老人情况、老人皮肤情况、压疮护理情况、记录翻身卡。	5	
	压疮的护理。		
	① Ⅰ期压疮局部使用半透明膜敷料或者水胶体敷料加以保护。	5	
	② Ⅱ～Ⅳ期压疮采取针对性的治疗及护理措施，定时换药，清除坏死组织，选择合适的敷料，皮肤脆薄者禁用半透明膜或者水胶体敷料。	5	
	③无法判断的压疮和怀疑深层组织损伤的压疮需进一步全面评估，采取必要的清创措施后，根据组织损伤程度选择相应的护理方法。	4	
	④老人及家属了解发生压疮的危险因素、预防措施和处理方法。	2	
	⑤老人加强营养，增加创面愈合能力。	2	
	⑥观察压疮的进展情况，及时与医生沟通并处理。	2	
宣教指导（6分）	①告知老人及家属发生压疮的危险因素和预防措施。 ②指导老人加强营养，增加皮肤抵抗力，保持皮肤干燥清洁。 ③指导老人功能锻炼。	6	
效果照护评价（3分）	①询问老人有无其他需求、是否满意（反馈），整理各项物品。	1	
	②记录翻身时间及老人反应，如有异常情况报告医护人员。	1	
	③遵守感染控制和管理要求，包括废弃物处理、个人防护及手卫生等。	1	
综合评判（7分）	①操作过程中的安全性：操作流畅、安全、规范，避免老人害怕、疼痛等，过程中未出现致老人于危险环境的操作动作或行为。	1	
	②沟通力：顺畅自然、有效沟通，表达信息方式符合老人社会文化背景，能正确理解老人反馈的信息，避免盲目否定或其他语言暴力。	1	
	③创新性：能综合应用传统技艺、先进新技术等为老人提供所需的照护措施，解决老人的问题，促进老人的健康和幸福感。	1	
	④职业防护：做好自身职业防护，能运用节力原则，妥善利用力的杠杆作用，调整重心，减少摩擦力，会利用惯性等方法。	1	
	⑤人文关怀：能及时关注到老人各方面的变化，能针对老人的心理和情绪做出恰当的反应，给予支持，例如不可急躁等；言行举止有尊老、敬老、爱老、护老的意识。	1	

表33.1（续）

项目	标准要求	分值	扣分
	⑥鼓励：利用语言和非语言方式鼓励老人参与照护，加强自我管理，发挥残存功能，提升自理能力。	1	
	⑦灵活性：对临场突发状况能快速应变，根据老人及现场条件灵活机动实施照护，具有很强的解决问题的能力。	1	
备注	①总分100分 ②操作技术不熟练，不符合规范，扣5～10分		

34. 叩背排痰的操作流程

【目的】

（1）清除呼吸道分泌物，保持呼吸道通畅。

（2）促进呼吸功能，改善肺通气。

（3）预防坠积性肺炎等并发症。

【准备】

（1）环境准备：室温适宜，光线充足，环境安静。

（2）人员准备：衣帽整洁，修剪指甲，洗手，戴口罩。

（3）用物准备：纸巾、漱口杯（2个）、温水、吸管、垃圾桶、洗手液。

【操作流程】

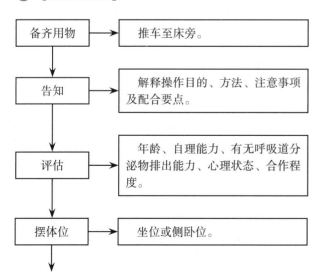

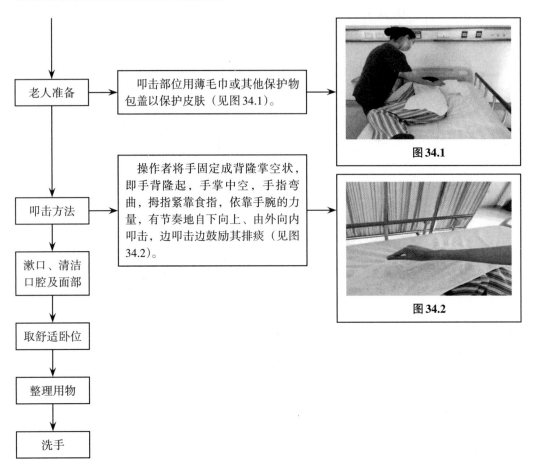

图 34.1

老人准备 → 叩击部位用薄毛巾或其他保护物包盖以保护皮肤（见图34.1）。

叩击方法 → 操作者将手固定成背隆掌空状，即手背隆起，手掌中空，手指弯曲，拇指紧靠食指，依靠手腕的力量，有节奏地自下向上、由外向内叩击，边叩击边鼓励其排痰（见图34.2）。

图 34.2

漱口、清洁口腔及面部

取舒适卧位

整理用物

洗手

【注意事项】

（1）应在饭前30分钟或饭后2小时进行。

（2）每天3～5次，每次3～6分钟。若痰多，可增加次数。

（3）以120～180次/分钟的频率由下至上、由外至内叩击背部。

（4）注意不可在裸露的皮肤、双肾、骨隆突处、脊柱、心脏等区域进行。

（5）注意老人的反应，以免发生呕吐引起窒息。

表34.1 叩背排痰操作的评分标准

考号： 总分：100分 评审老师： 得分：

项目	标准要求	分值	扣分
环境准备（3分）	室温适宜（1分），光线充足（1分），环境安静（1分）。	3	
人员准备（4分）	衣帽整洁（1分），修剪指甲（1分），洗手（1分），戴口罩（1分）。	4	
用物准备（6分）	纸巾（1分）、漱口杯（2个）（1分）、温水（1分）、吸管（1分）、垃圾桶（1分）、洗手液（1分）。	6	

表34.1（续）

项目	标准要求	分值	扣分
评估 （10分）	① 年龄（2分）。 ② 自理能力（2分）。 ③ 有无呼吸道分泌物排出能力（2分）。 ④ 心理状态（2分）。 ⑤ 合作程度（2分）。	10	
操作流程 （61分）	① 备齐用物，推车至病房。	2	
	② 解释操作目的（2分）、方法（2分）、注意事项（2分）及配合要点（2分）。	8	
	③ 协助取坐位或侧卧位（4分），检查背部皮肤有无破损（4分）。	8	
	④ 叩击部位用薄毛巾或其他保护物包盖以保护皮肤。	5	
	⑤ 操作者将手固定成背隆掌空状，即手背隆起，手掌中空，手指弯曲，拇指紧靠食指（4分），有节奏的自下向上、由外向内叩击（4分）。	8	
	⑥ 叩击的相邻部位应重叠1/3（3分），每分钟叩击120～180次（3分），持续3～6分钟（3分），每天叩击3～5次（3分）。叩击时注意避开双肾、骨隆突处、脊柱、心脏等区域（3分）。	15	
	⑦ 叩击的同时嘱咐老人用力深吸气后再屏气，并用力将痰液咳出。	3	
	⑧ 协助老人漱口（2分），擦去老人口周痰液（2分）。	4	
	⑨ 取舒适卧位。	3	
	⑩ 整理用物。	3	
	⑪ 洗手。	2	
宣教指导 （6分）	① 指导老人叩背排痰的目的和注意事项（2分）。 ② 教会老人叩背时正确的配合方法（2分）。 ③ 指导老人预防呼吸道疾病的的保健知识（2分）。	6	
效果照护 评价 （3分）	① 询问老人有无其他需求、是否满意（反馈），整理各项物品。	1	
	② 记录叩背时间及老人反应，如有异常情况及时报告。	1	
	③ 遵守感染控制和管理要求，包括废弃物处理、个人防护及手卫生等。	1	
综合评判 （7分）	① 操作过程中的安全性：操作流畅、安全、规范，避免老人害怕、疼痛等，过程中未出现致老人于危险环境的操作动作或行为。	1	
	② 沟通力：顺畅自然、有效沟通，表达信息方式符合老人社会文化背景，能正确理解老人反馈的信息，避免盲目否定或其他语言暴力。	1	

表34.1（续）

项目	标准要求	分值	扣分
	③ 创新性：能综合应用传统技艺、先进新技术等为老人提供所需的照护措施，解决老人的问题，促进老人的健康和幸福感。	1	
	④ 职业防护：做好自身职业防护，能运用节力原则，妥善利用力的杠杆作用，调整重心，减少摩擦力，会利用惯性等方法。	1	
	⑤ 人文关怀：能及时关注到老人各方面的变化，能针对老人的心理和情绪做出恰当的反应，给予支持，例如不可急躁等；言行举止有尊老、敬老、爱老、护老的意识。	1	
	⑥ 鼓励：利用语言和非语言方式鼓励老人参与照护，加强自我管理，发挥残存功能，提升自理能力。	1	
	⑦ 灵活性：对临场突发状况能快速应变，根据老人及现场条件灵活机动实施照护，具有很强的解决问题的能力。	1	
备注	① 总分100分。 ② 操作技术不熟练，不符合规范，扣5～10分。		

35. 平车转运法的操作流程

【目的】

（1）掌握平车转运法及注意事项。

（2）根据老人不同情况采用合适的运送方法。

（3）转运肢体活动障碍的老人进行相关入院、出院、检查、治疗或转运至相关病房。

【准备】

（1）环境准备：室温适宜，光线充足，整洁舒适、道路通畅。

（2）人员准备：衣帽整洁，修剪指甲，洗手，戴口罩。

（3）用物准备：平车、床单、毛毯或棉被，必要时准备支具或约束带。

▶ 【操作流程】

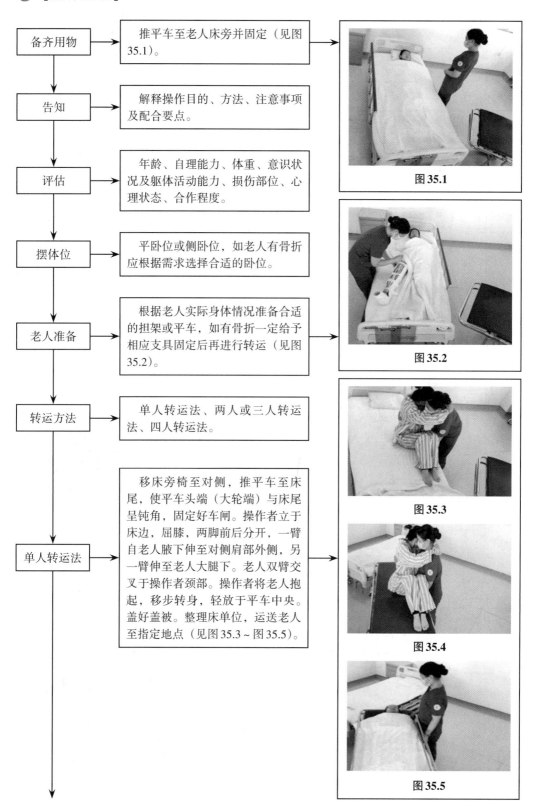

流程	说明	图示
备齐用物	推平车至老人床旁并固定（见图35.1）。	图35.1
告知	解释操作目的、方法、注意事项及配合要点。	
评估	年龄、自理能力、体重、意识状况及躯体活动能力、损伤部位、心理状态、合作程度。	
摆体位	平卧位或侧卧位，如老人有骨折应根据需求选择合适的卧位。	
老人准备	根据老人实际身体情况准备合适的担架或平车，如有骨折一定给予相应支具固定后再进行转运（见图35.2）。	图35.2
转运方法	单人转运法、两人或三人转运法、四人转运法。	图35.3
单人转运法	移床旁椅至对侧，推平车至床尾，使平车头端（大轮端）与床尾呈钝角，固定好车闸。操作者立于床边，屈膝，两脚前后分开，一臂自老人腋下伸至对侧肩部外侧，另一臂伸至老人大腿下。老人双臂交叉于操作者颈部。操作者将老人抱起，移步转身，轻放于平车中央。盖好盖被。整理床单位，运送老人至指定地点（见图35.3~图35.5）。	图35.4 图35.5

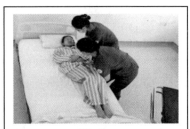

图 35.6

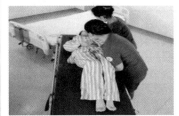

图 35.7

双人转运法

移床旁椅至对侧，推平车至床尾，使平车头端（大轮端）与床尾呈钝角，固定好车闸。操作者站在病床边，将老人两手交叉置于胸腹部。甲一手臂托住老人头、颈、肩部，另一手臂托住腰部；乙一手臂托住臀部，另一手臂托住腘窝处。两人同时托起病人，并使其身体向操作者倾斜，同时移步向平车，将老人轻放于平车中央，盖好盖被（见图 35.6 ~ 图 35.8）。

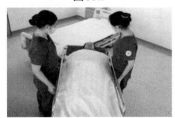

图 35.8

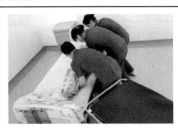

图 35.9

三人转运法

三人搬运时：甲托住老人头、颈、肩和背部，乙托住老人腰和臀部，丙托住老人腘窝和小腿部。三人同时托起老人，并使其身体向操作者倾斜，同时移步向平车，将老人轻放于平车中央，盖好盖被。整理床单位，运送老人至指定地点（见图 35.9 ~ 图 35.11）。

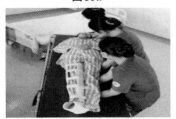

图 35.10

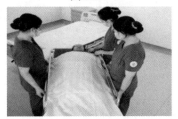

图 35.11

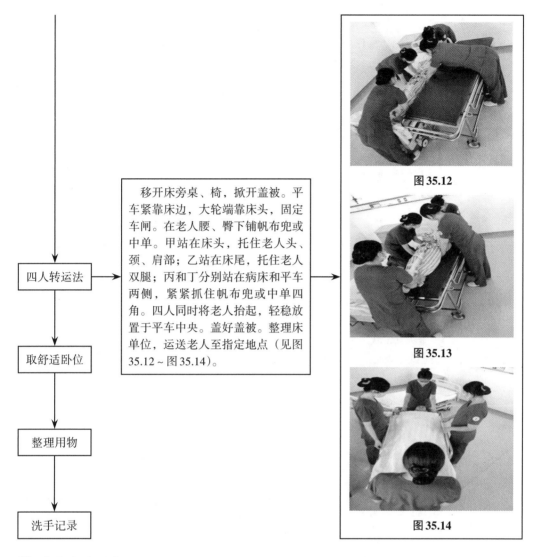

图 35.12

图 35.13

图 35.14

四人转运法 → 移开床旁桌、椅，掀开盖被。平车紧靠床边，大轮端靠床头，固定车闸。在老人腰、臀下铺帆布兜或中单。甲站在床头，托住老人头、颈、肩部；乙站在床尾，托住老人双腿；丙和丁分别站在病床和平车两侧，紧紧抓住帆布兜或中单四角。四人同时将老人抬起，轻稳放置于平车中央。盖好盖被。整理床单位，运送老人至指定地点（见图35.12～图35.14）。

取舒适卧位

整理用物

洗手记录

▶ 【注意事项】

（1）搬运前检查平车确保平车性能完好，并且平车处于清洁备用状态。

（2）使用平车前正确评估老人身体状况，确定适合平车转运。

（3）搬运时要注意节力。身体尽量靠近老人，同时两腿分开，以扩大支撑面。

（4）搬运时注意保护老人病患处，运送骨折老人，平车上要垫木板，并用支具将骨折部位固定好。

（5）多人搬运时，动作要协调一致。

（6）老人头部应卧于大轮端，以减轻由于转动过多或颠簸所引起的不适。

（7）操作者站在老人头侧，以利于观察老人的身体情况，并及时与老人进行沟通，询问有无不适。

（8）平车上、下坡时，老人的头部应在高处，以防不适。

（9）运送过程中要保持车速平稳，并保证平车床挡支起，避免坠床，躁动或不配合老人必要时予以约束，或寻求其他人员协助转运。

（10）进出门时，应先开门，不可用车撞门，以免震动老人，或损坏建筑物。

（11）冬季要注意保暖，以免受凉。

表 35.1　平车搬运法操作的评分标准

考号：　　　　　总分：100分　　　　　评审老师：　　　　　得分：

项目	标准要求	分值	扣分
环境准备 （4分）	室温适宜、光线充足、整洁舒适、道路通畅（各1分）。	4	
人员准备 （3分）	衣帽整洁，修剪指甲（各0.5分），洗手，戴口罩（各1分）。	3	
用物准备 （3分）	平车、毛毯或棉被，必要时准备相应的支具及木板或约束带（各1分）。	3	
评估 （9分）	①老人年龄（1分）、自理能力（1分）。 ②评估老人体重及肢体活动情况（2分）。 ③老人意识状态、病变部位及配合程度（3分）。 ④心理状态（1分）。 ⑤合作程度（1分）。	9	
操作流程 （63分）	①备齐用物，检查平车性能及面板是否平整（1分）、支架是否完好（1分）、轮胎气是否充足（1分）、刹车是否灵敏（1分），推平车至床旁（1分）。	5	
	②评估并指导老人（2分），向老人解释操作目的、方法、注意事项及配合要点（4分）。	6	
	③协助卧位或侧卧位（1分），如老人有骨折应根据需求选择合适的卧位（1分），并检查老人身体情况，不能配合的老人要适当约束（1分）。	3	
	④单人转运法：移床旁椅至对侧，推平车至床尾（1分），使平车头端（大轮端）与床尾呈钝角（1分），固定好车闸（1分）。操作者立于床边，屈膝，两脚前后分开，一臂自老人腋下伸至对侧肩部外侧，另一臂伸至老人大腿下（1分）。老人双臂交叉于操作者颈部（1分）。操作者将老人抱起，移步转身（1分），轻放于平车中央（1分）。盖好盖被（1分）。整理床单位（1分），运送老人至指定地点（1分）。	11	
	⑤双人转运法：将平车移床旁椅至对侧床推平车至床尾（1分），使平车头端（大轮端）与床尾呈钝角（1分），固定好车闸（1分）。操作者站在病床边，将老人两手交叉置于胸腹部（1分）。甲一手臂托住老人头、颈、肩部，另一手臂托住腰部（1分）；乙一手臂托住臀部，另一手臂托住腘窝处（1分）。两人同时托起病人，并使其身体向操作者倾斜（1分），同时移步向平车（1分），将老人轻放于平车中央，盖好盖被（1分）。整理床单位（1分），运送老人至指定地点（1分）。	11	

表35.1（续）

项目	标准要求	分值	扣分
	⑥三人搬运时：甲托住老人头、颈、肩和背部（1分），乙托住老人腰和臀部（1分），丙托住病人腘窝和小腿部（1分）。三人同时托起老人，并使其身体向操作者倾斜（1分），同时移步向平车（1分），将老人轻放于平车中央，盖好盖被（1分）。整理床单位（1分），运送老人至指定地点（1分）。	8	
	⑦四人搬运时：移开床旁桌、椅，掀开盖被（1分）。平车紧靠床边，大轮端靠床头（1分），固定车闸（1分）。在老人腰、臀下铺帆布兜或中单（1分）。甲站在床头，托住老人头、颈、肩部（1分）；乙站在床尾，托住老人双腿（1分）；丙和丁分别站在病床和平车两侧，紧紧抓住帆布兜或中单四角（1分）。四人同时将老人抬起，轻稳放置于平车中央（1分）。盖好盖被（1分）。整理床单位（1分），运送老人至指定地点（1分）。	11	
	⑧转运至地点后将老人按相同方法过床（1分），转运途中注意观察老人的身体情况（1分）。	2	
	⑨送老人至指定地点后，安置老人（1分），协助老人取舒适卧位，确保老人保暖舒适（1分）。	2	
	⑩协助整理床单位、整理用物、平车用后要及时清洁消毒（2分）。	2	
	⑪洗手记录（1分）。	2	
宣教指导（8分）	①指导老人平车转运目的和注意事项（2分）。 ②教会老人平车转运时正确的配合方法（2分）。 ③正确与老人进行沟通，转运过程中取得老人的配合（2分）。 ④不能配合的老人向家属宣教，或医护人员协助配合完成转运，防止转运途中发生意外。（2分）。	8	
效果照护评价（3分）	①询问老人有无其他需求、是否满意（反馈），整理各项物品。	1	
	②记录转运时老人反应，如有异常情况报告医护人员。	1	
	③遵守感染控制和管理要求，包括废弃物处理、个人防护及手卫生等。	1	
综合评判（7分）	①操作过程中的安全性：操作流畅、安全、规范，避免老人害怕、疼痛等，过程中未出现致老人于危险环境的操作动作或行为。	1	
	②沟通力：顺畅自然、有效沟通，表达信息方式符合老人社会文化背景，能正确理解老人反馈的信息，避免盲目否定或其他语言暴力。	1	
	③创新性：能综合应用传统技艺、先进新技术等为老人提供所需的照护措施，解决老人的问题，促进老人的健康和幸福感。	1	
	④职业防护：做好自身职业防护，能运用节力原则，妥善利用力的杠杆作用，调整重心，减少摩擦力，会利用惯性等方法。	1	

表35.1（续）

项目	标准要求	分值	扣分
	⑤ 人文关怀：能及时关注到老人各方面的变化，能针对老人的心理和情绪做出恰当的反应，给予支持，例如不可急躁等；言行举止有尊老、敬老、爱老、护老的意识。	1	
	⑥ 鼓励：利用语言和非语言方式鼓励老人参与照护，加强自我管理，发挥残存功能，提升自理能力。	1	
	⑦ 灵活性：对临场突发状况能快速应变，根据老人及现场条件灵活机动实施照护，具有很强的解决问题的能力。	1	
备注	① 总分100分。 ② 操作技术不熟练，不符合规范，扣5～10分。		

36. 轮椅转运法的操作流程

▶【目的】

（1）掌握轮椅转运的方法及注意事项。

（2）护送不能行走但能坐起的老人入院、出院、检查、治疗或室外活动。

（3）帮助老人下床活动，促进血液循环和体力恢复。

▶【准备】

（1）环境准备：室温适宜，光线充足，整洁舒适、道路通畅。

（2）人员准备：衣帽整洁，修剪指甲，洗手，戴口罩。

（3）用物准备：轮椅（有安全带）、毛毯或盖被及软枕。

▶【操作流程】

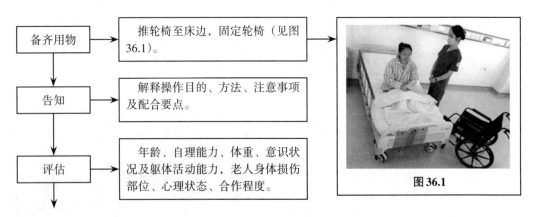

| 备齐用物 | → | 推轮椅至床边，固定轮椅（见图36.1）。 |

| 告知 | → | 解释操作目的、方法、注意事项及配合要点。 |

| 评估 | → | 年龄、自理能力、体重、意识状况及躯体活动能力，老人身体损伤部位、心理状态、合作程度。 |

图36.1

摆体位	→	坐位，根据需求选择合适的体位，必要时后背垫软枕。

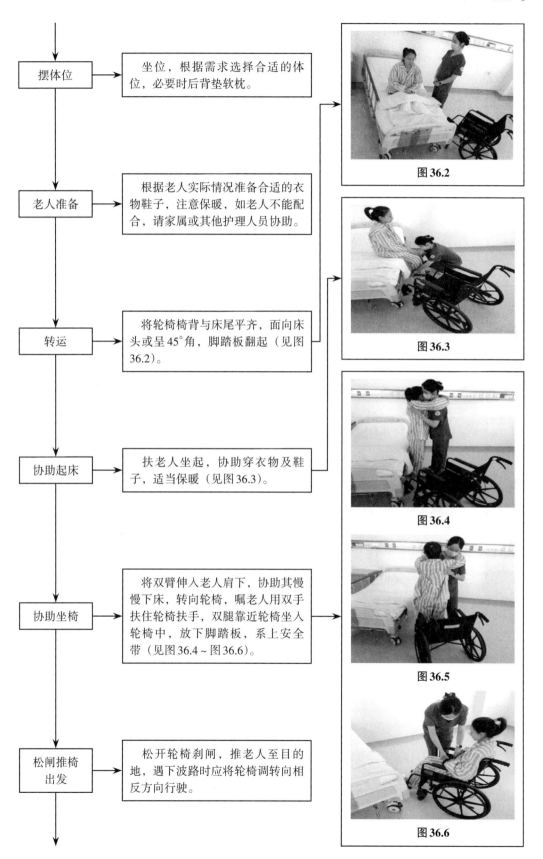

图36.2

老人准备	→	根据老人实际情况准备合适的衣物鞋子，注意保暖，如老人不能配合，请家属或其他护理人员协助。

图36.3

转运	→	将轮椅椅背与床尾平齐，面向床头或呈45°角，脚踏板翻起（见图36.2）。

协助起床	→	扶老人坐起，协助穿衣物及鞋子，适当保暖（见图36.3）。

图36.4

协助坐椅	→	将双臂伸入老人肩下，协助其慢慢下床，转向轮椅，嘱老人用双手扶住轮椅扶手，双腿靠近轮椅坐入轮椅中，放下脚踏板，系上安全带（见图36.4～图36.6）。

图36.5

松闸推椅出发	→	松开轮椅刹闸，推老人至目的地，遇下坡路时应将轮椅调转向相反方向行驶。

图36.6

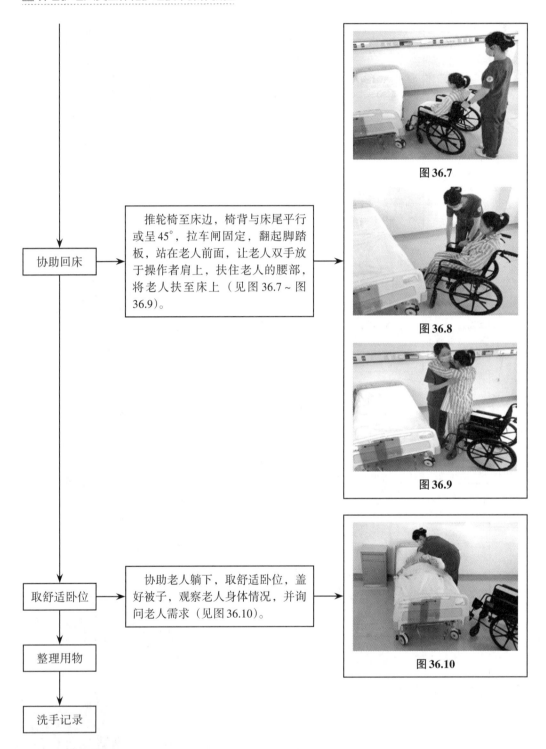

图 36.7

图 36.8

图 36.9

图 36.10

协助回床 → 推轮椅至床边，椅背与床尾平行或呈45°，拉车闸固定，翻起脚踏板，站在老人前面，让老人双手放于操作者肩上，扶住老人的腰部，将老人扶至床上（见图36.7～图36.9）。

取舒适卧位 → 协助老人躺下，取舒适卧位，盖好被子，观察老人身体情况，并询问老人需求（见图36.10）。

整理用物

洗手记录

⊙【注意事项】

（1）搬运前检查轮椅，确保轮椅性能完好，并且轮椅处于清洁备用状态。

（2）使用轮椅前正确评估老人身体状况，确定适合轮椅转运。

（3）转运时要注意节力，嘱老人身体尽量向后靠紧轮椅靠背，手扶轮椅扶手并系好安全带。

（4）转运时操作者站在老人头侧，并告知老人在转运途中如有不适及时沟通，避免引起身体不适。

（5）轮椅下坡时减慢速度，并将轮椅倒转背朝向前方，老人的身体勿前倾，以防不适或发生意外。

（6）转运过程中要保持车速平稳。

（7）进出门时，应先开门，不可用轮椅撞门，以免震动老人，或损坏设施。

（8）轮椅过电梯门口或有不平的路面时，要将轮椅小轮抬起或倒转轮椅行驶，避免颠簸。

（9）根据室外温度及时增加衣物盖被或毛毯，注意保暖，以免受凉。

表36.1　轮椅转运法操作的评分标准

考号：　　　　　总分：100分　　　　评审老师：　　　　　得分：

项目	标准要求	分值	扣分
环境准备（4分）	室温适宜、光线充足、整洁舒适、道路通畅（各1分）。	4	
人员准备（3分）	衣帽整洁、修剪指甲（各0.5分），洗手、戴口罩（各1分）。	3	
用物准备（3分）	轮椅（有安全带）（2分）、毛毯或盖被及软枕（1分）。	3	
评估（9分）	①老人年龄（1分）、自理能力（1分）。 ②老人体重及肢体活动情况（2分）。 ③老人意识状态、身体损伤部位（3分）。 ④心理状态（1分）。 ⑤合作程度（1分）。	9	
操作流程（63分）	①备齐用物，轮椅及保护带，并检查是否完好，轮胎充气情况，根据需要备盖被或毛毯及软枕（各1分）。	6	
	②评估并指导老人（2分），向老人解释操作目的、方法、注意事项及配合要点（4分）。	6	
	③老人准备：根据老人实际情况准备合适的衣物鞋子（1分），如老人不能配合请家属或其他护理人员协助（2分），老人取坐位（1分），根据需求准备软枕（1分）。	5	
	④转运：推轮椅至床边，椅背与床尾齐平或呈45°（1分），面向床头（1分），固定车闸（2分），翻起脚踏板（2分）。	6	
	⑤协助起床：扶老人坐起（1分），协助穿衣物及鞋子（1分），适当保暖，需要毛毯时，将毛毯平铺在轮椅上，使毛毯上端高过老人肩部约15厘米（2分）。	4	

表36.1（续）

项目	标准要求	分值	扣分
	⑥协助坐椅：将双臂伸入老人肩下（1分），协助其慢慢下床（1分），转向轮椅（1分），嘱老人用双手扶住轮椅扶手（1分），双腿靠近轮椅坐入轮椅中（1分），放下脚踏板（1分），系上安全带（2分）。	8	
	⑦松闸推轮椅：松开轮椅刹闸（1分），推老人至目的地（1分），途中注意避免颠簸（1分），遇下坡路时应将轮椅调转向相反方向行驶（1分），途中注意询问老人身体是否不适（2分）。	6	
	⑧协助回床：推轮椅至床边（1分），椅背与床尾平行或呈45°（1分），拉车闸固定（2分），翻起脚踏板（1分），站在老人前面（1分），让老人双手放于操作者肩上（1分），扶住老人的腰部（1分），将老人扶至床上（1分），注意观察老人的身体情况，及时沟通（2分）。	11	
	⑨协助老人躺下（1分），取舒适卧位（1分），盖好被子（1分），观察老人身体情况，并询问老人需求（2分）。	5	
	⑩协助整理床单位、整理用物（1分），将轮椅推至床尾，制动，翻起脚踏板（1分），必要时用含氯消毒液擦拭轮椅（2分）。	4	
	⑪洗手记录（2分）。	2	
宣教指导（8分）	①指导老人轮椅转运目的和注意事项（2分）。 ②教会老人轮椅转运时正确的配合方法（2分）。 ③正确与老人进行沟通，转运过程中取得老人的配合（2分）。 ④不能配合的老人向家属宣教，或医护人员协助配合完成转运，防止转运途中发生意外（2分）。	8	
效果照护评价（3分）	①询问老人有无其他需求、是否满意（反馈），整理各项物品。	1	
	②记录转运时老人反应，如有异常情况报告医护人员。	1	
	③遵守感染控制和管理要求，包括废弃物处理、个人防护及手卫生等。	1	
综合评判（7分）	①操作过程中的安全性：操作流畅、安全、规范，避免老人害怕、疼痛等，过程中未出现致老人于危险环境的操作动作或行为。	1	
	②沟通力：顺畅自然、有效沟通，表达信息方式符合老人社会文化背景，能正确理解老人反馈的信息，避免盲目否定或其他语言暴力。	1	
	③创新性：能综合应用传统技艺、先进新技术等为老人提供所需的照护措施，解决老人的问题，促进老人的健康和幸福感。	1	
	④职业防护：做好自身职业防护，能运用节力原则，妥善利用力的杠杆作用，调整重心，减少摩擦力，会利用惯性等方法。	1	

表36.1（续）

项目	标准要求	分值	扣分
	⑤人文关怀：能及时关注到老人各方面的变化，能针对老人的心理和情绪做出恰当的反应，给予支持，例如不可急躁等；言行举止有尊老、敬老、爱老、护老的意识。	1	
	⑥鼓励：利用语言和非语言方式鼓励老人参与照护，加强自我管理，发挥残存功能，提升自理能力。	1	
	⑦灵活性：对临场突发状况能快速应变，根据老人及现场条件灵活机动实施照护，具有很强的解决问题的能力。	1	
备注	①总分100分。 ②操作技术不熟练，不符合规范，扣5～10分。		

37．轴线翻身的操作流程

▶【目的】

（1）可协助颅骨牵引、脊椎损伤、手术、髋关节术后等病人床上翻身。

（2）防止压疮，增加病人舒适感。

▶【准备】

（1）环境准备：整洁、安静、舒适、安全。

（2）人员准备：衣帽整洁，修剪指甲，洗手，戴口罩。

（3）用物准备：处置车、洗手液、翻身卡、软枕（2个）。

▶【操作流程】

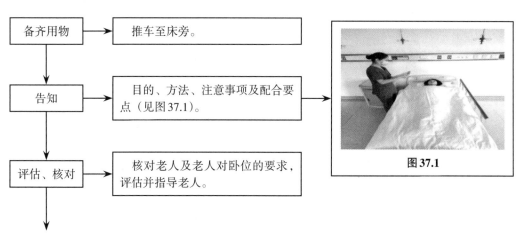

```
备齐用物  →  推车至床旁。

告知  →  目的、方法、注意事项及配合要点（见图37.1）。

评估、核对  →  核对老人及老人对卧位的要求，评估并指导老人。
```

图37.1

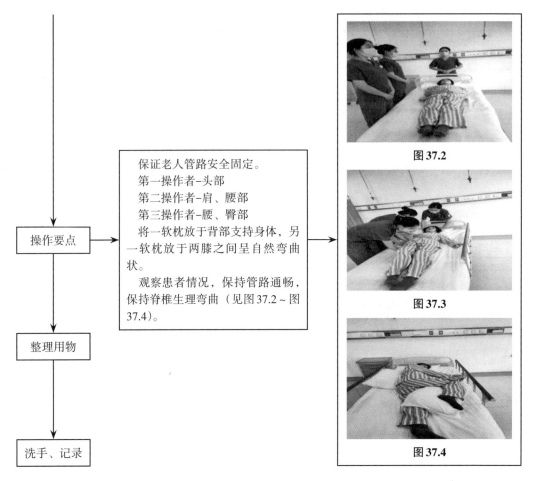

图 37.2

图 37.3

图 37.4

操作要点 → 保证老人管路安全固定。
第一操作者-头部
第二操作者-肩、腰部
第三操作者-腰、臀部
将一软枕放于背部支持身体，另一软枕放于两膝之间呈自然弯曲状。
观察患者情况，保持管路通畅，保持脊椎生理弯曲（见图 37.2 ~ 图 37.4）。

整理用物

洗手、记录

▶▶【注意事项】

（1）注意各种体位转换间老人的安全，保护管路。

（2）注意体位转换后老人的舒适；观察病情、生命体征的变化，记录体位维持时间。

（3）协助老人体位转换时，不可拖拉，注意节力。

（4）被动体位老人翻身后，应使用辅助用具支撑体位保持稳定，确保肢体和关节处于功能位。

（5）注意各种体位受压处的皮肤情况，做好预防压疮的护理。

（6）颅脑手术后，不可剧烈翻转头部，应取健侧卧位或平卧位。

（7）颈椎或颅骨牵引老人，翻身时不可放松牵引。

（8）石膏固定和伤口较大老人翻身后应使用软垫支撑，防止局部受压。

表37.1 轴线翻身操作流程评分标准

考号：　　　　　　总分：100分　　　　　评审老师：　　　　　　得分：

项目	标准要求	分值	扣分
环境准备 （3分）	室温适宜（1分），光线充足（1分），环境安静（1分）。	3	
人员准备 （2分）	衣帽整洁（0.5分），修剪指甲（0.5分），洗手（0.5分），戴口罩（0.5分）。	2	
用物准备 （4份）	处置车、洗手液、翻身卡、软枕2个（各1分）。	4	
评估 （9分）	① 评估老人病情、生命体征、意识状态及配合能力（3分）。	9	
	② 评估老人损伤部位，伤口和管路情况（3分）。		
	③ 评估老人卧位，翻身记录及皮肤情况（3分）。		
操作流程 （68分）	① 环境准备：整洁、安静、舒适、安全。	1	
	② 推车携用物至床旁。	1	
	③ 核对老人身份（1分），解释目的、方法、注意事项及配合要点（2分），洗手（1分）。	4	
	④ 评估并指导老人（2分），再次核对老人卧位要求（1分）。	3	
	⑤ 固定床脚刹车，（1分），移开床头桌、床旁椅（1分），将床摇平（1分），放下近侧床挡（1分），支上对侧床挡（1分）。	5	
	⑥ 将枕头移向近侧（2分），松开被尾（1分），妥善固定管道（2分）。	5	
	⑦ 三名操作者站立于老人同侧（2分）。	2	
	⑧ 协助老人仰卧（2分），双手放于胸前（2分），将老人平移至操作者同侧床边（3分）。	7	
	⑨ 第一操作者固定老人头部（2分），沿纵轴向上略加牵引，使头、颈随躯干一起缓慢移动（2分），第二操作者将双手分别置于老人肩、腰部（4分），第三操作者将双手分别置于腰、臀部（4分），使老人的头、颈、肩、腰、髋部与躯干保持在水平位上，将老人翻转至侧卧位（4分）。	16	
	⑩ 为老人枕好枕头（1分），双上肢放于舒适位置（1分）。	2	
	⑪ 将一软枕放于背部支持身体（2分），另一软枕放于两膝之间呈自然弯曲状（3分）。	5	
	⑫ 观察老人损伤部位、伤口、管路及局部受压情况（3分），保持管路通畅，保持脊椎生理弯曲（2分）。	5	
	⑬ 整理床单位（1分），注意保暖（1分）。	2	

表37.1（续）

项目	标准要求	分值	扣分
	⑭移回床头桌、床旁椅（1分），抬起床挡（1分）。	2	
	⑮洗手（1分），放好呼叫器（1分）。	2	
	⑯再次核对老人卧位（2分），交代注意事项（3分）。	5	
	⑰记录翻身卡。	1	
宣教指导（4分）	①告知老人及家属体位转换的目的、过程及配合方法。	2	
	②告知老人及家属体位转换时和转换后的注意事项。	2	
效果照护评价（3分）	①询问老人有无其他需求、是否满意（反馈），整理各项物品。	1	
	②记录翻身时间及老人反应，如有异常情况报告医护人员。	1	
	③遵守感染控制和管理要求，包括废弃物处理、个人防护及手卫生等。	1	
综合评判（7分）	①操作过程中的安全性：操作流畅、安全、规范，避免老人害怕、疼痛等，过程中未出现致老人于危险环境的操作动作或行为。	1	
	②沟通力：顺畅自然、有效沟通，表达信息方式符合老人社会文化背景，能正确理解老人反馈的信息，避免盲目否定或其他语言暴力。	1	
	③创新性：能综合应用传统技艺、先进新技术等为老人提供所需的照护措施，解决老人的问题，促进老人的健康和幸福感。	1	
	④职业防护：做好自身职业防护，能运用节力原则，妥善利用力的杠杆作用，调整重心，减少摩擦力，会利用惯性等方法。	1	
	⑤人文关怀：能及时关注到老人各方面的变化，能针对老人的心理和情绪做出恰当的反应，给予支持，例如不可急躁等；言行举止有尊老、敬老、爱老、护老的意识。	1	
	⑥鼓励：利用语言和非语言方式鼓励老人参与照护，加强自我管理，发挥残存功能，提升自理能力。	1	
	⑦灵活性：对临场突发状况能快速应变，根据老人及现场条件灵活机动实施照护，具有很强的解决问题的能力。	1	
备注	①总分100分。 ②操作技术不熟练，不符合规范，扣5～10分。		

38. 约束护理技术的操作流程

▶【目的】

（1）对自伤、可能伤及他人以及限制肢体活动的老人，确保自身安全，保证治疗、护理顺利进行。

（2）防止老人过度活动，以利于诊疗及护理操作顺利进行或者防止损伤肢体。

▶【准备】

（1）环境准备：温度适宜，光线充足，环境安静。

（2）人员准备：衣帽整洁、修剪指甲、洗手、戴口罩。

（3）用物准备：约束带若干条、棉垫、绷带、大单、床挡、洗手液。

▶【操作流程】

```
备齐用物 ──→ 推车至床旁。

告知 ──→ 核对老人，解释操作目的、方法、注意事项及配合要点，签署知情同意书。

评估 ──→ 老人病情、意识状态、肢体活动度；老人约束部位皮肤色泽、温度及完整性；老人心理状态及配合程度。

摆体位 ──→ 仰卧位。

老人准备 ──→ 暴露老人需约束的部位（必要时可遮挡）。

约束方法 ──→ 全身约束：近侧大单紧紧包裹同侧老人的手足至对侧，自腋窝掖于身下，再将大单另一侧包裹对侧手臂及身体后，紧掖于近侧身下（见图38.1）。
```

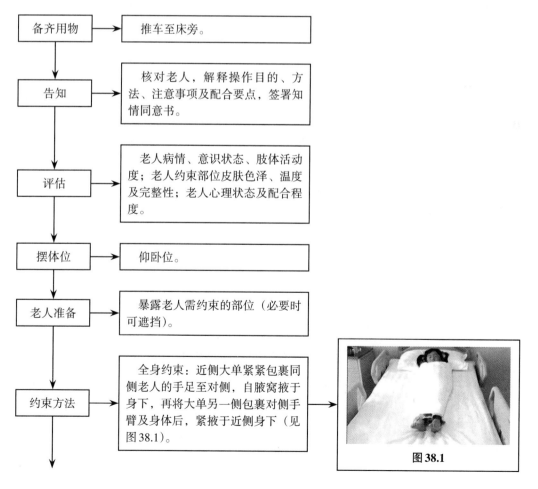

图38.1

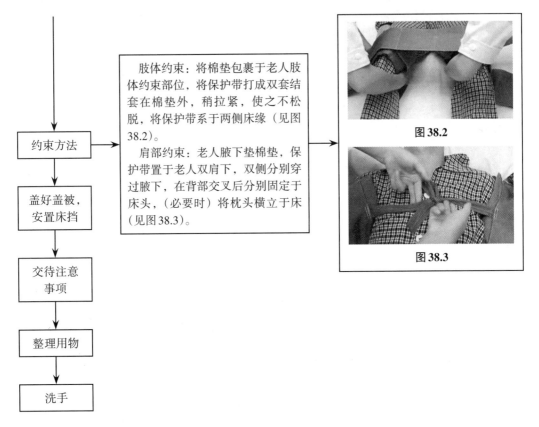

图 38.2

图 38.3

约束方法 → 肢体约束：将棉垫包裹于老人肢体约束部位，将保护带打成双套结套在棉垫外，稍拉紧，使之不松脱，将保护带系于两侧床缘（见图38.2）。
肩部约束：老人腋下垫棉垫，保护带置于老人双肩下，双侧分别穿过腋下，在背部交叉后分别固定于床头，（必要时）将枕头横立于床（见图38.3）。

↓

盖好盖被，安置床挡

↓

交待注意事项

↓

整理用物

↓

洗手

▶【注意事项】

（1）严格掌握指征，使用约束带时，首先应取得老人及家属的知情同意，征得同意并签字后方可实施。

（2）使用保护具时，应保持老人肢体及各关节处于功能位，经常协助老人更换体位，保证老人的安全、舒适。

（3）实施约束时，约束带下须垫棉垫，约束带松紧适宜，以能伸进一手指为宜，并定时松解，每2 h放松约束带一次。注意观察约束部位的皮肤状况，每15分钟观察一次，发现异常及时处理。

（4）将呼叫器置于老人可取处，以确保老人能随时与医务人员联系，保障老人的安全。

（5）认真交接班，准确记录约束的原因，时间、约束的数目、约束部位、约束部位皮肤状况、解除约束时间等。

表38.1　约束护理技术的操作评分标准

考号：　　　　　　总分：100分　　　　　　评审老师：　　　　　　得分：

项目	标准要求	分值	扣分
环境准备（3分）	室温适宜（1分）、光线充足（1分）、环境安静（1分）。	3	

表38.1（续）

项目	标准要求		分值	扣分
人员准备 （4分）	衣帽整洁（1分），修剪指甲（1分），洗手（1分），戴口罩（1分）。		4	
用物准备 （6分）	约束带若干条（1分）、棉垫（1分）、绷带（1分）、大单（1分）、床挡（1分）、洗手液（1分）。		6	
评估 （6分）	① 老人病情、意识状态、肢体活动度（2分）。 ② 老人约束部位皮肤色泽、温度及完整性（2分）。 ③ 老人心理状态及配合程度（2分）。		6	
操作流程 （65分）	全身 约束法 （65分）	① 备齐用物，推车至病房（1分）。	1	
		② 核对老人（2分）解释操作目的、方法、注意事项及配合要点（2分）。	4	
		③ 洗手（1分）、戴口罩（1分）、放低床挡（2分）。	4	
		④ 将大单折成自老人肩部至踝部的长度（必要时可遮挡）。	3	
		⑤ 将老人放于中间。	5	
		⑥ 用靠近操作者一侧的大单紧紧包裹老人同侧的手足至对侧。	5	
		⑦ 将大单自老人腋窝掖于身下。	5	
		⑧ 再将大单的另一侧包裹对侧手臂及身体后，紧掖于靠操作者一侧身下（如老人过度活动可用绷带系好）。	6	
		⑨ 盖好盖被（3分），整理床单（3分），安置好床挡（3分）。	9	
		⑩ 交代注意事项。	5	
		⑪ 整理用物。	5	
		⑫ 观察老人（3分），操作后核对（2分）。	5	
		⑬ 洗手（2分）、脱口罩（2分）。	4	
		⑭ 记录约束起始时间。	4	
	肢体 约束法 （65分）	① 备齐用物，推车至病房。	1	
		② 核对老人（2分）解释操作目的、方法、注意事项及配合要点（4分）。	6	
		③ 洗手（2分）、戴口罩（2分）、放低床挡（2分）。	6	
		④ 暴露老人腕部或踝部（必要时可遮挡）。	2	
		⑤ 将棉垫包裹于老人肢体约束部位。	2	

表38.1（续）

项目		标准要求	分值	扣分
		⑥将保护带打成双套结套在棉垫外。	5	
		⑦稍拉紧，使之不松脱。	5	
		⑧将保护带系于两侧床缘。	6	
		⑨盖好盖被（3分），整理床单（3分），安置好床挡（3分）。	9	
		⑩交代注意事项。	5	
		⑪整理用物。	5	
		⑫观察老人（3分），操作后核对（2分）。	5	
		⑬洗手（2分）、脱口罩（2分）。	4	
		⑭记录约束起始时间。	4	
	肩部约束法（65分）	①备齐用物，推车至病房。	1	
		②核对老人（2分）解释操作目的、方法、注意事项及配合要点（4分）。	6	
		③洗手（2分）、戴口罩（2分），放低床挡（2分）。	6	
		④暴露老人双肩（必要时遮挡）。	2	
		⑤将老人双侧腋下垫棉垫。	2	
		⑥将保护带置于老人双肩下。	5	
		⑦双侧分别穿过老人腋下。	5	
		⑧在背部交叉后分别固定于床头，（必要时）将枕头横立于床头。	6	
		⑨盖好盖被（3分），整理床单（3分），安置好床挡（3分）。	9	
		⑩交代注意事项。	5	
		⑪整理用物。	5	
		⑫观察老人（3分），操作后核对（2分）。	5	
		⑬洗手（2分）、脱口罩（2分）。	4	
		⑭记录约束起始时间。	4	
宣教指导（6分）		①告知约束的目的和注意事项（2分）。②教会老人家属使用约束时正确的配合方法（2分）。③向家属讲解约束的相关知识（2分）。	6	

表38.1（续）

表38.1（续）

项目	标准要求	分值	扣分
效果评价 （3分）	① 询问有无其他需求、是否满意（反馈），整理各项物品。	1	
	②记录约束的原因、时间、观察结果及解除约束的时间，如有异常情况及时报告。	1	
	③ 遵守感染控制和管理要求，做好个人防护及手卫生等。	1	
综合评判 （7分）	① 操作过程中的安全性：操作流畅、安全、规范，避免老人害怕、疼痛等，过程中未出现致老人于危险环境的操作动作或行为。	1	
	② 沟通力：顺畅自然、有效沟通，表达信息方式符合老人社会文化背景，能正确理解老人反馈的信息，避免盲目否定或其他语言暴力。	1	
	③ 创新性：能综合应用传统技艺、先进新技术等为老人提供所需的照护措施，解决老人的问题，促进老人的健康和幸福感。	1	
	④ 职业防护：做好自身职业防护，能运用节力原则，妥善利用力的杠杆作用，调整重心，减少摩擦力，会利用惯性等方法。	1	
	⑤ 人文关怀：能及时关注到老人各方面的变化，能针对老人的心理和情绪做出恰当的反应，给予支持，例如不可急躁等；言行举止有尊老、敬老、爱老、护老的意识。	1	
	⑥ 鼓励：利用语言和非语言方式鼓励老人参与照护，加强自我管理，发挥残存功能，提升自理能力。	1	
	⑦ 灵活性：对临场突发状况能快速应变，根据老人及现场条件灵活机动实施照护，具有很强的解决问题的能力。	1	
备注	① 总分100分。 ② 操作技术不熟练，不符合规范，扣5～10分。		

39. 颈托佩戴操作流程

▶【目的】

（1）掌握颈托佩戴的方法及注意事项。

（2）颈椎骨折，需要颈部制动。

（3）保持颈部正中位，防止颈椎骨折移位。

▶【准备】

（1）环境准备：室温适宜，光线充足，整洁舒适。

（2）人员准备：衣帽整洁，修剪指甲，洗手，戴口罩。

（3）用物准备：颈托 衬垫 毛巾 小枕头。

▶【操作流程】

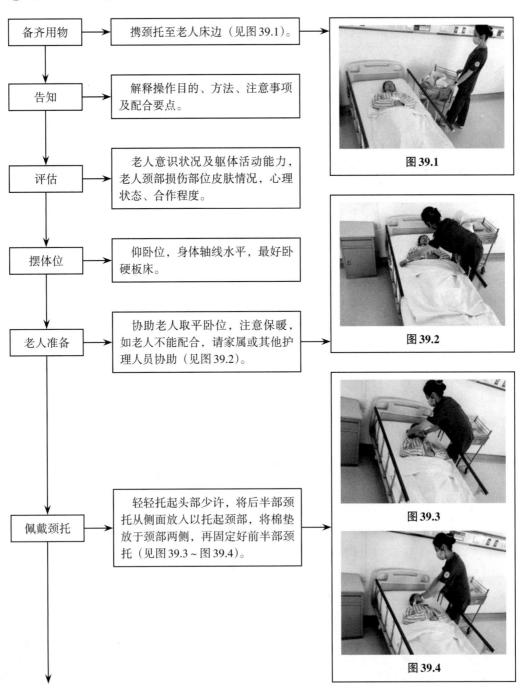

| 备齐用物 | → | 携颈托至老人床边（见图39.1）。 |

| 告知 | → | 解释操作目的、方法、注意事项及配合要点。 |

| 评估 | → | 老人意识状况及躯体活动能力，老人颈部损伤部位皮肤情况，心理状态、合作程度。 |

图39.1

| 摆体位 | → | 仰卧位，身体轴线水平，最好卧硬板床。 |

| 老人准备 | → | 协助老人取平卧位，注意保暖，如老人不能配合，请家属或其他护理人员协助（见图39.2）。 |

图39.2

| 佩戴颈托 | → | 轻轻托起头部少许，将后半部颈托从侧面放入以托起颈部，将棉垫放于颈部两侧，再固定好前半部颈托（见图39.3～图39.4）。 |

图39.3

图39.4

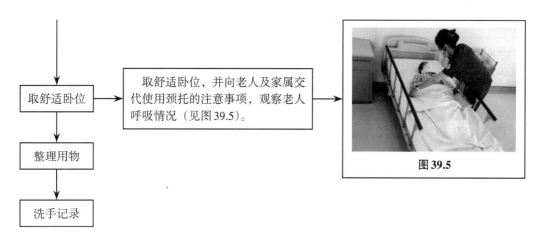

图39.5

取舒适卧位 → 取舒适卧位，并向老人及家属交代使用颈托的注意事项，观察老人呼吸情况（见图39.5）。

整理用物

洗手记录

▶【注意事项】

（1）密切观察老人的呼吸情况，保持呼吸道通畅，必要时床边备吸痰用物。

（2）指导病人平衡翻身。

（3）饮食应少量多餐，小勺喂食。

（4）注意防压疮，特别是后枕部、耳廓及后项部等。

（5）使用颈托时颈部的松紧要合适，受压部位应用衬垫垫起。

（6）病人位置固定，可以适当解开前半部颈托。颈托解开原则：只要病人活动必须带好。

表39.1 颈托佩戴法操作的评分标准

考号： 总分：100分 评审老师： 得分：

项目	标准要求	分值	扣分
环境准备 （3分）	室温适宜、光线充足、整洁舒适、（各1分）。	3	
人员准备 （8分）	衣帽整洁，修剪指甲（各2分），洗手，戴口罩（各2分）。	8	
用物准备 （6分）	颈托，衬垫，毛巾（各2分）。	6	
评估 （9分）	① 老人意识状况（1分）、自理能力（1分）。 ② 老人躯体活动能力、身体损伤部位（3分）。 ③ 心理状态（2分）。 ④ 合作程度（2分）。	9	
操作流程 （52分）	① 携颈托至老人床边，并检查颈托是否完好（各2分）。	4	
	② 评估并指导老人（2分），向老人解释操作目的、方法、注意事项及配合要点（4分）。	6	
	③ 检查老人颈部损伤部位及皮肤情况、检查老人躯体活动情况及配合程度、询问老人是否有需求（各2分）。	10	

表39.1（续）

项目	标准要求	分值	扣分
	④协助老人取仰卧位、身体轴线水平，最好卧硬板床。注意保暖，如老人不能配合请家属或其他护理人员协助（各2分）。	10	
	⑤轻轻托起头部少许，将后半部颈托从侧面放入以托起颈部，将软垫放于颈部两侧，再固定好前半部颈托，检查松紧度（各2分）。	10	
	⑥取舒适卧位，并向老人及家属交代使用颈托的注意事项，观察老人呼吸情况并询问老人佩戴后是否舒适。（各2分）。	6	
	⑦协助整理床单位，整理用物（各2分）。	4	
	⑧洗手记录（2分）。	2	
宣教指导（12分）	①指导老人颈托佩戴目的和注意事项（2分）。 ②教会陪护密切观察病人的呼吸情况及颈托部位皮肤情况（2分）。 ③指导陪护人员协助老人平衡翻身（2分）。 ④不能配合的老人向家属宣教，或医护人员协助病人颈托位置固定准确，松紧适宜，可以适当解开前半部颈托。（4分）。 ⑤指导协助老人饮食应少量多餐，小勺喂食（2分）。	12	
效果照护评价（3分）	①询问老人有无其他需求、是否满意（反馈），整理各项物品。	1	
	②记录佩戴颈托时老人反应，如有异常情况报告医护人员。	1	
	③遵守感染控制和管理要求，包括废弃物处理、个人防护及手卫生等。	1	
对选手综合评判（7分）	①操作过程中的安全性：操作流畅、安全、规范，避免老人害怕、疼痛等，过程中未出现致老人于危险环境的操作动作或行为。	1	
	②沟通力：顺畅自然、有效沟通，表达信息方式符合老人社会文化背景，能正确理解老人反馈的信息，避免盲目否定或其他语言暴力。	1	
	③创新性：能综合应用传统技艺、先进新技术等为老人提供所需的照护措施，解决老人的问题，促进老人的健康和幸福感。	1	
	④职业防护：做好自身职业防护，能运用节力原则，妥善利用力的杠杆作用，调整重心，减少摩擦力，会利用惯性等方法。	1	
	⑤人文关怀：能及时关注到老人各方面的变化，能针对老人的心理和情绪做出恰当的反应，给予支持，例如不可急躁等；言行举止有尊老、敬老、爱老、护老的意识。	1	
	⑥鼓励：利用语言和非语言方式鼓励老人参与照护，加强自我管理，发挥残存功能，提升自理能力。	1	
	⑦灵活性：对临场突发状况能快速应变，根据老人及现场条件灵活机动实施照护，具有很强的解决问题的能力。	1	
备注	①总分100分。 ②操作技术不熟练，不符合规范，扣5～10分。		

40. 尿标本留取的操作流程

🔘【目的】

（1）尿常规标本：用于检查尿液的颜色、透明度、测定比重，检查有无细胞和管型，并作尿蛋白和尿糖定性检测等。

（2）尿培养标本：用于细菌培养或细菌敏感试验，以了解病情，协助临床诊断和治疗。

（3）12小时或24小时尿标本：用于各种尿生化检查和尿浓缩查结核分枝杆菌等检查。

🔘【准备】

（1）环境准备：温度适宜，光线充足，环境安静。

（2）人员准备：衣帽整洁、修剪指甲、洗手、戴口罩。

（3）用物准备：处置车、治疗盘、条形码、一次性尿常规标本容器、无菌标本试管、集尿瓶（容量3000~5 000毫升）、长柄试管夹、0.5%碘伏棉球、无菌手套、防腐剂、医嘱卡、笔、表、采集条形码、洗手液、医用/生活垃圾桶，必要时备屏风、便盆或尿壶、导尿包。

🔘【操作流程】

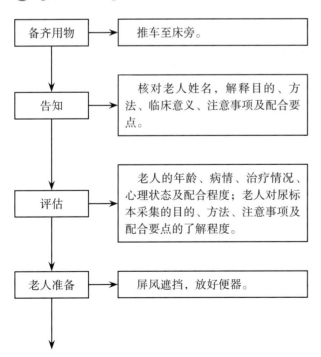

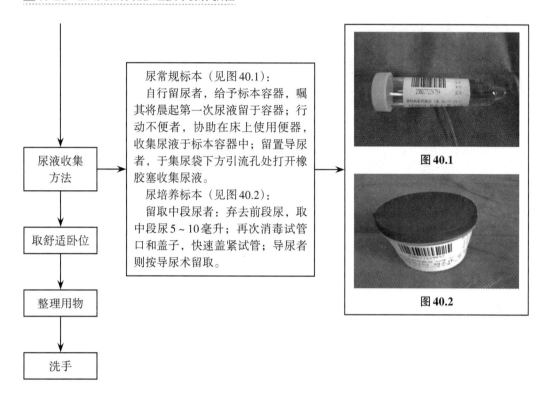

尿常规标本（见图40.1）：

自行留尿者，给予标本容器，嘱其将晨起第一次尿液留于容器；行动不便者，协助在床上使用便器，收集尿液于标本容器中；留置导尿者，于集尿袋下方引流孔处打开橡胶塞收集尿液。

尿培养标本（见图40.2）：

留取中段尿者：弃去前段尿，取中段尿5～10毫升；再次消毒试管口和盖子，快速盖紧试管；导尿者则按导尿术留取。

图40.1

图40.2

尿液收集方法 → 取舒适卧位 → 整理用物 → 洗手

◉ 【注意事项】

（1）会阴部分泌物过多时，应先清洁或冲洗再收集。

（2）留取尿培养标本时，应严格执行无菌操作，防止标本污染，影响检验结果。

（3）留取12小时或24小时尿标本时，集尿瓶应放在阴凉处，根据检验项目要求在瓶内加防腐剂，防腐剂应在老人留尿液后加入，不可将便纸等物混入。

（4）根据细菌计数，可判断是否为尿路感染。若大于10^5每毫升则为感染，若小于10^5每毫升多为体外污染；介于二者之间则为可疑；对于免疫功能相当低下者，不大于10^5每毫升亦应考虑为感染，应结合病情分析。

表40.1 尿标本留取的操作评分标准

考号：　　　　　总分：100分　　　　　评审老师：　　　　　得分：

项目	标准要求	分值	扣分
环境准备（1分）	室温适宜、光线充足、环境安静（1分）。	1	
人员准备（3分）	衣帽整洁（0.5分），修剪指甲（0.5分），洗手（1分），戴口罩（1分）。	3	
用物准备（11分）	处置车、治疗盘、条形码、一次性尿常规标本容器、无菌标本试管、集尿瓶（容量3000～5000毫升）、长柄试管夹、0.5%碘伏棉球、无菌手套、防腐剂、医嘱卡、笔、表、采集条形码、洗手液、医用/生活垃圾桶，必要时备屏风、便盆或尿壶、导尿包（各0.5分）。	11	

表40.1（续）

项目	标准要求			分值	扣分
评估 （4分）	① 老人年龄、病情、治疗情况、心理状态及合作程度（2分）。 ② 老人对尿标本采集的目的、方法、注意事项及配合要点的了解程度（2分）。			4	
操作流程 （67分）	① 温度适宜、光线充足、环境安静（1分），打开污物桶盖（1分），洗手（1分）、戴口罩（1分）。			4	
	② 核对医嘱及条形码（1分），根据检验目的选择合适的容器并检查，同时将条形码粘贴在相应的容器上（1分），检查标本容器的有效期（1分）、标本容器是否完好（1分）。			4	
	③ 盖污物桶盖（1分），洗手（1分）、脱口罩（1分）。			3	
	④ 推车携用物至床旁，核对老人床号、姓名（1分），解释尿液标本采集的目的、方法、临床意义、注意事项、配合要点（2分）。			3	
	⑤ 协助老人取舒适体位（1分），打开污物桶盖（1分），洗手（1分）、戴口罩（1分）。			4	
	⑥ 常规尿标本	能自行留尿者	给予标本容器，嘱其将晨起第一次尿液留于标本容器中（2分）。	4	
			留取尿液30~50毫升（检验尿比重需留取尿液100毫升）（2分）。		
		行动不便者	协助老人在床上使用便器（2分）。	4	
			收集尿液于标本容器中（2分）。		
		留置导尿者	集尿袋下方引流孔处打开阀门收集尿液于标本容器中导尿者。	2	
	⑦ 尿培养标本	留取中段尿者	屏风遮挡（1分），协助老人取舒适的卧位，放好便器（2分）。	6	
			按导尿术清洁、消毒外阴（3分）。		
			嘱老人排尿（1分），弃去前段尿，接取中段尿5~10毫升于无菌标本试管内（2分）快速盖紧试管（1分）。	4	
		导尿留取者	清洁外阴（2分），协助老人穿好裤子（1分）。	5	
			按照导尿术插入导尿管将尿液引出，留取尿标本（2分）。		

表40.1（续）

项目	标准要求		分值	扣分
	⑧12小时或24小时尿标本	留取12小时尿标本，嘱老人于晚7时排空膀胱后开始留取尿液至次晨7时留取最后一次尿液（2分），若留取24小时尿标本，嘱老人于晨7时排空膀胱后，开始留取尿液，至次晨7时留取最后一次尿液（根据检验要求在尿液中加防腐剂）（2分）。	4	
		指导老人将尿液先排在便器或尿壶内，再倒入集尿瓶内。	2	
		留取最后一次尿液后，将12 h或24 h的全部尿液盛于集尿瓶内，测总量（1分），记录于检验单上（1分）。	2	
		充分混匀（1分），从中取适量（一般为40毫升）用于检验，余尿弃去（1分）。	2	
	⑨再次核对医嘱、条形码、标本（1分），老人床号、姓名（1分）。		2	
	⑩协助老人取舒适卧位，放好呼叫器（2分），整理床单位，整理用物（2分）。		4	
	⑪盖污桶盖，洗手、脱口罩（1分），告知老人注意事项（2分）。		3	
	⑫标本及时送检（1分），检验结果回报后及时告知老人，记录（1分）。		2	
	⑬检验结果回报后及时告知老人，记录。		2	
	⑭用物按常规消毒处理。		1	
宣教指导（4分）	①根据检验目的不同，向老人介绍尿标本的目的、方法和注意事项（2分）。②向老人说明正确留取尿标本对检验结果的重要性，教会留取方法，确保检验结果的准确性（2分）。		4	
效果评价（3分）	①询问有无其他需求、是否满意（反馈），整理各项物品。		1	
	②记录时间、尿量、颜色、气味等，如有异常情况报告医护人员。		1	
	③遵守感染控制和管理要求，严格执行无菌技术操作，防止污染标本，做好个人防护及手卫生等。		1	
综合评判（7分）	①操作过程中的安全性：操作流畅、安全、规范，避免老人害怕、疼痛等，过程中未出现致老人于危险环境的操作动作或行为。		1	
	②沟通力：顺畅自然、有效沟通，表达信息方式符合老人社会文化背景，能正确理解老人反馈的信息，避免盲目否定或其他语言暴力。		1	
	③创新性：能综合应用传统技艺、先进新技术等为老人提供所需的照护措施，解决老人的问题，促进老人的健康和幸福感。		1	

表40.1（续）

项目	标准要求	分值	扣分
	④ 职业防护：做好自身职业防护，能运用节力原则，妥善利用力的杠杆作用，调整重心，减少摩擦力，会利用惯性等方法。	1	
	⑤ 人文关怀：能及时关注到老人各方面的变化，能针对老人的心理和情绪做出恰当的反应，给予支持，例如不可急躁等；言行举止有尊老、敬老、爱老、护老的意识。	1	
	⑥ 鼓励：利用语言和非语言方式鼓励老人参与照护，加强自我管理，发挥残存功能，提升自理能力。	1	
	⑦ 灵活性：对临场突发状况能快速应变，根据老人及现场条件灵活机动实施照护，具有很强的解决问题的能力。	1	
备注	① 总分100分。 ② 操作技术不熟练，不符合规范，扣5~10分。		

41. 便标本留取的操作流程

【目的】

（1）常规标本用于检查粪便的性状、颜色、细胞等。

（2）培养标本用于检查粪便中的致病菌。

（3）隐血标本用于检查粪便内肉眼不能察见的微量血液。

（4）寄生虫标本用于检查粪便中寄生虫、幼虫以及虫卵数量。

【准备】

（1）环境准备：温度适宜，光线充足，环境安静。

（2）人员准备：衣帽整洁、修剪指甲、洗手、戴口罩。

（3）用物准备：处置车、治疗盘、条形码、检验盒（内附棉签或检便匙）、清洁便盆、无菌培养瓶、无菌棉签、消毒便盆、透明胶带或载玻片（查找蛲虫）、手套、洗手液、生活/医用垃圾桶、屏风。

【操作流程】

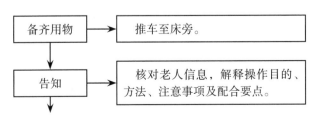

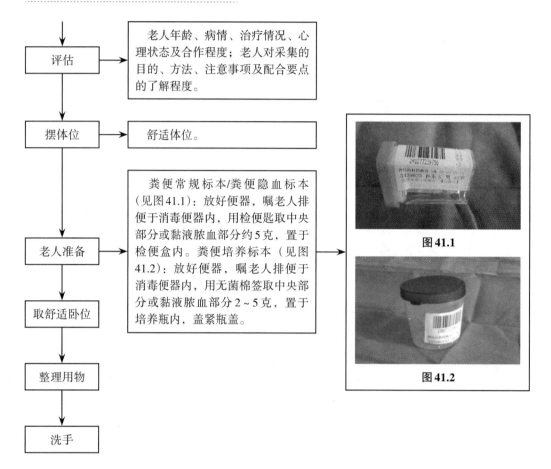

评估 → 老人年龄、病情、治疗情况、心理状态及合作程度；老人对采集的目的、方法、注意事项及配合要点的了解程度。

摆体位 → 舒适体位。

老人准备 → 粪便常规标本/粪便隐血标本（见图41.1）：放好便器，嘱老人排便于消毒便器内，用检便匙取中央部分或黏液脓血部分约5克，置于检便盒内。粪便培养标本（见图41.2）：放好便器，嘱老人排便于消毒便器内，用无菌棉签取中央部分或黏液脓血部分2～5克，置于培养瓶内，盖紧瓶盖。

图41.1

图41.2

取舒适卧位

整理用物

洗手

⚫【注意事项】

（1）采集培养标本时，如老人无便意，用长棉签蘸0.9%氯化钠溶液，由肛门插入6～7厘米，顺一个方向轻轻旋转后退出，将棉签置于培养瓶内，盖紧瓶盖。

（2）采集隐血标本时，嘱老人检查前三天禁食肉类，动物肝、血和含铁丰富的药物或食物，三天后采集标本，以免造成假阳性。

（3）采集寄生虫标本时，如老人服用驱虫药或作血吸虫孵化检查，应该留取全部粪便。

（4）检查阿米巴原虫，在采集标本前几天，不应给老人服用钡剂、油剂或含金属的泻剂，以免金属制剂影响阿米巴原虫卵或胞囊的显露。

（5）老人腹泻时的水样便应盛于容器内送检。

表41.1　便标本留取的操作评分标准

考号：　　　　　　总分：100分　　　　　评审老师：　　　　　　　　得分：

项目	标准要求	分值	扣分
环境准备（1分）	室温适宜、光线充足、环境安静。	1	

表41.1（续）

项目	标准要求			分值	扣分
人员准备（3分）	衣帽整洁（0.5分），修剪指甲（0.5分），洗手（1分），戴口罩（1分）。			3	
用物准备（7分）	处置车、治疗盘、条形码、检验盒（内附棉签或检便匙）、清洁便盆、无菌培养瓶、无菌棉签、消毒便盆、透明胶带或载玻片（查找蛲虫）、手套、洗手液、生活/医用垃圾桶、屏风（各0.5分）。			7	
评估（4分）	①老人年龄、病情、治疗情况、心理状态及合作程度（2分）。 ②老人对粪便标本采集的目的、方法、注意事项及配合要点的了解程度（2分）。			4	
操作流程（71分）	①温度适宜、光线充足、环境安静（1分），打开污物桶盖（1分），洗手（1分）、戴口罩（1分）。			4	
	②核对医嘱及条形码（1分），根据检验目的选择合适的容器并检查，同时将条形码粘贴在相应的容器上（1分），检查标本容器的有效期（1分），标本容器是否完好（1分）。			4	
	③盖污物桶盖（1分），洗手（1分）、脱口罩（1分）。			3	
	④推车携用物至床旁，核对老人床号、姓名（1分），解释粪便标本采集的目的、方法、临床意义、注意事项、配合要点（2分）。			3	
	⑤用屏风遮挡（1分），协助老人取舒适体位（1分），排空膀胱（2分）。			4	
	⑥打开污物桶盖（1分），洗手（1分）、戴口罩（1分）。			3	
	⑦常规标本		放好清洁便器。	2	
			嘱老人排便于清洁便器内。	2	
			用检便匙取中央部分或黏液脓血部分约5克，置于检便盒内。	2	
	⑧培养标本		放好消毒便器。	2	
			嘱老人排便于消毒便器内。	2	
			用无菌棉签取中央部分粪便或黏液脓血部分2~5克置于培养瓶内，盖紧瓶塞。	2	
	⑨隐血标本		放好清洁便器。	2	
			嘱老人排便于清洁便器内。	2	
			用检便匙取中央部分或黏液脓血部分约5克，置于检便盒内。	2	
	⑩寄生虫及虫卵标本	检验寄生虫及虫卵	放好清洁便器。	2	
			嘱老人排便于清洁便器内。	2	

表41.1（续）

项目	标准要求			分值	扣分
			用检便匙取中央部分或黏液脓血部分约5克，置于检便盒内	2	
		检查饶虫	嘱老人睡觉前或清晨未起床前，将透明带贴于肛门围处	2	
			取下并将已粘有虫卵的透明胶带面贴在载玻片上或将透明胶带对合	2	
		检查阿米巴原虫	将便盆加温至接近人体的体温	2	
			嘱老人排便于加温后的便器内	2	
	⑪ 再次核对医嘱、条形码、标本（1分），老人床号、姓名（1分）			2	
	⑫ 协助老人取舒适卧位，放好呼叫器（2分），整理床单位，撤去屏风，整理用物（3分）			5	
	⑬ 盖污物桶盖，洗手、脱口罩（1分），告知老人注意事项（3分）			4	
	⑭ 标本及时送检（3分）			3	
	⑮ 检验结果回报后及时告知老人，记录（3分）			3	
	⑯ 用物按常规消毒处理（1分）			1	
宣教指导（4分）	① 根据检验目的不同，向病人介绍粪便标本留取的方法和注意事项（2分） ② 向病人说明正确留取尿标本对检验结果的重要性，教会留取方法，确保检验结果的准确性（2分）			4	
效果评价（3分）	① 询问有无其他需求、是否满意（反馈），整理各项物品。			1	
	② 记录粪便的性状、颜色、气味等，如有异常情况及时报告。			1	
	③ 遵守感染控制和管理要求，避免交叉感染，做好个人防护及手卫生等。			1	
综合评判（7分）	① 操作过程中的安全性：操作流畅、安全、规范，避免老人害怕、疼痛等，过程中未出现致老人于危险环境的操作动作或行为。			1	
	② 沟通力：顺畅自然、有效沟通，表达信息方式符合老人社会文化背景，能正确理解老人反馈的信息，避免盲目否定或其他语言暴力。			1	
	③ 创新性：能综合应用传统技艺、先进新技术等为老人提供所需的照护措施，解决老人的问题，促进老人的健康和幸福感。			1	
	④ 职业防护：做好自身职业防护，能运用节力原则，妥善利用力的杠杆作用，调整重心，减少摩擦力，会利用惯性等方法。			1	
	⑤ 人文关怀：能及时关注到老人各方面的变化，能针对老人的心理和情绪做出恰当的反应，给予支持，例如不可急躁等；言行举止有尊老、敬老、爱老、护老的意识。			1	

表41.1（续）

项目	标准要求	分值	扣分
	⑥鼓励：利用语言和非语言方式鼓励老人参与照护，加强自我管理，发挥残存功能，提升自理能力。	1	
	⑦灵活性：对临场突发状况能快速应变，根据老人及现场条件灵活机动实施照护，具有很强的解决问题的能力。	1	
备注	①总分100分。 ②操作技术不熟练，不符合规范，扣5～10分。		

42. 痰标本留取的操作流程

【目的】

（1）常规痰标本用于检查痰液中的细菌、虫卵或癌细胞等。

（2）痰培养标本用于检查痰液中的致病菌，为选择抗生素提供依据。

（3）24小时痰标本用于检查24小时的痰量，并观察痰液的性状，协助诊断或作浓集结核杆菌检查。

【准备】

（1）环境准备：温度适宜，光线充足，环境安静。

（2）人员准备：衣帽整洁、修剪指甲、洗手、戴口罩。

（3）用物准备：处置车、治疗盘、痰盒、无菌痰盒、漱口溶液、集痰器吸痰用物（吸引器、吸痰管）、一次性手套、医嘱卡、笔、表、采集条形码、洗手液、医用/生活垃圾桶。

【操作流程】

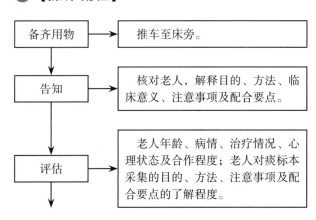

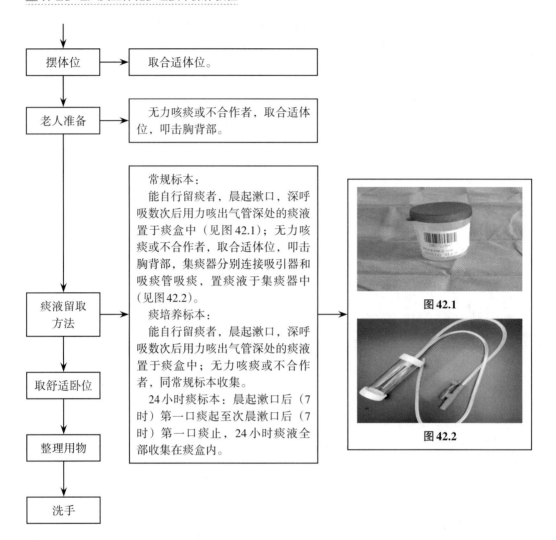

图 42.1

图 42.2

◆【注意事项】

（1）如检查癌细胞，应用10%甲醛溶液或95%乙醇溶液固定痰液后立即送检。

（2）不可将唾液、漱口水、鼻涕等混入痰液。

（3）收集痰液时间宜选择在清晨，因此时痰液较多，痰内细菌也较多，可提高准确率。

（4）作24小时痰量和分层检查时，应嘱老人将痰吐在无色广口瓶内，需要时可加少许苯酚以防腐。

表42.1　痰标本留取的操作评分标准

考号：　　　　　总分：100分　　　　　评审老师：　　　　　得分：

项目	标准要求	分值	扣分
环境准备 （1分）	室温适宜、光线充足、环境安静。	1	

表42.1（续）

项目	标准要求			分值	扣分
人员准备 （3分）	衣帽整洁（0.5分），修剪指甲（0.5分），洗手（1分），戴口罩（1分）。			3	
用物准备 （8分）	处置车、治疗盘、痰盒、无菌痰盒、漱口溶液、集痰器、吸痰用物（吸引器、吸痰管）、一次性手套、医嘱卡、笔、表、采集条形码、洗手液、医用/生活垃圾桶（各0.5分）。			8	
评估 （6分）	① 老人的年龄、病情、治疗情况、心理状态及合作程度（3分）。 ② 老人对痰标本采集的目的、方法、注意事项及配合要点的了解程度（3分）。			6	
操作流程 （66分）	① 温度适宜、光线充足、环境安静（1分），打开污物桶盖（1分），洗手（1分）、戴口罩（1分）。			4	
	② 核对医嘱（1分），根据检验目的选择合适的痰盒并检查，同时将条形码粘贴在相应的痰盒上（1分），检查痰盒的有效期（1分），痰盒包装是否完好（1分）。			4	
	③ 盖污物桶盖（1分），洗手（1分）、脱口罩（1分）。			3	
	④ 推车携用物至床旁，核对老人信息（2分），解释痰标本采集的目的、方法、临床意义、注意事项、配合要点（4分），协助老人取舒适体位（1分）。			7	
	⑤ 打开污物桶盖（1分），洗手（1分）、戴口罩（1分）。			3	
	⑥ 常规标本	收集痰标本。		2	
		能自行留痰者	晨起并漱口。	2	
			深呼吸数次后用力咳出气管深处的痰液置于痰盒中。	2	
		无力咳嗽或不合作者	取合适体位，叩击胸背部。	3	
			集痰器分别连接吸引器和吸痰管吸痰，置痰液于集痰器中。	4	
	⑦ 痰培养标本 a.能自行留痰者，晨起漱口，深呼吸数次后用力咳出气管深处的痰液置于无菌痰盒中（4分）。 b.无力咳痰或不合作者，同常规标本收集（2分）。			6	
	⑧ 晨起漱口后（7时）第一口痰起至次晨漱口后（7时）第一口痰止，24小时痰液全部收集在痰盒内（4分）。			4	
	⑨ 再次核对医嘱、条形码、标本、老人（3分）。			3	
	⑩ 协助老人取舒适卧位（2分），放好呼叫器（2分）。			4	
	⑪ 整理床单位（2分），整理用物（2分）。			4	

表42.1（续）

项目	标准要求	分值	扣分
	⑫盖污物桶盖（1分），洗手（1分）、脱口罩（1分），交代注意事项，检验结果回报后及时告知老人（5分），沟通流畅（2分）。	7	
	⑬口述观察内容，记录，送检（4分）。	4	
宣教指导 （6分）	①告知痰标本采集法的目的和注意事项（2分）。 ②教会老人家属留取痰标本采集正确的配合方法（2分）。 ③向家属讲解痰标本采集的相关知识（2分）。	6	
效果评价 （3分）	①询问有无其他需求、是否满意（反馈），整理各项物品。	1	
	②记录痰液的外观和性状，24小时痰标本应记录总量，如有异常情况及时报告。	1	
	③遵守感染控制和管理要求，做好个人防护及手卫生等。	1	
综合评判 （7分）	①操作过程中的安全性：操作流畅、安全、规范，避免老人害怕、疼痛等，过程中未出现致老人于危险环境的操作动作或行为。	1	
	②沟通力：顺畅自然、有效沟通，表达信息方式符合老人社会文化背景，能正确理解老人反馈的信息，避免盲目否定或其他语言暴力。	1	
	③创新性：能综合应用传统技艺、先进新技术等为老人提供所需的照护措施，解决老人的问题，促进老人的健康和幸福感。	1	
	④职业防护：做好自身职业防护，能运用节力原则，妥善利用力的杠杆作用，调整重心，减少摩擦力，会利用惯性等方法。	1	
	⑤人文关怀：能及时关注到老人各方面的变化，能针对老人的心理和情绪做出恰当的反应，给予支持，例如不可急躁等；言行举止有尊老、敬老、爱老、护老的意识。	1	
	⑥鼓励：利用语言和非语言方式鼓励老人参与照护，加强自我管理，发挥残存功能，提升自理能力。	1	
	⑦灵活性：对临场突发状况能快速应变，根据老人及现场条件灵活机动实施照护，具有很强的解决问题的能力。	1	
备注	①总分100分。 ②操作技术不熟练，不符合规范，扣5~10分。		

43. 冰袋使用的操作流程

▶【目的】

降温、止血、镇痛、消炎。

▶【准备】

（1）环境准备：室温适宜、酌情关闭门窗，避免对流风直吹老人，必要时用屏风或床（窗）帘遮挡。

（2）人员准备：衣帽整洁，修剪指甲，洗手，戴口罩。

（3）用物准备：冰袋或冰囊、毛巾、手消液。

▶【操作流程】

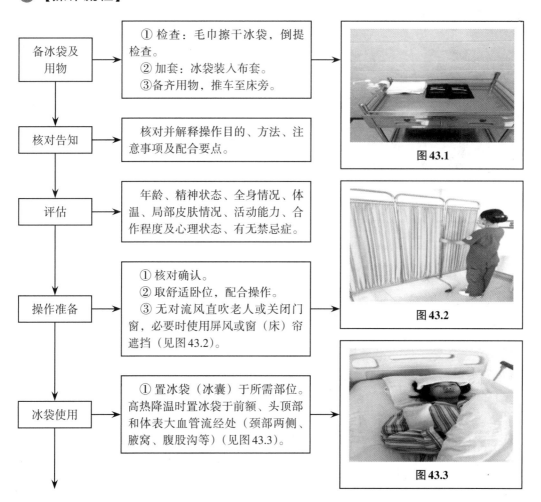

| 备冰袋及用物 | ① 检查：毛巾擦干冰袋，倒提检查。
② 加套：冰袋装入布套。
③备齐用物，推车至床旁。 |

图43.1

| 核对告知 | 核对并解释操作目的、方法、注意事项及配合要点。 |

| 评估 | 年龄、精神状态、全身情况、体温、局部皮肤情况、活动能力、合作程度及心理状态、有无禁忌症。 |

| 操作准备 | ① 核对确认。
② 取舒适卧位，配合操作。
③ 无对流风直吹老人或关闭门窗，必要时使用屏风或窗（床）帘遮挡（见图43.2）。 |

图43.2

| 冰袋使用 | ① 置冰袋（冰囊）于所需部位。高热降温时置冰袋于前额、头顶部和体表大血管流经处（颈部两侧、腋窝、腹股沟等）（见图43.3）。 |

图43.3

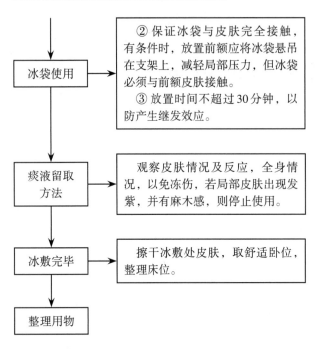

| 冰袋使用 | ② 保证冰袋与皮肤完全接触，有条件时，放置前额应将冰袋悬吊在支架上，减轻局部压力，但冰袋必须与前额皮肤接触。
③ 放置时间不超过30分钟，以防产生继发效应。 |

| 痰液留取方法 | 观察皮肤情况及反应，全身情况，以免冻伤，若局部皮肤出现发紫，并有麻木感，则停止使用。 |

| 冰敷完毕 | 擦干冰敷处皮肤，取舒适卧位，整理床位。 |

整理用物

▶【注意事项】

（1）随时观察，检查冰袋有无漏水、是否夹紧。冰块融化后应及时更换，保持布袋干燥。

（2）观察用冷部位局部情况和皮肤色泽，防止冻伤。倾听老人主诉，有异常立即停止用冷。

（3）如为降温，冰袋使用后30分钟需测量体温，当体温降至39 ℃以下，应取下冰袋，并做好记录。

表43.1　冰袋使用操作的评分标准

考号：　　　　　总分：100分　　　　　评审老师：　　　　　得分：

项目	标准要求	分值	扣分
环境准备（3分）	室温适宜（1分），光线充足（1分），环境安静舒适（1分）。	3	
人员准备（4分）	衣帽整洁（1分），修剪指甲（1分），洗手（1分），戴口罩（1分）。	4	
用物准备（3分）	冰袋或冰囊（1分）、毛巾（1分）、洗手液（1分）。	3	
评估（16分）	年龄（2分）、精神状态（2分）、全身情况和体温（2分）、局部皮肤情况（2分）、活动能力（2分）、合作程度（2分）、心理状态（2分）、有无禁忌症（2分）。	16	

表43.1（续）

项目	标准要求	分值	扣分
操作流程 （64分）	① 备冰袋及用物： a.检查：毛巾擦干冰袋，倒提检查（2分）。 b.加套：冰袋包裹好毛巾（2分）。 c.备齐用物，推车至床旁（2分）。	6	
	② 核对并解释操作目的（2分）、方法（2分）、注意事项（2分）、配合要点（2分）。	8	
	③ 操作准备： a.核对确认（2分）。 b.取舒适卧位，配合操作（2分）。 c.无对流风直吹老人或关闭门窗，必要时使用屏风或窗（床）帘遮挡（2分）。	6	
	④ 冰袋使用： a.置冰袋（冰囊）于所需部位（5分）。高热降温时置冰袋于前额、头顶部和体表大血管流经处（颈部两侧、腋窝、腹股沟等）（5分）。 b.保证冰袋与皮肤完全接触，有条件时，放置前额将冰袋悬吊在支架上，减轻局部压力，但冰袋必须与前额皮肤接触（5分）。 c.放置时间不超过30分钟，以防产生继发效应（5分）。	20	
	⑤ 观察效果及反应：观察皮肤情况及反应，全身情况，以免冻伤，若局部皮肤出现发紫并有麻木感，则停止使用，如为降温，冰袋使用后30分钟，需测量体温，观察体温变化（5分）。	5	
	⑥ 冰敷完毕：擦干冰敷处皮肤（5分），取舒适卧位（5分），整理床位（5分）。	15	
	⑦ 整理用物。	2	
	⑧ 洗手。	2	
宣教指导 （10分）	① 介绍使用冰袋的目的、作用及正确的使用方法（5分）。 ② 说明使用冰袋的注意事项及应达到的效果（5分）。	10	
效果照护 评价 （3分）	① 询问老人有无其他需求、是否满意（反馈），整理各项物品。	1	
	② 观察使用冰袋后效果及老人反应，如有异常情况及时报告。	1	
	③ 遵守感染控制和管理要求，包括废弃物处理、个人防护及手卫生等。	1	
综合评判 （7分）	① 操作过程中的安全性：操作流畅、安全、规范，避免老人害怕、疼痛等，过程中未出现致老人于危险环境的操作动作或行为。	1	
	② 沟通力：顺畅自然、有效沟通，表达信息方式符合老人社会文化背景，能正确理解老人反馈的信息，避免盲目否定或其他语言暴力。	1	

表43.1（续）

项目	标准要求	分值	扣分
	③ 创新性：能综合应用传统技艺、先进新技术等为老人提供所需的照护措施，解决老人的问题，促进老人的健康和幸福感。	1	
	④ 职业防护：做好自身职业防护，能运用节力原则，妥善利用力的杠杆作用，调整重心，减少摩擦力，会利用惯性等方法。	1	
	⑤ 人文关怀：能及时关注到老人各方面的变化，能针对老人的心理和情绪做出恰当的反应，给予支持，例如不可急躁等；言行举止有尊老、敬老、爱老、护老的意识。	1	
	⑥ 鼓励：利用语言和非语言方式鼓励老人参与照护，加强自我管理，发挥残存功能，提升自理能力。	1	
	⑦ 灵活性：对临场突发状况能快速应变，根据老人及现场条件灵活机动实施照护，具有很强的解决问题的能力。	1	
备注	① 总分100分。 ② 操作技术不熟练，不符合规范，扣5～10分。		

44．冷湿敷的操作流程

【目的】

止血、消炎、消肿、止痛。

【准备】

（1）环境准备：室温适宜、酌情关闭门窗，必要时屏风或床（窗）帘遮挡。

（2）人员准备：衣帽整洁，修剪指甲，洗手，戴口罩。

（3）用物准备：敷布2块、凡士林、纱布、棉签、一次性治疗巾、手套、脸盆（内盛放冰水）、手消液。

◉【操作流程】

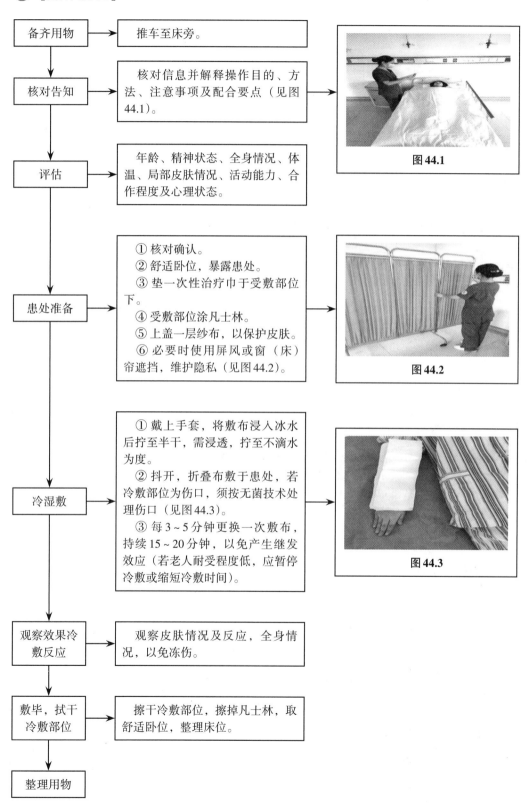

备齐用物 → 推车至床旁。

核对告知 → 核对信息并解释操作目的、方法、注意事项及配合要点（见图44.1）。

图44.1

评估 → 年龄、精神状态、全身情况、体温、局部皮肤情况、活动能力、合作程度及心理状态。

患处准备 → ① 核对确认。
② 舒适卧位，暴露患处。
③ 垫一次性治疗巾于受敷部位下。
④ 受敷部位涂凡士林。
⑤ 上盖一层纱布，以保护皮肤。
⑥ 必要时使用屏风或窗（床）帘遮挡，维护隐私（见图44.2）。

图44.2

冷湿敷 → ① 戴上手套，将敷布浸入冰水后拧至半干，需浸透，拧至不滴水为度。
② 抖开，折叠布敷于患处，若冷敷部位为伤口，须按无菌技术处理伤口（见图44.3）。
③ 每3~5分钟更换一次敷布，持续15~20分钟，以免产生继发效应（若老人耐受程度低，应暂停冷敷或缩短冷敷时间）。

图44.3

观察效果冷敷反应 → 观察皮肤情况及反应，全身情况，以免冻伤。

敷毕，拭干冷敷部位 → 擦干冷敷部位，擦掉凡士林，取舒适卧位，整理床位。

整理用物

◉【注意事项】

（1）注意观察局部皮肤情况及病人反应。

（2）敷布湿度得当，以不滴水为度。

（3）若为降温，则使用冷湿敷30分钟后测量体温。

表44.1 冷湿敷操作的评分标准

考号：　　　　　　总分：100分　　　　评审老师：　　　　　得分：

项目	标准要求	分值	扣分
环境准备 （3分）	室温适宜（1分），光线充足（1分），环境安静舒适（1分）。	3	
人员准备 （4分）	衣帽整洁（1分），修剪指甲（1分），洗手（1分），戴口罩（1分）。	4	
用物准备 （7分）	敷布2块（1分）、凡士林（1分）、纱布（1分）、棉签（1分）、一次性治疗巾（1分）、手套（1分）、脸盆（内盛放冰水）（1分）。	7	
评估 （16分）	年龄（2分）、精神状态（2分）、全身情况（2分）、体温（2分）、局部皮肤情况（2分）、活动能力（2分）、合作程度（2分）及心理状态（2分）。	16	
操作流程 （50分）	① 备齐用物，推车至床旁。	2	
	② 核对并解释操作目的（2分）、方法（2分）、注意事项（2分）及配合要点（2分）。	8	
	③ 患处准备： a.核对确认，取舒适卧位，暴露患处。（3分）。 b.垫一次性治疗巾于受敷部位下（3分）。 c.受敷部位涂凡士林（3分）。 d.上盖一层纱布，以保护皮肤（3分）。 e.必要时使用屏风或窗（床）帘遮挡，维护隐私（3分）。	15	
	④ 冷湿敷： a.戴上手套，将敷布浸入冰水后拧至半干，需浸透，拧至不滴水为度（3分）。 b.抖开，折叠布敷于患处，若冷敷部位为伤口，须按无菌技术处理伤口（4分）。 c.每3～5分钟更换一次敷布，持续15～20分钟，以免产生继发效应（若老人耐受程度低，应暂停冷敷或缩短冷敷时间）（4分）。	11	
	⑤ 观察效果及反应。观察皮肤情况及反应，全身情况，以免冻伤。	5	
	⑥ 敷毕，擦干冷敷部位，擦掉凡士林，脱手套，取舒适体位，整理床位。	5	
	⑦ 整理用物。	2	
	⑧ 洗手。	2	

表44.1（续）

项目	标准要求	分值	扣分
宣教指导 （10分）	① 解释冷湿敷的目的、作用和方法（5分）。 ② 说明冷湿敷的注意事项及应达到的效果（5分）。	10	
效果照护 评价 （3分）	① 询问老人有无其他需求、是否满意（反馈），整理各项物品。	1	
	② 观察冷湿敷后效果及老人反应，如有异常情况及时报告。	1	
	③ 遵守感染控制和管理要求，包括废弃物处理、个人防护及手卫生等。	1	
综合评判 （7分）	① 操作过程中的安全性：操作流畅、安全、规范，避免老人害怕、疼痛等，过程中未出现致老人于危险环境的操作动作或行为。	1	
	② 沟通力：顺畅自然、有效沟通，表达信息方式符合老人社会文化背景，能正确理解老人反馈的信息，避免盲目否定或其他语言暴力。	1	
	③ 创新性：能综合应用传统技艺、先进新技术等为老人提供所需的照护措施，解决老人的问题，促进老人的健康和幸福感。	1	
	④ 职业防护：做好自身职业防护，能运用节力原则，妥善利用力的杠杆作用，调整重心，减少摩擦力，会利用惯性等方法。	1	
	⑤ 人文关怀：能及时关注到老人各方面的变化，能针对老人的心理和情绪做出恰当的反应，给予支持，例如不可急躁等；言行举止有尊老、敬老、爱老、护老的意识。	1	
	⑥ 鼓励：利用语言和非语言方式鼓励老人参与照护，加强自我管理，发挥残存功能，提升自理能力。	1	
	⑦ 灵活性：对临场突发状况能快速应变，根据老人及现场条件灵活机动实施照护，具有很强的解决问题的能力。	1	
备注	① 总分100分。 ② 操作技术不熟练，不符合规范，扣5～10分。		

45. 热水袋使用的操作流程

▶▶【目的】

保暖、解痉、镇痛、舒适。

▶ 【准备】

(1) 环境准备：调节室温、酌情关闭门窗，避免对流风直吹老人。

(2) 人员准备：衣帽整洁，修剪指甲，洗手，戴口罩。

(3) 用物准备：热水袋、水温计、毛巾、热水（图45.1）。

▶ 【操作流程】

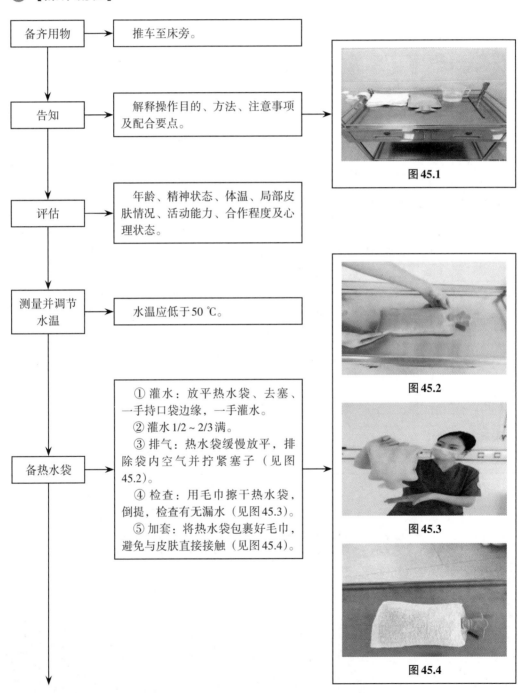

| 备齐用物 | → | 推车至床旁。 |

| 告知 | → | 解释操作目的、方法、注意事项及配合要点。 |

图 45.1

| 评估 | → | 年龄、精神状态、体温、局部皮肤情况、活动能力、合作程度及心理状态。 |

| 测量并调节水温 | → | 水温应低于50 ℃。 |

图 45.2

| 备热水袋 | → | ① 灌水：放平热水袋、去塞、一手持口袋边缘，一手灌水。
② 灌水 1/2 ~ 2/3 满。
③ 排气：热水袋缓慢放平，排除袋内空气并拧紧塞子（见图45.2）。
④ 检查：用毛巾擦干热水袋，倒提，检查有无漏水（见图45.3）。
⑤ 加套：将热水袋包裹好毛巾，避免与皮肤直接接触（见图45.4）。 |

图 45.3

图 45.4

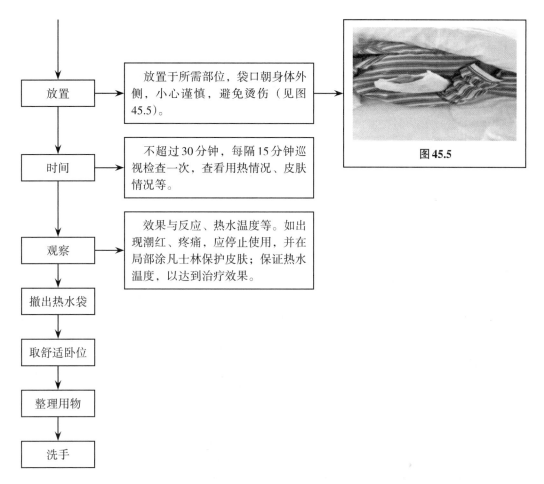

放置 → 放置于所需部位，袋口朝身体外侧，小心谨慎，避免烫伤（见图45.5）。

图45.5

时间 → 不超过30分钟，每隔15分钟巡视检查一次，查看用热情况、皮肤情况等。

观察 → 效果与反应、热水温度等。如出现潮红、疼痛，应停止使用，并在局部涂凡士林保护皮肤；保证热水温度，以达到治疗效果。

撤出热水袋

取舒适卧位

整理用物

洗手

▶【注意事项】

（1）经常检查热水袋有无破损，热水袋与塞子是否配套，以防漏水。

（2）炎症部位热敷时，热水袋灌水1/3满，以免压力过大，引起疼痛。

（3）使用热水袋应再包一块大毛巾或放于两层毯子之间，以防烫伤。

（4）勤检查局部皮肤情况。

表45.1 使用热水袋操作的评分标准

考号： 总分：100分 评审老师： 得分：

项目	标准要求	分值	扣分
环境准备（3分）	室温适宜（1分），光线充足（1分），环境安静（1分）。	3	
人员准备（4分）	衣帽整洁（1分），修剪指甲（1分），洗手（1分），戴口罩（1分）。	4	
用物准备（4分）	热水袋（1分）、水温计（1分）、毛巾（1分）、热水（1分）。	4	

表45.1（续）

项目	标准要求	分值	扣分
评估 （14分）	年龄（2分）、精神状态（2分）、体温（2分）、局部皮肤情况（2分）、活动能力（2分）、合作程度（2分）及心理状态（2分）。	14	
操作流程 （55分）	① 备齐用物，推车至床旁。	2	
	② 解释操作目的（2分）、方法（2分）、注意事项（2分）及配合要点（2分）、询问老人有无其他需求（2分），环境和体位等是否舒适（2分）。	12	
	③ 测量、调节水温（2分），水温应低于50 ℃（4分）。	6	
	④ 备热水袋 a. 灌水：放平热水袋、去塞、一手持口袋边缘、一手灌水（4分）。 b. 灌水1/2～2/3满（4分）。 c. 排气：热水袋缓慢放平，排出袋内空气并拧紧塞子（4分）。 d. 检查：用毛巾擦干热水袋，倒提，检查有无漏水（4分）。 e. 加套：将热水袋装入布袋，避免与皮肤直接接触（4分）。	20	
	⑤ 放置所需部位，袋口朝身体外侧，避免烫伤。	3	
	⑥ 时间不超过30分钟，每隔15分钟巡视检查一次，查看用热情况、皮肤情况等。	3	
	⑦ 观察效果，如皮肤出现潮红、疼痛，应停止使用，并在局部涂凡士林保护皮肤；保证热水温度，以达到治疗效果。	3	
	⑧ 撤出热水袋，协助取舒适体位，整理用物。	3	
	⑨ 洗手。	3	
宣教指导 （10分）	① 解释使用热水袋的目的作用和方法（5分）。 ② 说明使用热水袋的注意事项及应达到的效果（5分）。	10	
效果照护评价 （3分）	① 询问老人有无其他需求、是否满意（反馈），整理各项物品。	1	
	② 观察使用冰袋后效果及老人反应，如有异常情况报告。	1	
	③ 遵守感染控制和管理要求，包括废弃物处理、个人防护及手卫生等。	1	
综合评判 （7分）	① 操作过程中的安全性：操作流畅、安全、规范，避免老人害怕、疼痛等，过程中未出现致老人于危险环境的操作动作或行为。	1	
	② 沟通力：顺畅自然、有效沟通，表达信息方式符合老人社会文化背景，能正确理解老人反馈的信息，避免盲目否定或其他语言暴力。	1	
	③ 创新性：能综合应用传统技艺、先进新技术等为老人提供所需的照护措施，解决老人的问题，促进老人的健康和幸福感。	1	

表45.1（续）

项目	标准要求	分值	扣分
	④ 职业防护：做好自身职业防护，能运用节力原则，妥善利用力的杠杆作用，调整重心，减少摩擦力，会利用惯性等方法。	1	
	⑤ 人文关怀：能及时关注到老人各方面的变化，能针对老人的心理和情绪做出恰当的反应，给予支持，例如不可急躁等；言行举止有尊老、敬老、爱老、护老的意识。	1	
	⑥ 鼓励：利用语言和非语言方式鼓励老人参与照护，加强自我管理，发挥残存功能，提升自理能力。	1	
	⑦ 灵活性：对临场突发状况能快速应变，根据老人及现场条件灵活机动实施照护，具有很强的解决问题的能力。	1	
备注	① 总分100分。 ② 操作技术不熟练，不符合规范，扣5～10分。		

46. 热水坐浴的操作流程

▶【目的】

消炎、消肿、止痛。

▶【准备】

（1）环境准备：调节室温、酌情关闭门窗，必要时屏风或窗帘遮挡。
（2）人员准备：衣帽整洁，修剪指甲，洗手，戴口罩。
（3）用物准备：水温计、药液、毛巾、无菌纱布、坐浴盆、坐浴椅、热水瓶。

▶【操作流程】

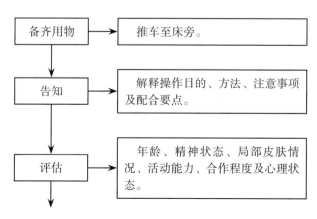

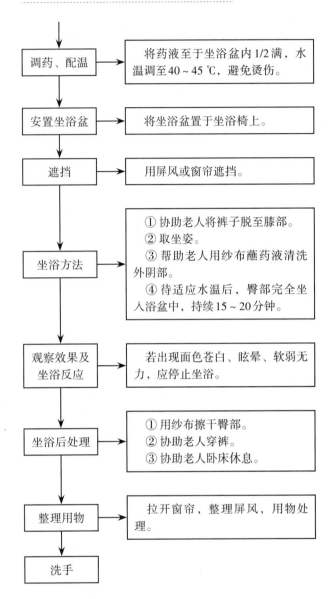

【注意事项】

（1）热水坐浴前先排尿、排便，因热水可刺激肛门、会阴部，引起排便、排尿反射。

（2）坐浴部位若有伤口，坐浴盆、溶液及用物必须无菌。

（3）坐浴过程中观察老人的面色、状态，倾听其主诉，有异常时停止坐浴。

表46.1 热水坐浴操作的评分标准

考号： 总分：100分 评审老师： 得分：

项目	标准要求	分值	扣分
环境准备 （3分）	室温适宜（1分），光线充足（1分），环境安静（1分）。	3	

表46.1（续）

项目	标准要求	分值	扣分
人员准备 （4分）	衣帽整洁（1分），修剪指甲（1分），洗手（1分），戴口罩（1分）。	4	
用物准备 （7分）	水温计（1分）、药液（1分）、毛巾（1分）、无菌纱布（1分）、坐浴盆（1分）、坐浴椅（1分）、热水瓶（1分）。	7	
评估 （12分）	年龄（2分）、精神状态（2分）、局部皮肤情况（2分）、活动能力（2分）、合作程度（2分）及心理状态（2分）。	12	
操作流程 （55分）	① 备齐用物，推车至床旁。	2	
	② 解释操作目的（2分）、方法（2分）、注意事项（2分）及配合要点（2分）。	8	
	③ 用窗帘或屏风遮挡。	3	
	④ 坐浴： a.协助老人将裤子脱至膝部（4分）。 b.取坐姿（4分）。 c.帮助老人用纱布蘸药液清洗外阴部（4分）。 d.待适应水温后，臀部完全坐入浴盆中，持续15~20分钟（4分）。	16	
	⑤ 观察效果及反应，若老人出现面色苍白、眩晕、软弱无力等情况，应停止坐浴。	5	
	⑥ 坐浴后处理： a.用纱布擦干臀部（4分）。 b.协助老人穿裤（4分）。 c.协助老人卧床休息（4分）。	12	
	⑦ 敷毕，拭干热敷部位，勿用摩擦方法擦干，因皮肤长时间处于湿热气中容易破损。	5	
	⑧ 拉开窗帘，整理屏风，用物处理。	2	
	⑨ 洗手。	2	
宣教指导 （9分）	① 热水坐浴前先排尿、排便，因热水可刺激肛门、会阴部，引起排便、排尿反射（3分）。 ② 坐浴部位若有伤口，坐浴盆、溶液及用物必须无菌（3分）。 ③ 坐浴过程中观察老人的面色、状态，倾听其主诉，有异常时停止坐浴（3分）。	9	
效果照护评价 （3分）	① 询问老人有无其他需求、是否满意（反馈），整理各项物品。	1	
	② 观察热湿敷后效果及老人反应，如有异常情况及时报告。	1	
	③ 遵守感染控制和管理要求，包括废弃物处理、个人防护及手卫生等。	1	

表46.1（续）

项目	标准要求	分值	扣分
综合评判（7分）	①操作过程中的安全性：操作流畅、安全、规范，避免老人害怕、疼痛等，过程中未出现致老人于危险环境的操作动作或行为。	1	
	②沟通力：顺畅自然、有效沟通，表达信息方式符合老人社会文化背景，能正确理解老人反馈的信息，避免盲目否定或其他语言暴力。	1	
	③创新性：能综合应用传统技艺、先进新技术等为老人提供所需的照护措施，解决老人的问题，促进老人的健康和幸福感。	1	
	④职业防护：做好自身职业防护，能运用节力原则，妥善利用力的杠杆作用，调整重心，减少摩擦力，会利用惯性等方法。	1	
	⑤人文关怀：能及时关注到老人各方面的变化，能针对老人的心理和情绪做出恰当的反应，给予支持，例如不可急躁等；言行举止有尊老、敬老、爱老、护老的意识。	1	
	⑥鼓励：利用语言和非语言方式鼓励老人参与照护，加强自我管理，发挥残存功能，提升自理能力。	1	
	⑦灵活性：对临场突发状况能快速应变，根据老人及现场条件灵活机动实施照护，具有很强的解决问题的能力。	1	
备注	①总分100分。 ②操作技术不熟练，不符合规范，扣5~10分。		

47. 简易通便（开塞露、甘油栓等）的操作流程

▶【目的】

（1）用于清洁肠道。

（2）帮助老人排便，解除腹胀、腹痛。

▶【准备】

（1）环境准备：房间门窗关闭，遮挡屏风，安静整洁，温湿度适宜。

（2）人员准备：穿戴整齐，修剪指甲，洗手，戴口罩。

（3）老人准备：了解老人日常排便状况，同老人做好沟通，取得配合。物品准备：开塞露或甘油栓、一次性手套、一次性护理垫及卫生纸、便盆、垃圾桶。

▶【操作流程】

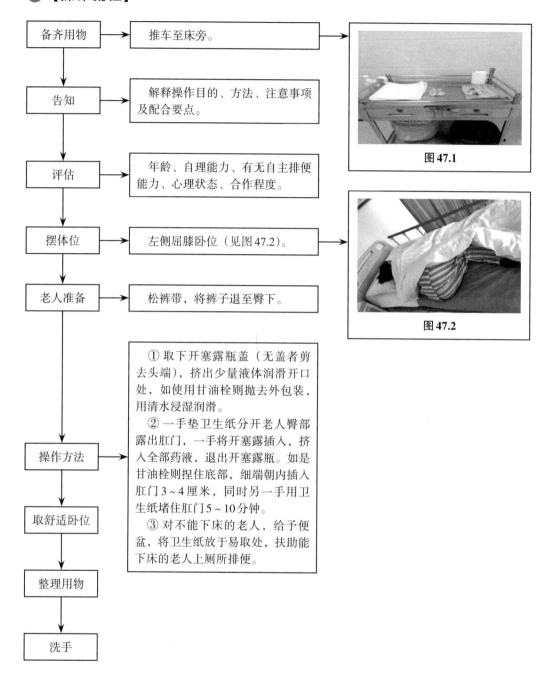

备齐用物 → 推车至床旁。

图47.1

告知 → 解释操作目的、方法、注意事项及配合要点。

评估 → 年龄、自理能力、有无自主排便能力、心理状态、合作程度。

摆体位 → 左侧屈膝卧位（见图47.2）。

老人准备 → 松裤带，将裤子退至臀下。

图47.2

操作方法 →
① 取下开塞露瓶盖（无盖者剪去头端），挤出少量液体润滑开口处，如使用甘油栓则抛去外包装，用清水浸湿润滑。
② 一手垫卫生纸分开老人臀部露出肛门，一手将开塞露插入，挤入全部药液，退出开塞露瓶。如是甘油栓则捏住底部，细端朝内插入肛门3~4厘米，同时另一手用卫生纸堵住肛门5~10分钟。
③ 对不能下床的老人，给予便盆，将卫生纸放于易取处，扶助能下床的老人上厕所排便。

取舒适卧位

整理用物

洗手

▶【注意事项】

（1）操作过程中观察老人有无面色苍白、呼吸急促、全身大汗等症状，发现不适，应立即停止操作，及时报告。

（2）观察老人粪便形状、颜色、气味及量，有异常时暂时保留排泄物并及时报告。

表47.1 简易通便操作的评分标准

考号：　　　　　　总分：100分　　　　　评审老师：　　　　得分：

项目	标准要求	分值	扣分
环境准备 （3分）	室温适宜（1分），光线充足（1分），环境安静（1分）。	3	
人员准备 （4分）	衣帽整洁（1分），修剪指甲（1分），洗手（1分），戴口罩（1分）。	4	
用物准备 （6分）	卫生纸（1分）、便盆（1分）、开塞露或甘油栓（1分）、一次性手套（1分）、垃圾桶（1分）、一次性护理垫（1分）。	6	
评估 （10分）	① 年龄（2分）。 ② 自理能力（2分）。 ③ 有无自主排便的能力（2分）。 ④ 心理状态（2分）。 ⑤ 合作程度（2分）。	10	
操作流程 （61分）	① 备齐用物，推车至病房。	2	
	② 解释操作目的（2分）、方法（2分）、注意事项（2分）及配合要点（2分）。	8	
	③ 协助取左侧屈膝卧位（4分），检查臀部皮肤有无破损（4分）。	8	
	④ 松开老人裤带，将裤子退至臀下。	4	
	⑤ 取下开塞露瓶盖（无盖者剪去头端），挤出少量液体润滑开口处（4分），如使用甘油栓抛去外包装，用清水浸湿润滑（4分）。	8	
	⑥ 操作者一手垫卫生纸分开老人臀部露出肛门，一手将开塞露插入（4分），挤入全部药液，退出开塞露瓶（4分）。如是甘油栓则捏住底部，细端朝内插入肛门3~4 cm（4分），同时另一手用卫生纸堵住肛门约5~10分钟（4分）。	16	
	⑦ 协助老人如厕，对不能下床的老人，给予便盆，将卫生纸放于易取处。	4	
	⑧ 对能下床的老人，扶助老人上厕所排便。	3	
	⑨ 取舒适卧位。	3	
	⑩ 整理用物。	3	
	⑪ 洗手。	2	
宣教指导 （6分）	① 指导简易排便的目的和注意事项（2分）。 ② 教会其正确的配合方法（2分）。 ③ 指导其预防便秘及养成良好的排便习惯的保健知识（2分）。	6	
效果照护 评价 （3分）	① 询问老人有无其他需求、是否满意（反馈），整理各项物品。	1	
	② 记录通便时间及老人反应，如有异常情况及时报告。	1	

表47.1（续）

项目	标准要求	分值	扣分
	③ 遵守感染控制和管理要求，包括废弃物处理、个人防护及手卫生等。	1	
综合评判（7分）	① 操作过程中的安全性：操作流畅、安全、规范，避免老人害怕、疼痛等，过程中未出现致老人于危险环境的操作动作或行为。	1	
	② 沟通力：顺畅自然、有效沟通，表达信息方式符合老人社会文化背景，能正确理解老人反馈的信息，避免盲目否定或其他语言暴力。	1	
	③ 创新性：能综合应用传统技艺、先进新技术等为老人提供所需的照护措施，解决老人的问题，促进老人的健康和幸福感。	1	
	④ 职业防护：做好自身职业防护，能运用节力原则，妥善利用力的杠杆作用，调整重心，减少摩擦力，会利用惯性等方法。	1	
	⑤ 人文关怀：能及时关注到老人各方面的变化，能针对老人的心理和情绪做出恰当的反应，给予支持，例如不可急躁等；言行举止有尊老、敬老、爱老、护老的意识。	1	
	⑥ 鼓励：利用语言和非语言方式鼓励老人参与照护，加强自我管理，发挥残存功能，提升自理能力。	1	
	⑦ 灵活性：对临场突发状况能快速应变，根据老人及现场条件灵活机动实施照护，具有很强的解决问题的能力。	1	
备注	① 总分100分。 ② 操作技术不熟练，不符合规范，扣5～10分。		

48. 为人工造瘘老人更换造瘘袋的操作流程

【目的】

（1）保护造瘘口，防止损伤和感染。

（2）通过换药观察造瘘口局部皮肤情况。

【准备】

（1）环境准备：室温适宜，光线充足，环境安静。

（2）人员准备：衣帽整洁，修剪指甲，洗手，戴口罩。

（3）用物准备：造瘘袋、盛有38～40℃温水的水盆、毛巾、一次性护理垫、卫生纸、便盆、一次性手套。

▶️ 【操作流程】

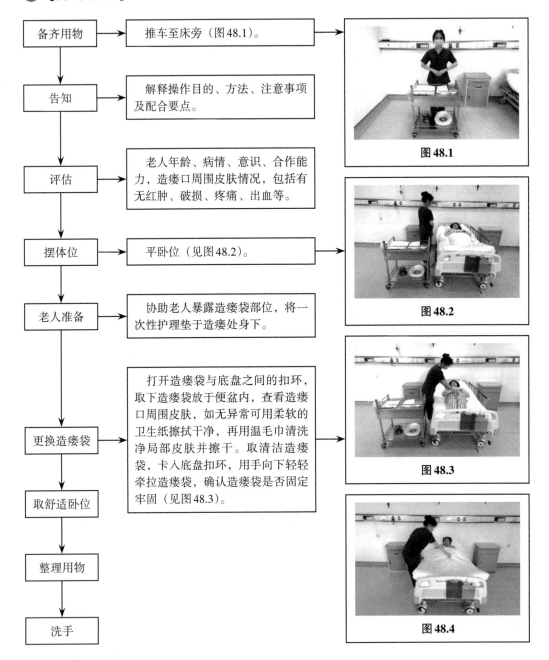

| 备齐用物 | → | 推车至床旁（图48.1）。 |

图 48.1

| 告知 | → | 解释操作目的、方法、注意事项及配合要点。 |

| 评估 | → | 老人年龄、病情、意识、合作能力，造瘘口周围皮肤情况，包括有无红肿、破损、疼痛、出血等。 |

| 摆体位 | → | 平卧位（见图48.2）。 |

图 48.2

| 老人准备 | → | 协助老人暴露造瘘袋部位，将一次性护理垫于造瘘处身下。 |

| 更换造瘘袋 | → | 打开造瘘袋与底盘之间的扣环，取下造瘘袋放于便盆内，查看造瘘口周围皮肤，如无异常可用柔软的卫生纸擦拭干净，再用温毛巾清洗净局部皮肤并擦干。取清洁造瘘袋，卡入底盘扣环，用手向下轻轻牵拉造瘘袋，确认造瘘袋是否固定牢固（见图48.3）。 |

图 48.3

| 取舒适卧位 |

| 整理用物 |

| 洗手 |

图 48.4

▶️ 【注意事项】

（1）餐后2～3小时内不要更换造瘘袋。

（2）注意造瘘口周围皮肤保持清洁、干净。

（3）操作过程中应注意保暖，并注意保护老人隐私。

（4）注意观察老人情况，如发现有排便困难或造瘘口狭窄等情况，应及时通知医护人员。

表48.1 为人工造瘘老人更换造瘘袋操作评分标准

考号：　　　　　总分：100分　　　　评审老师：　　　　　　得分：

项目	标准要求	分值	扣分
环境准备 （3分）	室温适宜（1分），光线充足（1分），环境安静（1分）。	3	
人员准备 （4分）	衣帽整洁（1分），修剪指甲（1分），洗手（1分），戴口罩（1分）。	4	
用物准备 （8分）	造瘘袋（适宜型号）（1分）、盛有38～40℃温水的水盆（2分）、毛巾（1分）、一次性护理垫（1分）、卫生纸（1分）、便盆（1分）、一次性手套（1分）。	8	
评估 （14分）	①年龄（2分）。 ②病情（2分）。 ③意识（2分）。 ④造瘘口周围皮肤情况，包括有无红肿、破损、疼痛、出血等（6分）。 ⑤合作程度（2分）。	14	
操作流程 （55分）	①备齐用物，推车至病房。	2	
	②解释操作目的（2分）、方法（2分）、注意事项（2分）及配合要点（2分）。	8	
	③洗手（2分），戴手套（2分）。	4	
	④遮挡屏风，注意保暖（2分）。协助老人取平卧位，暴露造瘘袋部位，将一次性护理垫于造瘘处身下（4分）。	6	
	⑤打开造瘘袋与底盘之间的扣环，取下造瘘袋放于便盆内（4分）。查看造瘘口周围皮肤（4分），如无异常可用柔软的卫生纸擦拭干净，再用温毛巾清洗局部皮肤并擦干（5分），如有异常及时报告医护人员（2分）。	15	
	⑥取清洁造瘘袋，卡入底盘扣环，用手向下轻轻牵拉造瘘袋（4分），确认造瘘袋是否固定牢固（2分）。	6	
	⑦撤屏风，取舒适卧位。	4	
	⑧整理用物。造瘘袋内粪便倾倒于马桶内，冲洗造瘘袋至清洁（2分）。清洗毛巾及水盆，将毛巾悬挂晾干备用（2分）。排泄物如有异常应做好记录（2分）。	6	
	⑨脱手套，洗手。	4	
宣教指导 （6分）	①指导更换造瘘袋的目的和注意事项（2分）。 ②教会老人配合更换造瘘袋的正确方法（2分）。 ③指导老人工造瘘口的相关保健知识（2分）。	6	

表48.1（续）

项目	标准要求	分值	扣分
效果照护评价（3分）	① 询问老人有无其他需求、是否满意（反馈），整理各项物品。	1	
	② 记录更换造瘘袋的时间及老人反应，如有异常情况报告医护人员。	1	
	③ 遵守感染控制和管理要求，包括废弃物处理、个人防护及手卫生等。	1	
综合评判（7分）	① 操作过程中的安全性：操作流畅、安全、规范，避免老人害怕、疼痛等，过程中未出现致老人于危险环境的操作动作或行为。	1	
	② 沟通力：顺畅自然、有效沟通，表达信息方式符合老人社会文化背景，能正确理解老人反馈的信息，避免盲目否定或其他语言暴力。	1	
	③ 创新性：能综合应用传统技艺、先进新技术等为老人提供所需的照护措施，解决老人的问题，促进老人的健康和幸福感。	1	
	④ 职业防护：做好自身职业防护，能运用节力原则，妥善利用力的杠杆作用，调整重心，减少摩擦力，会利用惯性等方法。	1	
	⑤ 人文关怀：能及时关注到老人各方面的变化，能针对老人的心理和情绪做出恰当的反应，给予支持，例如不可急躁等；言行举止有尊老、敬老、爱老、护老的意识。	1	
	⑥ 鼓励：利用语言和非语言方式鼓励老人参与照护，加强自我管理，发挥残存功能，提升自理能力。	1	
	⑦ 灵活性：对临场突发状况能快速应变，根据老人及现场条件灵活机动实施照护，具有很强的解决问题的能力。	1	
备注	① 总分100分。 ② 操作技术不熟练，不符合规范，扣5～10分。		

49. 氧气吸入操作流程

▶【目的】

（1）纠正各种原因造成的缺氧状态，提高动脉氧分压和动脉血氧饱和度、增加动脉血氧含量。

（2）促进组织的新陈代谢，维持机体生命活动。

（3）慢性肺功能不全：尤其对于慢性阻塞性肺气肿、慢性肺心病的老人，可以通过吸氧，改善肺脏内的通气程度及换气程度，对于呼吸功能有所帮助。

（4）心力衰竭或者心脏功能不全：对老人进行氧疗，可以通过吸氧改善心肌细胞的功能，能够使血氧饱和度达到正常值。

【准备】

（1）环境准备：室温适宜、光线充足、环境安全、远离火源。

（2）人员准备：衣帽整洁，修剪指甲，洗手，戴口罩。

（3）用物准备：处置车、吸氧管、灭菌注射用水、棉签、清水、消毒湿化瓶、氧气表、扳手、75%酒精、纱布、氧气筒及氧气压力表装置、氧气余量牌、手电、一次性手套、治疗碗（内盛冷开水）、回收盒、垃圾桶。

【操作流程】

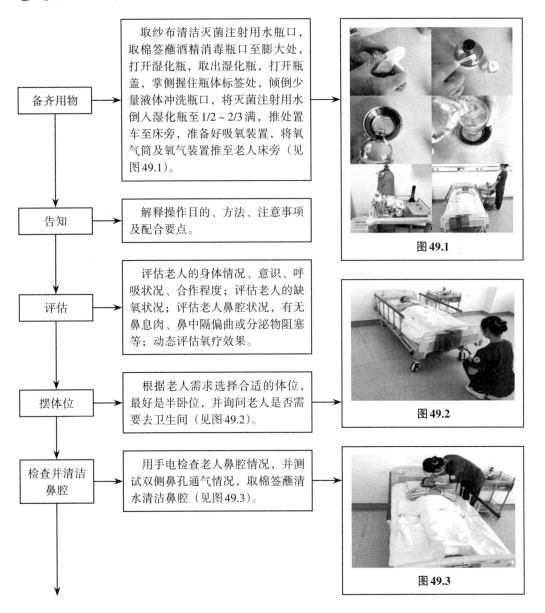

备齐用物 → 取纱布清洁灭菌注射用水瓶口，取棉签蘸酒精消毒瓶口至膨大处，打开湿化瓶，取出湿化瓶，打开瓶盖，掌侧握住瓶体标签处，倾倒少量液体冲洗瓶口，将灭菌注射用水倒入湿化瓶至1/2～2/3满，推处置车至床旁，准备好吸氧装置，将氧气筒及氧气装置推至老人床旁（见图49.1）。

图49.1

告知 → 解释操作目的、方法、注意事项及配合要点。

评估 → 评估老人的身体情况、意识、呼吸状况、合作程度；评估老人的缺氧状况；评估老人鼻腔状况，有无鼻息肉、鼻中隔偏曲或分泌物阻塞等；动态评估氧疗效果。

摆体位 → 根据老人需求选择合适的体位，最好是半卧位，并询问老人是否需要去卫生间（见图49.2）。

图49.2

检查并清洁鼻腔 → 用手电检查老人鼻腔情况，并测试双侧鼻孔通气情况，取棉签蘸清水清洁鼻腔（见图49.3）。

图49.3

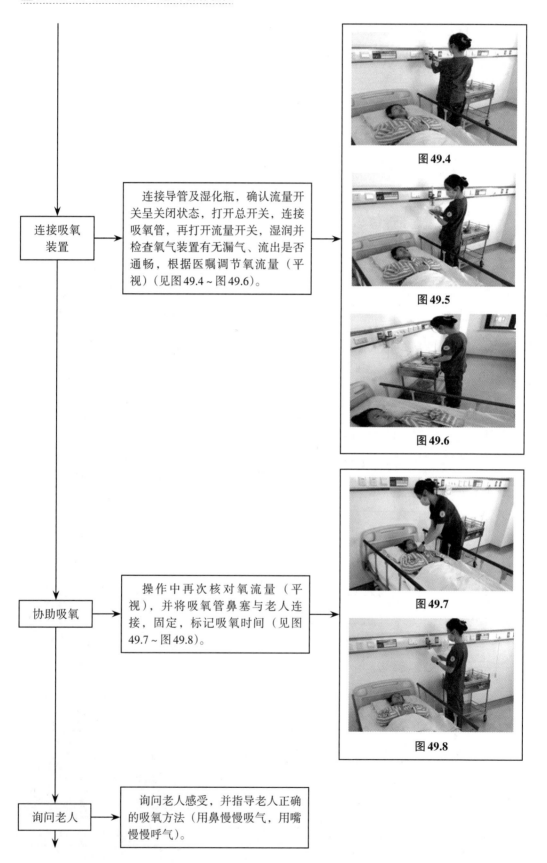

连接吸氧装置 → 连接导管及湿化瓶，确认流量开关呈关闭状态，打开总开关，连接吸氧管，再打开流量开关，湿润并检查氧气装置有无漏气、流出是否通畅，根据医嘱调节氧流量（平视）（见图49.4～图49.6）。

图 49.4

图 49.5

图 49.6

协助吸氧 → 操作中再次核对氧流量（平视），并将吸氧管鼻塞与老人连接，固定，标记吸氧时间（见图49.7～图49.8）。

图 49.7

图 49.8

询问老人 → 询问老人感受，并指导老人正确的吸氧方法（用鼻慢慢吸气，用嘴慢慢呼气）。

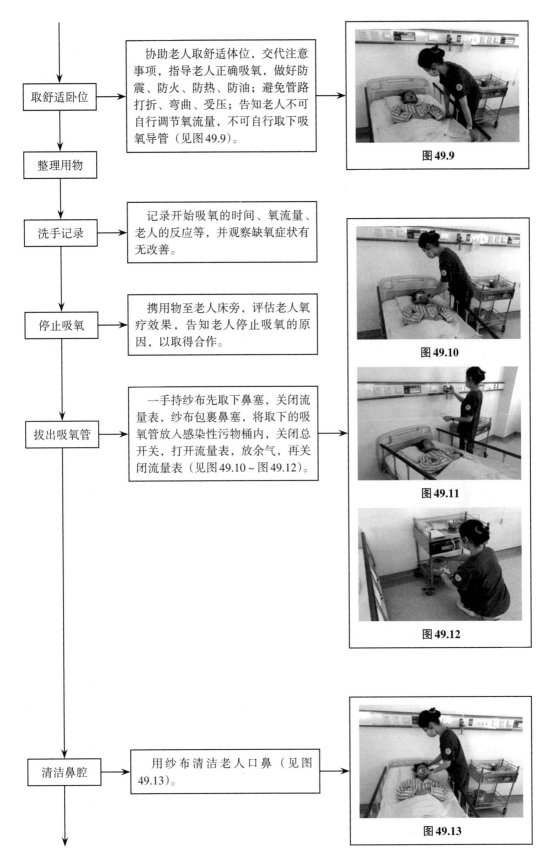

取舒适卧位 → 协助老人取舒适体位，交代注意事项，指导老人正确吸氧，做好防震、防火、防热、防油；避免管路打折、弯曲、受压；告知老人不可自行调节氧流量，不可自行取下吸氧导管（见图49.9）。

图 49.9

整理用物

洗手记录 → 记录开始吸氧的时间、氧流量、老人的反应等，并观察缺氧症状有无改善。

停止吸氧 → 携用物至老人床旁，评估老人氧疗效果，告知老人停止吸氧的原因，以取得合作。

图 49.10

拔出吸氧管 → 一手持纱布先取下鼻塞，关闭流量表，纱布包裹鼻塞，将取下的吸氧管放入感染性污物桶内，关闭总开关，打开流量表，放余气，再关闭流量表（见图49.10～图49.12）。

图 49.11

图 49.12

清洁鼻腔 → 用纱布清洁老人口鼻（见图49.13）。

图 49.13

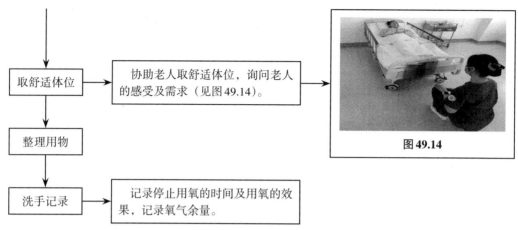

```
取舒适体位  →  协助老人取舒适体位，询问老人
                的感受及需求（见图49.14）。
   ↓
整理用物
   ↓
洗手记录  →  记录停止用氧的时间及用氧的效
              果，记录氧气余量。
```

图 49.14

　　备注：此操作流程实际是参考中心供氧装置吸氧流程。

▶【注意事项】

　　（1）保持呼吸道通畅，注意气道湿化。

　　（2）吸氧过程中，嘱家属观察老人缺氧情况有无改善、氧气装置有无漏气、流量表指示与流量是否正确。

　　（3）保持吸氧管通路通畅，无打折、分泌物堵塞或扭曲。

　　（4）吸氧时先调好氧流量再与老人连接，停氧时先取下鼻导管，再关闭氧流量表。

　　（5）持续用氧者，应经常检查鼻导管是否通畅，每8～12小时更换1次，并更换另外鼻孔插入，以减少对鼻黏膜的刺激与压迫。

　　（6）注意用氧安全，尤其使用氧气筒给氧时注意防火、防油、防热、防震，氧气筒存放于阴凉处，周围严禁烟火或放置易燃物品，禁止在氧气表的各接头处涂油。

　　（7）筒内氧气切勿用尽，至少保留493.3千帕（5千克/厘米^2）压力，以防外界空气及杂质进入筒内，于再充气时引起爆炸。

　　（8）氧气筒要有标志，注明"满"或"空"字，以便于使用时鉴别。

表49.1　氧气吸入操作的评分标准

考号：　　　　　　　　总分：100分　　　　　　评审老师：　　　　　　　　得分：

项目	标准要求	分值	扣分
环境准备（2分）	室温适宜、光线充足、环境安全、远离火源（各0.5分）。	2	
人员准备（2分）	衣帽整洁，修剪指甲，洗手，戴口罩（各0.5分）。	2	
用物准备（9分）	处置车、吸氧管、灭菌注射用水、棉签、清水、消毒湿化瓶、氧气表、扳手、75%酒精、纱布、氧气筒及氧气压力表装置、氧气余量牌、手电、一次性手套、治疗碗（内盛冷开水）、回收盒、垃圾桶（各0.5分）。	9	

表49.1（续）

项目	标准要求	分值	扣分
评估 （4分）	① 评估老人的身体情况、意识、呼吸状况、合作程度（1分）。 ② 评估老人的缺氧状况（1分）。 ③ 评估老人鼻腔状况，有无鼻息肉、鼻中隔偏曲或分泌物阻塞等（1分）。 ④ 动态评估氧疗效果（1分）。	4	
操作流程 （63分）	① 开始吸氧：核对老人姓名（0.5分），吸氧方式及吸氧流量（1分），准备并检查用物；确保酒精在有效期内（0.5分），棉签在有效期内（0.5分），吸氧管在有效期内（0.5分），灭菌注射用水在有效期内（0.5分），瓶盖无松动（0.5分），瓶体无裂痕（0.5分），对光检查无浑浊、沉淀和絮状物（1.5分）。	6	
	② 取纱布清洁灭菌注射用水瓶口，取棉签蘸酒精消毒瓶口至膨大处，打开湿化瓶，取出湿化瓶，打开瓶盖，掌侧握住瓶体标签处，倾倒少量液体冲洗瓶口，将灭菌注射用水倒入湿化瓶至1/2～2/3满，记录灭菌注射用水开启时间，推车携用物至老人床旁（各0.5分）。	5	
	③ 评估并指导老人（2分），向老人解释操作目的、方法、注意事项及配合要点（4分）。	6	
	④ 评估老人状况（有无鼻腔手术、鼻息肉、鼻中隔偏曲等）（各1分），询问老人是否去卫生间（1分）。	4	
	⑤ 协助老人取取舒适卧位（1分），取半卧位有助于于改善缺氧症状（1分）。	2	
	⑥ 取手电检查老人鼻腔情况（1分），测试双侧鼻孔通气情况（1分），取棉签蘸清水，湿润鼻腔（1分）。	3	
	⑦ 连接导管及湿化瓶（1分），确认流量开关呈关闭状态（1分），打开总开关（1分），连接吸氧管（1分），再打开流量开关（1分），湿润（1分）并检查氧气装置无漏气、流出通畅（1分），根据医嘱调节氧流量（平视）（1分）。	8	
	⑧ 操作中再次核对氧流量（平视）。	1	
	⑨ 将鼻塞与老人连接（1分），固定（0.5分），标记吸氧时间（0.5分）。	2	
	⑩ 询问老人感受（1分），并指导老人正确吸氧的方法（用鼻慢慢吸气，用嘴慢慢呼气）（1分）。	2	
	⑪ 协助整理床单位（1分）、协助老人取舒适体位（1分），整理用物（1分）并交代注意事项：指导老人正确吸氧（1分），做好防震、防火、防热、防油（1分）；避免管路打折、弯曲、受压（1分）；告知老人不可自行调节氧流量（1分），不可自行取下吸氧导管（1分）。	8	
	⑫ 洗手（1分），记录开始吸氧的时间、氧流量（1分）、老人的反应（1分）等，并观察缺氧症状有无改善（1分）。	4	

表49.1（续）

项目	标准要求	分值	扣分
	停止吸氧		
	⑬携用物至老人床旁，评估老人氧疗效果（1分），告知老人停止吸氧的原因，以取得合作（1分）。	2	
	⑭拔出吸氧管：一手持纱布先取下鼻塞（1分），关闭流量表（1分），纱布包裹鼻塞，将取下的吸氧管放入感染性污物桶内（1分），关闭总开关（1分），打开流量表放余气（1分），再关闭流量表（1分）。	6	
	⑮用纱布清洁老人口鼻。	1	
	⑯协助老人取舒适体位，询问老人的感受及需求。	1	
	⑰整理用物。	1	
	⑱洗手，记录停止用氧的时间及用氧的效果，记录氧气余量。	1	
宣教指导（10分）	①指导氧气吸入的目的和注意事项（2分）。 ②教会老人吸氧时正确的配合方法（用鼻慢慢吸气，用嘴慢慢呼气）（2分）。 ③正确与老人进行沟通，取得老人的配合，避免管路打折、弯曲、受压（2分）。 ④指导老人做好防震、防火、防热、防油（2分）。 ⑤告知老人不可自行调节氧流量，不可自行取下吸氧导管（2分）。	10	
效果照护评价（3分）	①询问老人有无其他需求、是否满意（反馈），整理各项物品。	1	
	②记录吸氧过程中老人反应，如有异常情况报告医护人员。	1	
	③遵守感染控制和管理要求，包括废弃物处理、个人防护及手卫生等。	1	
综合评判（7分）	①操作过程中的安全性：操作流畅、安全、规范，避免老人害怕、疼痛等，过程中未出现致老人于危险环境的操作动作或行为。	1	
	②沟通力：顺畅自然、有效沟通，表达信息方式符合老人社会文化背景，能正确理解老人反馈的信息，避免盲目否定或其他语言暴力。	1	
	③创新性：能综合应用传统技艺、先进新技术等为老人提供所需的照护措施，解决老人的问题，促进老人的健康和幸福感。	1	
	④职业防护：做好自身职业防护，能运用节力原则，妥善利用力的杠杆作用，调整重心，减少摩擦力，会利用惯性等方法。	1	
	⑤人文关怀：能及时关注到老人各方面的变化，能针对老人的心理和情绪做出恰当的反应，给予支持，例如不可急躁等；言行举止有尊老、敬老、爱老、护老的意识。	1	

表49.1（续）

项目	标准要求	分值	扣分
	⑥ 鼓励：利用语言和非语言方式鼓励老人参与照护，加强自我管理，发挥残存功能，提升自理能力。	1	
	⑦ 灵活性：对临场突发状况能快速应变，根据老人及现场条件灵活机动实施照护，具有很强的解决问题的能力。	1	
备注	① 总分100分。 ② 操作技术不熟练，不符合规范，扣5~10分。		

50. 压缩雾化吸入操作流程

◉【目的】

（1）湿化气道，消炎、镇咳、祛痰。
（2）解除支气管痉挛，改善通气功能。
（3）预防、治疗呼吸道感染。

◉【准备】

（1）环境准备：整洁、安静、光线温湿度适宜。
（2）人员准备：衣帽整洁，修剪指甲，洗手，戴口罩。
（3）用物准备：处置车、空气压缩雾化机一台、一次性雾化器一套、纱布、药液（按医嘱准备）、治疗巾、注射器、漱口水、吸管、压舌板、医嘱卡、笔、表、洗手液、医用/生活垃圾桶。

◉【操作流程】

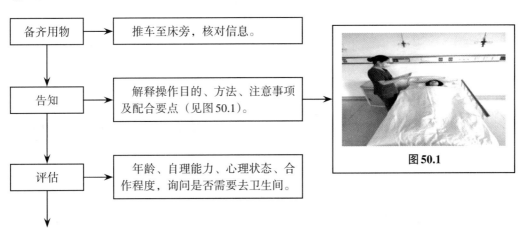

备齐用物 → 推车至床旁，核对信息。

告知 → 解释操作目的、方法、注意事项及配合要点（见图50.1）。

图50.1

评估 → 年龄、自理能力、心理状态、合作程度，询问是否需要去卫生间。

```
操作前准备 → ① 打开污物桶盖，洗手、戴口
            罩。
            ② 协助老人取舒适卧位，为卧
            床老人雾化吸入时，要抬高床头
            30°～40°）颌下垫治疗巾，评估老
            人口腔黏膜情况、漱口（见图
            50.2～图50.3）。

雾化吸入 → ① 操作中核对、连接雾化装置，
            加入药液。
            ② 接通电源，药液呈雾状喷出
            时，将口含嘴放入老人口中。

指导、观察 → ① 指导老人做深呼吸，同时紧
            闭嘴唇深吸气，用鼻呼气，如此反
            复至药液吸完为止。
            ② 必要时帮助老人翻身叩背排
            痰，先把痰咳出后再继续治疗。
            ③ 询问老人有无不适，观察面
            色、呼吸、咳嗽情况。

结束治疗 → ① 取出口含嘴，依次关闭雾化
            机及电源开关。
            ② 协助老人漱口，擦净面部，
            撤治疗巾。

操作后核对

取舒适卧位

整理用物

记录
```

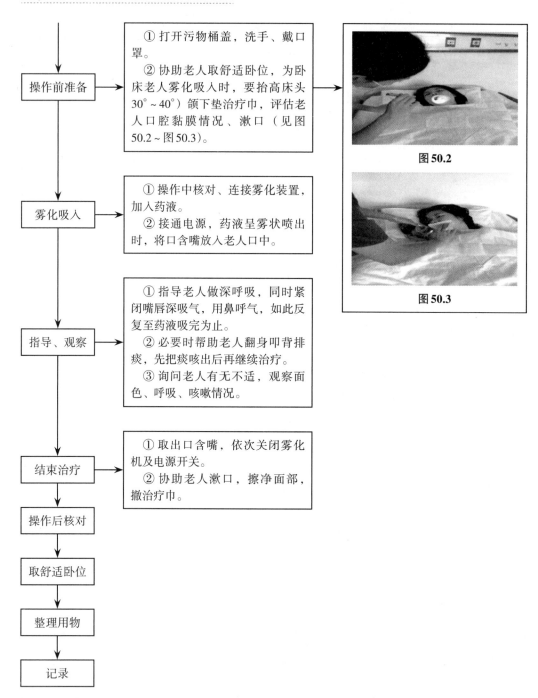

图 50.2

图 50.3

▶【注意事项】

（1）出现不良反应如呼吸困难、发绀等，应暂停雾化吸入、吸氧，及时通知医生。

（2）使用激素类药物雾化后及时清洁口腔及面部。

（3）更换药液前要清洗雾化罐，以免药液混淆。

（4）雾化时间为15～20分钟，连续使用雾化机时，中间需间隔30分钟。

表50.1　压缩雾化吸入操作的评分标准

考号：　　　　总分：100分　　　　评审老师：　　　　得分：

项目	标准要求	分值	扣分
环境准备 （3分）	室温适宜（1分），光线充足（1分），环境安静（1分）。	3	
人员准备 （4分）	衣帽整洁（1分），修剪指甲（1分），洗手（1分），戴口罩（1分）。	4	
用物准备 （6分）	处置车、空气压缩雾化机一台、一次性雾化器一套、纱布、药液（按医嘱准备）、治疗巾、注射器、漱口水、吸管、压舌板、医嘱卡、笔、表、洗手液、医用/生活垃圾桶。	6	
评估 （10分）	① 年龄（2分）。 ② 自理能力（2分）。 ③ 心理状态（2分）。 ④ 合作程度（2分）。 ⑤ 询问是否需要去卫生间（2分）。	10	
操作流程 （61分）	① 备齐用物（6分），推车至病房，核对信息（1分）。	7	
	② 解释操作目的（2分）、方法（2分）、注意事项（2分）及配合要点（2分）。	8	
	③ 评估老人年龄、自理能力、心理状态、合作程度，询问是否需要去卫生间。	10	
	④ 打开污物桶盖（1分），洗手（1分）、戴口罩（1分）。	3	
	⑤ 协助老人取舒适卧位，为卧床老人雾化吸入时，要抬高床头30°～40°（2分）。	2	
	⑥ 颌下垫治疗巾（1分），评估老人口腔黏膜情况、漱口（2分）。	3	
	⑦ 操作中核对（1分），接通雾化机电源，将雾化器接口与雾化机接口相连，加入雾化药液（2分）。	3	
	⑧ 打开电源开关，此时药液呈雾状喷出，将口含嘴放入老人口中，指导老人做深呼吸（2分），同时紧闭嘴唇深呼吸，用鼻呼气（4分），如此反复，直至药液吸完为止（1分）。	7	
	⑨ 询问老人有无不适（1分），观察面色、呼吸、咳嗽情况（2分）	3	
	⑩ 雾化时间为15～20分钟，连续使用雾化机时，中间需间隔30分钟。	2	
	⑪ 治疗完毕，取出口含嘴。	1	
	⑫ 关雾化机开关（1分），关电源开关（1分）。	2	
	⑬ 协助老人漱口，擦净面部（1分），撤去治疗巾（1分）。	2	

表50.1（续）

项目	标准要求	分值	扣分
	⑭ 操作后核对（1分），协助老人取舒适卧位，整理床单位，放好呼叫器，整理用物（2分）。	3	
	⑮ 盖好污桶盖，洗手、脱口罩（2分），交代注意事项（2分）。	4	
	⑯ 记录治疗效果及老人反应。	1	
宣教指导（6分）	① 向老人及家属介绍雾化吸入的相关知识，指导其正确地吸入药物，使药液充分到达呼吸道深部，更好地发挥疗效。 ② 雾化后指导老人正确地咳嗽，以促进痰液的排出，减轻呼吸道感染。 ③ 指导老人和家属了解有关预防呼吸道疾病的相关知识。	6	
效果照护评价（3分）	① 询问老人有无其他需求、是否满意（反馈），整理各项物品。	1	
	② 记录雾化时间及老人反应，如有异常情况报告医护人员。	1	
	③ 遵守感染控制和管理要求，包括废弃物处理、个人防护及手卫生等。	1	
综合评判（7分）	① 操作过程中的安全性：操作流畅、安全、规范，避免老人害怕、疼痛等，过程中未出现致老人于危险环境的操作动作或行为。	1	
	② 沟通力：顺畅自然、有效沟通，表达信息方式符合老人社会文化背景，能正确理解老人反馈的信息，避免盲目否定或其他语言暴力。	1	
	③ 创新性：能综合应用传统技艺、先进新技术等为老人提供所需的照护措施，解决老人的问题，促进老人的健康和幸福感。	1	
	④ 职业防护：做好自身职业防护，能运用节力原则，妥善利用力的杠杆作用，调整重心，减少摩擦力，会利用惯性等方法。	1	
	⑤ 人文关怀：能及时关注到老人各方面的变化，能针对老人的心理和情绪做出恰当的反应，给予支持，例如不可急躁等；言行举止有尊老、敬老、爱老、护老的意识。	1	
	⑥ 鼓励：利用语言和非语言方式鼓励老人参与照护，加强自我管理，发挥残存功能，提升自理能力。	1	
	⑦ 灵活性：对临场突发状况能快速应变，根据老人及现场条件灵活机动实施照护，具有很强的解决问题的能力。	1	
备注	① 总分100分。 ② 操作技术不熟练，不符合规范，扣5～10分。		

51. 胰岛素笔皮下注射操作流程

▶【目的】

通过给予适量的胰岛素注射治疗，有利于维持正常的糖代谢和脂代谢，改善胰岛素抵抗，大大减少糖尿病并发症的发生率。

▶【准备】

（1）环境准备：室温适宜，光线充足，环境安静。

（2）人员准备：衣帽整洁，修剪指甲，洗手，戴口罩。

（3）物品准备：注射盘、无菌棉签、75%酒精、胰岛素及笔装置、一次性胰岛素注射针头、锐器盒、医嘱及注射单、医用垃圾桶。

▶【操作流程】

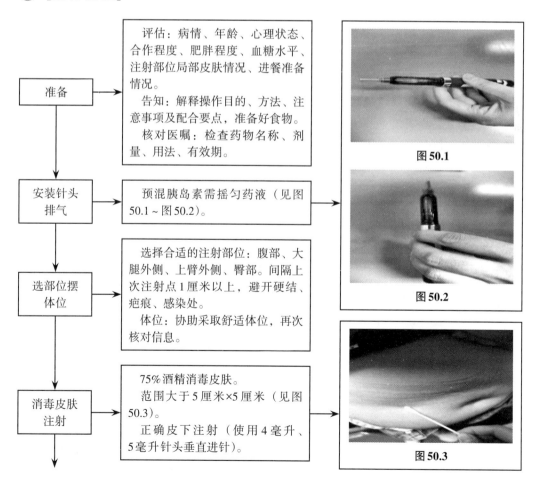

准备 → 评估：病情、年龄、心理状态、合作程度、肥胖程度、血糖水平、注射部位局部皮肤情况、进餐准备情况。
告知：解释操作目的、方法、注意事项及配合要点，准备好食物。
核对医嘱：检查药物名称、剂量、用法、有效期。

图50.1

安装针头排气 → 预混胰岛素需摇匀药液（见图50.1～图50.2）。

图50.2

选部位摆体位 → 选择合适的注射部位：腹部、大腿外侧、上臂外侧、臀部。间隔上次注射点1厘米以上，避开硬结、疤痕、感染处。
体位：协助采取舒适体位，再次核对信息。

消毒皮肤注射 → 75%酒精消毒皮肤。
范围大于5厘米×5厘米（见图50.3）。
正确皮下注射（使用4毫升、5毫升针头垂直进针）。

图50.3

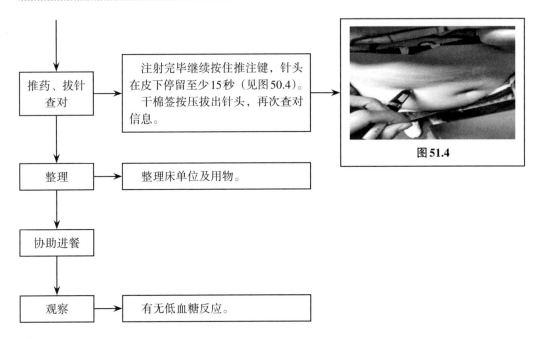

图51.4

```
推药、拔针    →    注射完毕继续按住推注键，针头
查对                在皮下停留至少15秒（见图50.4）。
                    干棉签按压拔出针头，再次查对
                    信息。

整理         →    整理床单位及用物。

协助进餐

观察         →    有无低血糖反应。
```

▶【注意事项】

（1）注射部位：腹部是优先选择的部位，应在肚脐两侧旁开3~4指的距离外注射，因为腹部的皮下脂肪较厚，可减少注射至肌层的危险，捏起腹部皮肤最容易，同时又是吸收胰岛素最快、最适合注射的部位，但需注意越往身体两侧皮下层越薄，越容易穿刺至肌层。

（2）严格执行医嘱，速效胰岛素餐前立即注射，短效胰岛素开始用餐前15分钟内注射，预混胰岛素餐前立即或注射30分钟内应进餐或食用含有碳水化合物的食物，注射前若发生血糖偏低，需先处理低血糖的问题，中长效胰岛素每日按时按量注射。

（3）若为预混胰岛素，注射前必须正确摇匀（方法：笔平放手心，双手夹住胰岛素笔水平滚动10次以上，然后通过肘关节与前臂上下翻动10次以上，使笔芯内药液充分混匀，呈云雾状液体方可）。

（4）每次注射前必须排气，防止剂量不足。

表51.1 胰岛素笔皮下注射操作流程评分标准

考号：　　　　　　总分：100分　　　　　　评审老师：　　　　　　得分：

项目	标准要求	分值	扣分
环境准备 （3分）	室温适宜（1分），光线充足（1分），环境安静（1分）。	3	
人员准备 （4分）	衣帽整洁（1分），修剪指甲（1分），洗手（1分），戴口罩（1分）。	4	
用物准备 （4分）	无菌棉签、75%酒精、胰岛素及笔装置、一次性胰岛素注射针头、锐器盒、医嘱及注射单、医用垃圾桶、洗手液（每项0.5分）。	4	

表51.1（续）

项目	标准要求	分值	扣分
沟通解释评估（14分）	采用有效方法核对照护对象基本信息。	3	
	① 为老人介绍照护任务、目的、操作时间、关键步骤（2分）。 ② 介绍需要老人注意和（或）配合的内容（2分）。 ③ 询问老人对照护过程是否存在疑问，征询老人对所处的环境是否满意、体感是否舒适（2分）。	6	
	对老人进行综合评估： ① 全身情况（如精神状态、饮食、二便、睡眠等）（1分）。 ② 局部情况（如肢体活动能力、注射局部皮肤情况等）（1分）。 ③ 特殊情况（针对本情境可能存在的问题）（1分）。	3	
	询问老人有无其他需求，询问老人是否可以开始操作。	2	
操作流程（50分）	① 核对老人姓名与治疗单是否相符（2分）。 ② 查对检查胰岛素笔性能、针头型号、胰岛素种类及有效期（2分）。	4	
	① 消毒胰岛素笔芯前端，正确安装胰岛素笔用针头（5分）。 ② 调节旋钮至1U排气，然后调节旋钮至所需剂量，经第二人核对（5分）。 ③ 根据老人需求、胰岛素剂型选择合适的注射部位：腹部、大腿外侧、上臂外侧、臀部。间隔上次注射点1厘米以上，避开硬结、疤痕、感染处（5分）。 ④ 消毒注射部位，待干（5分）。 ⑤ 再次核对信息，正确皮下注射，使用4毫米、5毫米针头垂直进针（5分）。 ⑥ 注射完毕继续按住推注键，针头在皮下停留至少15秒（5分）。 ⑦ 干棉签按压拔出针头（2分）。 ⑧ 注射完毕套上针头的大保护帽，卸下针头，弃至锐器盒（5分）。 ⑨ 安置老人舒适卧位（2分）。 ⑩ 根据胰岛素剂型的不同，指导正确的进食时间，指导低血糖的预防（5分）。 ⑪ 整理用物，终末处理，洗手（2分）。	46	
宣教指导（7分）	在照护过程中结合老人情况开展健康教育，主题至少包括健康饮食。 ① 主题适合（1分）。 ② 突出重点（1分）。 ③ 适合老人的需要和理解能力（1分）。 ④ 内容方式恰当，结合老人具体情况（1分）。	4	
	讲解以上注意事项时，需采用正确方式： ① 讲解与示范相结合，重点提示，尽量使用生活化语言（1分）。 ② 方式方法得当，简单易懂（1分）。 ③ 表达准确，逻辑清晰（1分）。	3	

表51.1（续）

项目	标准要求	分值	扣分
效果评价 （4分）	① 询问老人有无其他需求、是否满意（反馈），整理各项物品。	1	
	② 记录胰岛素注射时间。	1	
	③ 遵守感染控制和管理要求，包括废弃物处理、个人防护及手卫生。	2	
综合评判 （7分）	① 操作过程中的安全性：操作流畅、安全、规范，避免老人害怕、疼痛等，过程中未出现致老人于危险环境的操作动作或行为。	1	
	② 沟通力：顺畅自然、有效沟通，表达信息方式符合老人社会文化背景，能正确理解老人反馈的信息，避免盲目否定或其他语言暴力。	1	
	③ 创新性：能综合应用传统技艺、先进新技术等为老人提供所需的照护措施，解决老人的问题，促进老人的健康和幸福感。	1	
	④ 职业防护：做好自身职业防护，能运用节力原则，妥善利用力的杠杆作用，调整重心，减少摩擦力，会利用惯性等方法。	1	
	⑤ 人文关怀：能及时关注到老人各方面的变化，能针对老人的心理和情绪做出恰当的反应，给予支持，例如不可急躁等；言行举止有尊老、敬老、爱老、护老的意识。	1	
	⑥ 鼓励：利用语言和非语言方式鼓励老人参与照护，加强自我管理，发挥残存功能，提升自理能力。	1	
	⑦ 灵活性：对临场突发状况能快速应变，根据老人及现场条件灵活机动实施照护，具有很强的解决问题的能力。	1	
备注	① 总分100分。 ② 操作技术不熟练，不符合规范，扣5~10分。		

52. 为老人监测血糖操作流程

▶【目的】

（1）了解老人的血糖变化情况，以便指导合理饮食和运动。

（2）及时发现血糖异常情况，降低老人糖尿病急性并发症的风险，为药物调整或临床治疗提供依据。

▶【准备】

（1）环境准备：室温适宜，光线充足，环境安静。

（2）人员准备：衣帽整洁，修剪指甲，洗手，戴口罩。

（3）物品准备：注射盘、无菌棉签、75%酒精、血糖仪及试纸、采血针头、锐器盒、医嘱单、血糖记录单、医用垃圾桶。

▶ 【操作流程】

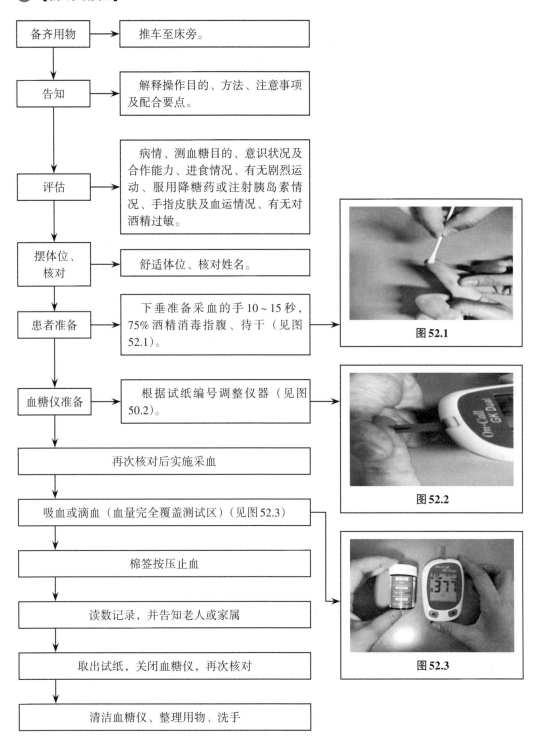

备齐用物 → 推车至床旁。

告知 → 解释操作目的、方法、注意事项及配合要点。

评估 → 病情、测血糖目的、意识状况及合作能力、进食情况、有无剧烈运动、服用降糖药或注射胰岛素情况、手指皮肤及血运情况、有无对酒精过敏。

摆体位、核对 → 舒适体位、核对姓名。

患者准备 → 下垂准备采血的手10～15秒，75%酒精消毒指腹、待干（见图52.1）。

图52.1

血糖仪准备 → 根据试纸编号调整仪器（见图50.2）。

图52.2

再次核对后实施采血

吸血或滴血（血量完全覆盖测试区）（见图52.3）

棉签按压止血

读数记录，并告知老人或家属

图52.3

取出试纸，关闭血糖仪，再次核对

清洁血糖仪、整理用物、洗手

【注意事项】

（1）充分了解各个时段血糖监测的意义，避免单一监测空腹血糖，而忽略餐后血糖的测量。

（2）定期做好血糖仪校正，测血糖前需确认血糖仪与试纸号码一致，保证测量值的准确性。

（3）测量时注意无菌操作，确认患者手指酒精干透后再实施采血。

（4）当老人有任何不适或生活饮食习惯改变时，如进餐变化、饮酒、劳累、感冒时，需随时监测血糖变化。

表52.1 为老人监测血糖技术操作流程评分标准

考号：　　　　　总分：100分　　　　　评审老师：　　　　　得分：

项目	标准要求	分值	扣分
环境准备 （3分）	室温适宜（1分），光线充足（1分），环境安静（1分）。	3	
人员准备 （4分）	衣帽整洁（1分），修剪指甲（1分），洗手（1分），戴口罩（1分）。	4	
用物准备 （4分）	无菌棉签、75%酒精、血糖仪及试纸、采血针头、锐器盒、医嘱单、血糖记录单、医用垃圾桶（每项0.5分）。	4	
沟通解释评估 （15分）	问好、自我介绍、友好微笑、称呼恰当、选择合适话题，自然开启话题。	2	
	采用有效方法核对老人基本信息。	2	
	①为老人介绍照护任务、目的、操作时间、关键步骤（2分）。 ②介绍需要老人注意和（或）配合的内容（2分）。 ③询问老人对照护过程是否存在疑问，征询老人对所处的环境是否满意、体位是否舒适（2分）。	6	
	对老人进行综合评估： ①全身情况（如精神状态、饮食、二便、睡眠等）（1分）。 ②局部情况（如肢体活动能力）（1分）。 ③特殊情况（针对本情境可能存在的问题）（1分）。	3	
	询问老人有无其他需求，是否可以开始操作。	2	
技能操作过程 （50分）	①核对老人姓名与治疗单是否相符（4分）。 ②核对检查血糖仪性能、血糖试纸有效期（4分）。 ③在老人预测手下垫一次性治疗巾（4分）。	12	
	①开机，确认血糖试纸编号与血糖仪设置的编号一致（5分）。 ②准备好血糖试纸（5分）。	10	
	采血测试 ①75%酒精消毒预测手指的指腹（5分）。	28	

表52.1（续）

项目	标准要求	分值	扣分
	② 手指向上直立待干（3分）。 ③ 将血糖试纸插入血糖仪中（3分）。 ④ 左手捏住老人预测手指指腹两侧，右手用采血针快速扎针（6分）。 ⑤ 将血样吸入试纸（6分）。 ⑥ 等待测试结果，干棉签按压测试点至无出血（5分）。		
健康教育 （7分）	在照护过程中结合老人情况开展健康教育，主题至少包括健康饮食： ① 主题适合（1分）。 ② 突出重点（1分）。 ③ 适合老人的需要和理解能力（1分）。 ④ 内容方式恰当，结合老人具体情况（1分）。	4	
	讲解以上注意事项时，需采用正确方式： ① 讲解与示范相结合，重点提示，尽量使用生活化语言（1分）。 ② 方式方法得当，简单易懂（1分）。 ③ 表达准确，逻辑清晰（1分）。	3	
效果评价 （5分）	① 询问老人有无其他需求、是否满意（反馈），整理用物。	1	
	② 记录血糖数值。	2	
	③ 遵守感染控制和管理要求，包括废弃物处理、个人防护及手卫生。	2	
综合评判 （7分）	① 操作过程中的安全性：操作流畅、安全、规范，避免老人害怕、疼痛等，过程中未出现致老人于危险环境的操作动作或行为。	1	
	② 沟通力：顺畅自然、有效沟通，表达信息方式符合老人社会文化背景，能正确理解老人反馈的信息，避免盲目否定或其他语言暴力。	1	
	③ 创新性：能综合应用传统技艺、先进新技术等为老人提供所需的照护措施，解决老人的问题，促进老人的健康和幸福感。	1	
	④ 职业防护：做好自身职业防护，能运用节力原则，妥善利用力的杠杆作用，调整重心，减少摩擦力，会利用惯性等方法。	1	
	⑤ 人文关怀：能及时关注到老人各方面的变化，能针对老人的心理和情绪做出恰当的反应，给予支持，例如不可急躁等；言行举止有尊老、敬老、爱老、护老的意识。	1	
	⑥ 鼓励：利用语言和非语言方式鼓励老人参与照护，加强自我管理，发挥残存功能，提升自理能力。	1	
	⑦ 灵活性：对临场突发状况能快速应变，根据老人及现场条件灵活机动实施照护，具有很强的解决问题的能力。	1	
备注	① 总分100分。 ② 操作技术不熟练，不符合规范，扣5~10分。		

53. 经口鼻吸痰操作流程

▶ 【目的】

清除呼吸道分泌物，保持呼吸道通畅。

▶ 【准备】

（1）环境准备：室温适宜，光线充足，环境安静。

（2）人员准备：衣帽整洁，修剪指甲，洗手，戴口罩。

（3）用物准备：处置车及治疗盘、无菌手套、纱布、生理盐水、听诊器、无菌吸痰管、有盖生理盐水无菌缸、有盖生理盐水清洁缸、镊子、手电筒、电动吸引器（中心吸引器）、治疗巾、医嘱卡、洗手液、医用/生活垃圾桶、记录本、笔、污物碗。必要时：开口器、舌钳子、压舌板。

▶ 【操作流程】

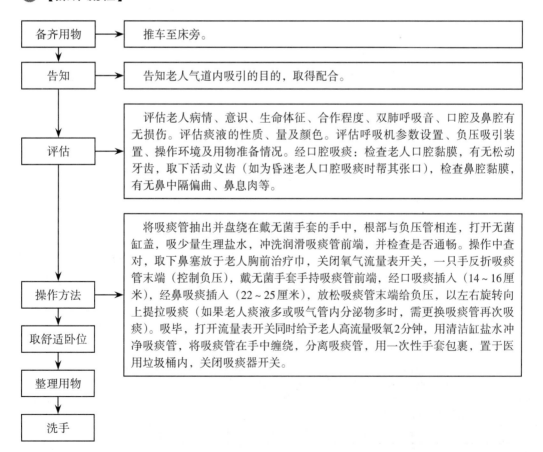

备齐用物 → 推车至床旁。

告知 → 告知老人气道内吸引的目的，取得配合。

评估 → 评估老人病情、意识、生命体征、合作程度、双肺呼吸音、口腔及鼻腔有无损伤。评估痰液的性质、量及颜色。评估呼吸机参数设置、负压吸引装置、操作环境及用物准备情况。经口腔吸痰：检查老人口腔黏膜，有无松动牙齿，取下活动义齿（如为昏迷老人口腔吸痰时帮其张口），检查鼻腔黏膜，有无鼻中隔偏曲、鼻息肉等。

操作方法 → 将吸痰管抽出并盘绕在戴无菌手套的手中，根部与负压管相连，打开无菌缸盖，吸少量生理盐水，冲洗润滑吸痰管前端，并检查是否通畅。操作中查对，取下鼻塞放于老人胸前治疗巾，关闭氧气流量表开关，一只手反折吸痰管末端（控制负压），戴无菌手套手持吸痰管前端，经口吸痰插入（14～16厘米），经鼻吸痰插入（22～25厘米），放松吸痰管末端给负压，以左右旋转向上提拉吸痰（如果老人痰液多或吸气管内分泌物多时，需更换吸痰管再次吸痰）。吸毕，打开流量表开关同时给予老人高流量吸氧2分钟，用清洁缸盐水冲净吸痰管，将吸痰管在手中缠绕，分离吸痰管，用一次性手套包裹，置于医用垃圾桶内，关闭吸痰器开关。

取舒适卧位

整理用物

洗手

【注意事项】

（1）吸痰前后注意检查吸引器的性能，贮液瓶内痰液不可超过2/3，注意及时倾倒，以免损坏吸引器。

（2）调节吸引器，压力不可过大，吸痰动作宜轻柔，以免损伤呼吸道黏膜。

（3）每次吸痰均应更换吸痰管，每次吸痰时间小于15秒。如需再次吸痰，要间隔3~5分钟后进行，如老人处于吸氧状态，吸痰前后给予高流量吸氧1~2分钟。

（4）注意老人的反应，以免发生呕吐引起窒息。

表53.1 经口鼻吸痰操作流程评分标准

考号：　　　　　总分：100分　　　　评审老师：　　　　　得分：

项目	标准要求	分值	扣分
环境准备（3分）	室温适宜（1分），光线充足（1分），环境安静（1分）。	3	
人员准备（4分）	衣帽整洁（1分），修剪指甲（1分），洗手（1分），戴口罩（1分）。	4	
用物准备（6分）	纸巾（1分）、漱口杯2个（1分）、温水（1分）、吸管（1分）、垃圾桶（1分）、洗手液（1分）。	6	
评估（10分）	①老人的意识状态、生命体征、吸氧流量、有无义齿（2分）。②老人呼吸道分泌物的量、黏稠度、部位（2分）。③老人口鼻黏膜是否正常，有无鼻中隔弯曲（2分）。④老人的合作程度（2分）。⑤环境清洁、安静、温度适宜、光线充足（2分）。	10	
操作流程（61分）	①检查用物，检查无菌物品和生理盐水有效期及质量。	2	
	②按取用无菌溶液法打开生理盐水瓶塞，倾倒生理盐水至有盖无菌缸、有盖清洁缸内，各1/2满。	4	
	③推车携物品至床旁。	1	
	④核对老人信息（1分），解释吸痰目的、方法、注意事项及配合要点，评估并指导老人（4分）。	5	
	⑤连接检查吸引装置：电动吸引装置：接通电源，连接各管路（1分），打开开关（1分），检查吸引性能（1分），调节吸痰器压力（1分）。中心吸引装置：固定吸引器（1分），连接各管路（1分），打开防尘塞（1分），插入插头（1分），检查吸引性能（1分），调节负压（1分）。	10	
	⑥经口腔吸痰：检查老人口腔黏膜，有无松动牙齿，取下活动义齿（如为昏迷老人口腔吸痰时帮其张口）（2分）。经鼻腔吸痰：检查老人鼻腔黏膜，有无鼻中隔偏曲、鼻息肉等（2分）。	4	

表53.1（续）

项目	标准要求	分值	扣分
	⑦用听诊器听气管、主气道区有无痰鸣。	2	
	⑧将老人头偏向操作者、铺治疗巾（1分），给予高流量吸氧2分钟（1分）。	2	
	⑨打开连接管前端包裹的纱布，打开吸痰管。	1	
	⑩将吸痰管抽出并盘绕在戴无菌手套的手中（2分），根部与负压管相连（1分）。	3	
	⑪打开无菌缸盖，吸少量生理盐水，冲洗润滑吸痰管前端，并检查是否通畅。	3	
	⑫取下鼻塞放于老人胸前治疗巾上，关闭氧气流量表开关（1分），一只手反折吸痰管末端（控制负压），戴无菌手套手持吸痰管前端（1分），经口吸痰插入（14~16厘米），经鼻吸痰插入（22~25厘米），放松吸痰管末端给负压（1分），以左右旋转向上提拉吸痰（如果老人痰液多或吸气管内分泌物多时，需更换吸痰管再次吸痰）（2分）。	5	
	⑬观察老人的面色、呼吸是否改善、吸出物的性状及病情变化。	2	
	⑭吸毕，打开流量表开关同时给予老人高流量吸氧2分钟（1分），用清洁缸盐水冲净吸痰管（1分），将吸痰管在手中缠绕，分离吸痰管、用一次性手套包裹，置于医用垃圾桶内（1分），关闭吸痰器开关（1分）。	4	
	⑮取无菌纱布包裹吸痰连接管前端放置在吸引器的一侧。	1	
	⑯再次检查老人的口腔（鼻腔），并用纱布擦拭老人口、鼻、面部分泌物（1分），必要时做口腔护理（昏迷老人），进行肺部听诊（1分）。	2	
	⑰将鼻塞取下（1分），根据医嘱调节氧流量，给老人连接氧气（1分）。	2	
	⑱取下治疗巾（1分），协助老人取舒适的体位（1分），整理床单位（1分），放好呼叫器、整理用物（1分）。	4	
	⑲盖污物桶（1分），洗手、脱口罩（1分）。	2	
	⑳交代注意事项（1分），记录吸痰时间、性状及生命体征（1分）。	2	
宣教指导（6分）	①指导吸痰的目的和注意事项（2分）。 ②教会老人吸痰的正确配合方法（2分）。 ③指导老人预防呼吸道疾病的保健知识（2分）。	6	
效果照护评价（3分）	①询问老人有无其他需求、是否满意（反馈），整理各项物品。	1	
	②记录老人反应，如有异常情况报告医护人员。	1	

表53.1（续）

项目	标准要求	分值	扣分
	③ 遵守感染控制和管理要求，包括废弃物处理、个人防护及手卫生等。	1	
综合评判（7分）	① 操作过程中的安全性：操作流畅、安全、规范，避免老人害怕、疼痛等，过程中未出现致老人于危险环境的操作动作或行为。	1	
	② 沟通力：顺畅自然、有效沟通，表达信息方式符合老人社会文化背景，能正确理解老人反馈的信息，避免盲目否定或其他语言暴力。	1	
	③ 创新性：能综合应用传统技艺、先进新技术等为老人提供所需的照护措施，解决老人的问题，促进老人的健康和幸福感。	1	
	④ 职业防护：做好自身职业防护，能运用节力原则，妥善利用力的杠杆作用，调整重心，减少摩擦力，会利用惯性等方法。	1	
	⑤ 人文关怀：能及时关注到老人各方面的变化，能针对老人的心理和情绪做出恰当的反应，给予支持，例如不可急躁等；言行举止有尊老、敬老、爱老、护老的意识。	1	
	⑥ 鼓励：利用语言和非语言方式鼓励老人参与照护，加强自我管理，发挥残存功能，提升自理能力。	1	
	⑦ 灵活性：对临场突发状况能快速应变，根据老人及现场条件灵活机动实施照护，具有很强的解决问题的能力。	1	
备注	① 总分100分。 ② 操作技术不熟练，不符合规范，扣5～10分。		

54. 经气管切开吸痰操作流程

【目的】

保持老人呼吸道通畅，保证有效的通气。

【准备】

（1）环境准备：室温适宜，光线充足，环境安静。

（2）人员准备：衣帽整洁，修剪指甲，洗手，戴口罩。

（3）用物准备：处置车及治疗盘、无菌纱布、生理盐水、听诊器、氧气装置、无菌吸痰管、无菌手套、无菌纸巾、无菌棉签、有盖无菌缸、有盖清洁缸、电动吸引器（中心吸引器）、医嘱卡、洗手液、75%酒精、医用/生活垃圾桶、污物碗。必要时：开口器、舌钳子、压舌板、无菌镊子、无菌镊子缸、盐水纱布。

▶【操作流程】

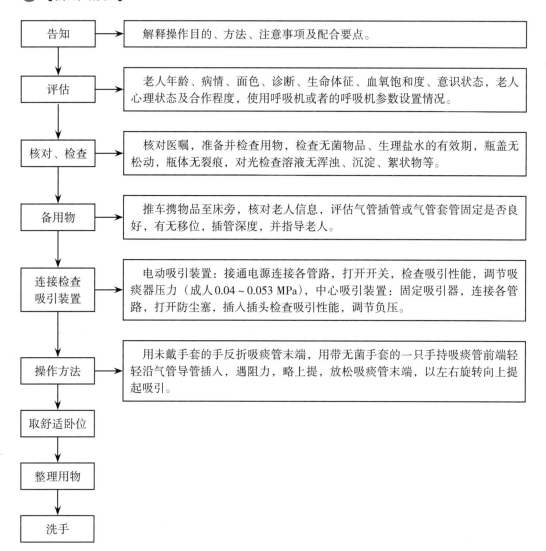

| 告知 | → | 解释操作目的、方法、注意事项及配合要点。 |

| 评估 | → | 老人年龄、病情、面色、诊断、生命体征、血氧饱和度、意识状态，老人心理状态及合作程度，使用呼吸机或者的呼吸机参数设置情况。 |

| 核对、检查 | → | 核对医嘱，准备并检查用物，检查无菌物品、生理盐水的有效期，瓶盖无松动，瓶体无裂痕，对光检查溶液无浑浊、沉淀、絮状物等。 |

| 备用物 | → | 推车携物品至床旁，核对老人信息，评估气管插管或气管套管固定是否良好，有无移位，插管深度，并指导老人。 |

| 连接检查吸引装置 | → | 电动吸引装置：接通电源连接各管路，打开开关，检查吸引性能，调节吸痰器压力（成人0.04～0.053 MPa），中心吸引装置：固定吸引器，连接各管路，打开防尘塞，插入插头检查吸引性能，调节负压。 |

| 操作方法 | → | 用未戴手套的手反折吸痰管末端，用带无菌手套的一只手持吸痰管前端轻轻沿气管导管插入，遇阻力，略上提，放松吸痰管末端，以左右旋转向上提起吸引。 |

| 取舒适卧位 |

| 整理用物 |

| 洗手 |

▶【注意事项】

（1）操作动作应轻柔、准确、快速，先经口鼻吸出咽部分泌物，更换吸痰管后，再吸气管内分泌物；每次吸痰时间不超过15秒，连续吸痰次数不超过3次，吸痰间隔给予纯氧吸入。

（2）遵守无菌原则，注意保持呼吸机接头、戴无菌手套持吸痰管的手不被污染。

（3）吸痰管外径不超过气管插管或气管套管内径的1/2，插管时如遇阻力应分析原因，不可盲插。

（4）吸引过程中，注意观察病情变化，如有心率、血压、呼吸、血氧饱和度明显改变时，应立即停止吸痰，接呼吸机通气并给予纯氧吸入。

表54.1 经气管切开吸痰操作流程评分标准

考号： 总分：100分 评审老师： 得分：

项目	标准要求	分值	扣分
环境准备 （3分）	室温适宜（1分），光线充足（1分），环境安静（1分）。	3	
人员准备 （4分）	衣帽整洁（1分），修剪指甲（1分），洗手（1分），戴口罩（1分）。	4	
用物准备 （6分）	处置车及治疗盘、无菌纱布、生理盐水、听诊器、氧气装置、无菌吸痰管、无菌手套、无菌纸巾、无菌棉签、有盖无菌缸、有盖清洁缸、电动吸引器（中心吸引器）、医嘱卡、洗手液、75%酒精、医用/生活垃圾桶、污物碗必要时：开口器、舌钳子、压舌板、无菌镊子、无菌镊子缸、盐水纱布。	6	
评估 （6分）	①老人年龄、病情、面色、诊断、生命体征、血氧饱和度、意识状态（2分）。 ②老人心理状态及合作程度（2分）。 ③使用呼吸机型号或呼吸机参数设置情况（2分）。	6	
操作流程 （65分）	①核对医嘱（1分），准备并检查用物，检查无菌物品、生理盐水的有效期，瓶盖有无松动，瓶体有无裂痕，对光检查溶液无浑浊、沉淀、絮状物等（2分）。	3	
	②按取用无菌溶液法（1分），打开生理盐水瓶塞，冲洗瓶口（1分），倾倒生理盐水至有盖无菌缸、有盖清洁缸内1/2满（1分），记录无菌溶液开启时间（1分）。	4	
	③盖污物桶盖（1分），洗手（1分），脱口罩（1分）。	3	
	④推车携物品至床旁，核对老人信息（1分）。解释：吸痰目的、方法、注意事项及配合要点（2分），评估气管插管或气管套管固定是否良好，有无移位，插管深度，并指导老人（2分）。	5	
	⑤连接检查吸引装置。电动吸引装置：接通电源、连接各管路，打开开关（1分），检查吸引性能（1分），调节吸痰器压力（成人0.04～0.053 MPa）（1分）；中心吸引装置：固定吸引器、连接各管路（1分），打开防尘塞，插入插头（1分），检查吸引性能，调节负压（1分）。	6	
	⑥打开污物桶盖（1分），洗手（1分），戴口罩（1分）。	3	
	⑦用听诊器听气管、主气道区有无痰鸣。	1	
	⑧协助老人头部转向一侧面向操作者、铺治疗巾。	1	
	⑨氧气吸入：给予高流量吸氧2分钟（1分）。 使用呼吸机：调节呼吸机的氧浓度至100%，使老人吸入纯氧2分钟（1分）。	2	

表54.1（续）

项目	标准要求	分值	扣分
	⑩打开连接管前端包裹的纱布（1分），打开吸痰管（1分）。	2	
	⑪取出无菌手套及无菌纸，右手戴无菌手套，将无菌纸铺于老人下颌前（1分），将吸痰管抽出并盘绕在戴无菌手套的手中，根部与负压管相连吸痰管的前端（1分），打开无菌缸，吸取无菌缸内少许生理盐水，冲洗润滑吸痰管前端并检查是否通畅（1分）。	3	
	⑫处置中查对。	1	
	⑬氧气吸入：取下鼻塞放在老人胸前的无菌纸上，关闭氧流量开关（1分）；使用呼吸机：用未戴手套的手断开呼吸机与气管导管，将呼吸机接头放在无菌纸上（1分）。	2	
	⑭用未戴手套的手反折吸痰管末端（1分），用带无菌手套的一只手持吸痰管前端轻轻沿气管导管轻轻插入（1分），遇阻力，略上提（1分），放松吸痰管末端，以左右旋转向上提起吸引（1分）。	4	
	⑮氧气吸入：立即打开流量表开关，同时给予老人高流量吸氧2分钟，（1分）；使用呼吸机：立即连接呼吸机与气管导管，给予100%纯氧吸入或高流量吸氧2分钟（1分）。	2	
	⑯观察老人反应，吸出痰液颜色、性质及量，老人的生命体征及血氧饱和度。	2	
	⑰将用过的吸痰管连同无菌手套置于医用垃圾桶内。	1	
	⑱打开清洁缸，用清洁缸盐水冲洗吸痰连接管前端（1分），关闭吸引器开关（1分）。	2	
	⑲以无菌纱布包裹吸痰连接管前端。	1	
	⑳用无菌棉签擦拭气切导管口周围（2分）用湿纱布覆盖气切口处（2分）。	4	
	㉑再次听诊气管、主气道区。	3	
	㉒将氧浓度调至原来水平（当血氧饱和度升至正常）。	2	
	㉓取下治疗巾，协助老人取舒适体位（1分），整理床单位，放好呼叫器（1分），整理用物（1分）。	3	
	㉔盖污物桶盖（1分），洗手（1分），脱口罩（1分）。	2	
	㉕操作后核对（1分），交代注意事项（1分），记录吸痰时间、性状及生命体征（1分）。	3	
宣教指导（6分）	①指导吸痰的目的和注意事项（2分）。 ②教会其吸痰的正确的配合方法（2分）。 ③指导其预防呼吸道疾病的的保健知识（2分）。	6	

表54.1（续）

项目	标准要求	分值	扣分
效果照护 评价 （3分）	① 询问老人有无其他需求、是否满意（反馈），整理各项物品。	1	
	② 记录时间及老人反应，如有异常情况报告医护人员。	1	
	③ 遵守感染控制和管理要求，包括废弃物处理、个人防护及手卫生等。	1	
综合评判 （7分）	① 操作过程中的安全性：操作流畅、安全、规范，避免老人害怕、疼痛等，过程中未出现致老人于危险环境的操作动作或行为。	1	
	② 沟通力：顺畅自然、有效沟通，表达信息方式符合老人社会文化背景，能正确理解老人反馈的信息，避免盲目否定或其他语言暴力。	1	
	③ 创新性：能综合应用传统技艺、先进新技术等为老人提供所需的照护措施，解决老人的问题，促进老人的健康和幸福感。	1	
	④ 职业防护：做好自身职业防护，能运用节力原则，妥善利用力的杠杆作用，调整重心，减少摩擦力，会利用惯性等方法。	1	
	⑤ 人文关怀：能及时关注到老人各方面的变化，能针对老人的心理和情绪做出恰当的反应，给予支持，例如不可急躁等；言行举止有尊老、敬老、爱老、护老的意识。	1	
	⑥ 鼓励：利用语言和非语言方式鼓励老人参与照护，加强自我管理，发挥残存功能，提升自理能力。	1	
	⑦ 灵活性：对临场突发状况能快速应变，根据老人及现场条件灵活机动实施照护，具有很强的解决问题的能力。	1	
备注	① 总分100分。 ② 操作技术不熟练，不符合规范，扣5～10分。		

55. 心肺复苏技术操作流程

▶▶【目的】

（1）通过实施基础生命支持技术，建立老人的循环、呼吸功能。

（2）保证重要脏器的血液供应，尽快促进心跳、呼吸功能的恢复。

▶▶【准备】

（1）环境准备：现场环境安全、安静，适合抢救。

（2）人员准备：衣帽整洁，修剪指甲。

（3）用物准备：纱布、手表、按压板。

◖【操作流程】

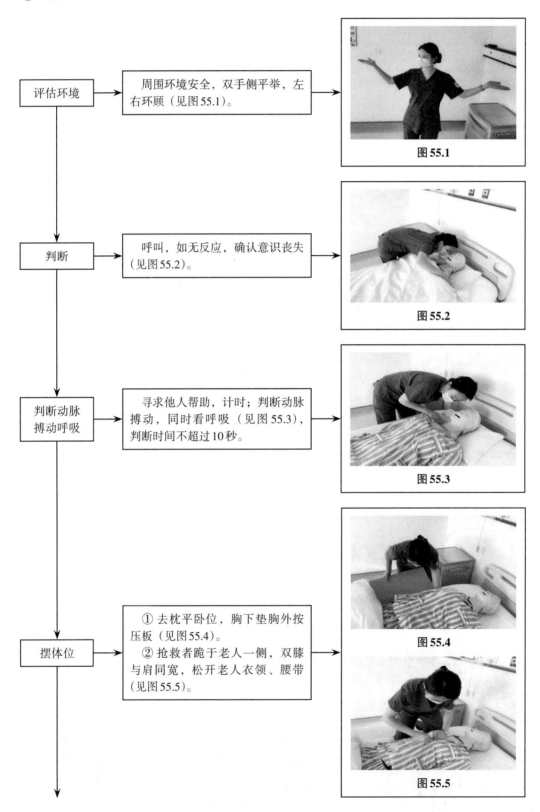

评估环境 →	周围环境安全，双手侧平举，左右环顾（见图55.1）。

图 55.1

判断 →	呼叫，如无反应，确认意识丧失（见图55.2）。

图 55.2

判断动脉搏动呼吸 →	寻求他人帮助，计时；判断动脉搏动，同时看呼吸（见图55.3），判断时间不超过10秒。

图 55.3

图 55.4

摆体位 →	① 去枕平卧位，胸下垫胸外按压板（见图55.4）。 ② 抢救者跪于老人一侧，双膝与肩同宽，松开老人衣领、腰带（见图55.5）。

图 55.5

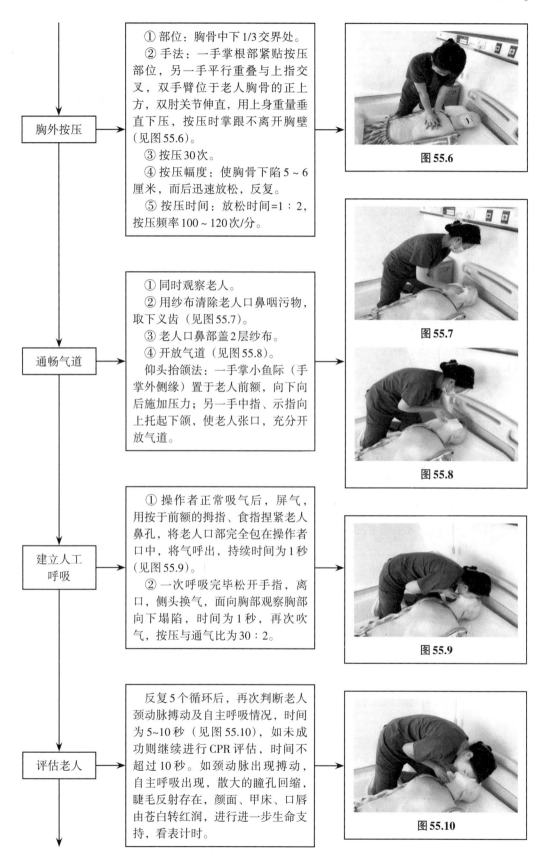

胸外按压

① 部位：胸骨中下 1/3 交界处。
② 手法：一手掌根部紧贴按压部位，另一手平行重叠与上指交叉，双手臂位于老人胸骨的正上方，双肘关节伸直，用上身重量垂直下压，按压时掌跟不离开胸壁（见图 55.6）。
③ 按压 30 次。
④ 按压幅度：使胸骨下陷 5～6 厘米，而后迅速放松，反复。
⑤ 按压时间：放松时间=1：2，按压频率 100～120 次/分。

图 55.6

通畅气道

① 同时观察老人。
② 用纱布清除老人口鼻咽污物，取下义齿（见 55.7）。
③ 老人口鼻部盖 2 层纱布。
④ 开放气道（见图 55.8）。
仰头抬颌法：一手掌小鱼际（手掌外侧缘）置于老人前额，向下向后施加压力；另一手中指、示指向上托起下颌，使老人张口，充分开放气道。

图 55.7

图 55.8

建立人工呼吸

① 操作者正常吸气后，屏气，用按于前额的拇指、食指捏紧老人鼻孔，将老人口部完全包在操作者口中，将气呼出，持续时间为 1 秒（见图 55.9）。
② 一次呼吸完毕松开手指，离口，侧头换气，面向胸部观察胸部向下塌陷，时间为 1 秒，再次吹气，按压与通气比为 30：2。

图 55.9

评估老人

反复 5 个循环后，再次判断老人颈动脉搏动及自主呼吸情况，时间为 5~10 秒（见图 55.10），如未成功则继续进行 CPR 评估，时间不超过 10 秒。如颈动脉出现搏动，自主呼吸出现，散大的瞳孔回缩，睫毛反射存在，颜面、甲床、口唇由苍白转红润，进行进一步生命支持，看表计时。

图 55.10

安置老人 → 复苏成功，取下按压板，协助老人垫枕；整理老人衣裤，整理床单位，协助老人保暖，安置床挡，意识清醒的老人给予心理安慰（见图55.11）。

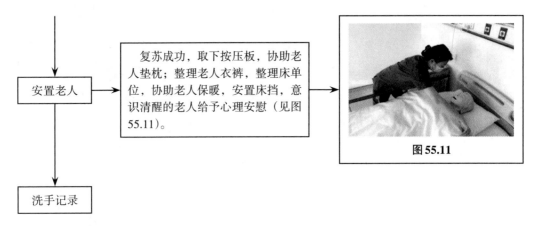

图55.11

安置老人 ↓

洗手记录

【注意事项】

（1）争分夺秒就地抢救，立即做单纯的CPR。

（2）按压部位要准确，应确保足够的速度与深度，压力要适度，并保证每次按压后胸廓回弹，姿势要正确。

（3）清除口咽分泌物、异物，保证气道通畅。人工呼吸频率8～10次/分，避免过度通气。

（4）人工呼吸和胸外心脏按压同时进行，单人CPR按压与呼吸比为30：2，按压间断不超过10秒，检查脉搏不应超过10秒。

表55.1　心肺复苏技术操作的评分标准

考号：　　　　　　总分：100分　　　　　评审老师：　　　　　　得分：

项目	标准要求	得分	扣分
环境准备（3分）	现场环境安全（1分），安静（1分），适合抢救（1分）。	3	
人员准备（4分）	衣帽整洁（1分），修剪指甲（1分），洗手（1分），戴口罩（1分）。	4	
用物准备（3分）	纱布（1分）、手表（1分）、按压板（1分）。	3	
评估（3分）	①周围环境安全，双手侧平举（1分），左右环顾（1分）。②口述评估结果（1分）。	3	
操作流程（71分）	①判断：a.呼叫：贴近贴近双耳两侧（1分），大声呼叫（1分），同时双手轻拍老人肩部（1分）。b.老人无反应，确认意识丧失（口述）（2分）。	5	
	②判断动脉搏动呼吸：a.立即呼叫医务人员（1分），同时看表计时（1分）。	8	

表55.1（续）

项目	标准要求	得分	扣分
	左手掌小鱼际外侧缘置于老人前额，向后施加压力（1分），右手食指、中指指尖触及老人气管正中部移近身体侧2～3厘米，至胸锁乳突肌内前缘凹陷处（2分）。 　　b.同时看呼吸（不呼吸或呼吸不正常）（1分）。 　　c.判断时间为：1001、1002、1003……1010（口述不少于5秒不超过10秒）（2分）。		
	③体位： 　　a.去枕横立于床头，掀开被子，胸下垫胸外按压板（1分）。 　　b.抢救者跪于老人一侧（1分），双膝与肩同宽（1分）。 　　c.动作利落轻巧，位置适宜（1分）。 　　d.松解衣领（1分）、腰带（1分），暴露胸部（1分）。	7	
	④胸外按压： 　　a.部位：胸骨中下1/3交界处（1分）。 　　b.手法：一手掌根部紧贴按压部位（1分），另一手平行重叠与上指交叉，双手臂位于年人胸骨的正上方（1分），双肘关节伸直（1分），用上身重量垂直下压（1分），按压时掌跟不离开胸壁（1分）。 　　c.按压30次：1、2、…、10、11、12、…、20、21、22、…、30（口述）（4分）。 　　d.按压幅度：使胸骨下陷5～6厘米，而后迅速放松，反复（4分）。 　　e.按压时间：放松时间=1：2（2分），按压频率100～120次/分（2分）。	18	
	⑤通畅气道： 　　a.同时观察老人（1分）。 　　b.用纱布清除老人口鼻咽污物（1分），取下义齿（口述）（1分）。 　　c.老人口鼻部盖两层纱布或隔离膜（1分），遮口鼻（1分）。 　　d.仰头抬颌法：一手掌根置于老人前额，向后施加压力（1分），另一手托起颈部使头后仰（1分），颈部上托使老人口张开（1分）。 　　仰头抬颌法：一手掌小鱼际（手掌外侧缘）置于老人前额，向后施加压力（1分），另一手中指、食指向上托起下颌（1分），使老人张口（1分），充分开放气道。	8	
	⑥建立人工呼吸： 　　a.术者正常吸气后（1分），屏气（1分），用按于前额的拇指、食指捏紧老人鼻孔（1分），将老人口部完全包在操作者口中（1分），将气呼出，持续时间为1秒（1分）。 　　b.一次呼吸完毕松手指（1分），离口（1分），侧头换气，面向胸部观察胸部向下塌陷，时间为1秒（1分），再次吹气（1分）。 　　c.胸外按压：人工呼吸=30：2（2分）。	11	

表55.1（续）

项目	标准要求	得分	扣分
	⑦评估老人： a.口述：反复5个循环，再次判断颈动脉搏动及自主呼吸情况，时间为5~10秒（3分），如未成功则继续进行CPR，评估时间不超过10秒。 b.如颈动脉搏动出现，自主呼吸出现，散大的瞳孔回缩，睫毛反射存在，颜面、甲床、口唇苍白转红润，进行进一步生命支持（2分），看表计时（1分）。	6	
	⑧安置老人： a.老人复苏成功：取下按压板（1分），协助老人垫枕（1分）。 b.整理老人衣裤（1分），整理床单位（1分），协助老人保暖，安置床挡（1分），给予意识清楚的老人心理安慰（1分）。	6	
	⑨洗手（1分），记录（1分）。	2	
宣教指导 （6分）	①心肺复苏后的老人应绝对卧床休息，限制探视（2分）。 ②增强安全意识和劳动保护，防止意外事故再次发生（2分）。 ③病情好转后应积极治疗心脑血管等疾病，如应定时到医院检查（2分）。	6	
效果照护 评价 （3分）	①询问老人有无其他需求、是否满意（反馈），整理各项物品。	1	
	②记录复苏后老人状态及反应，如有异常情况报告医护人员。	1	
	③遵守感染控制和管理要求，包括废弃物处理、个人防护及手卫生等。	1	
综合评判 （7分）	①操作过程中的安全性：操作流畅、安全、规范，避免老人害怕、疼痛等，过程中未出现致老人于危险环境的操作动作或行为。	1	
	②沟通力：顺畅自然、有效沟通，表达信息方式符合老人社会文化背景，能正确理解老人反馈的信息，避免盲目否定或其他语言暴力。	1	
	③创新性：能综合应用传统技艺、先进新技术等为老人提供所需的照护措施，解决老人的问题，促进老人的健康和幸福感。	1	
	④职业防护：做好自身职业防护，能运用节力原则，妥善利用力的杠杆作用，调整重心，减少摩擦力，会利用惯性等方法。	1	
	⑤人文关怀：能及时关注到老人各方面的变化，能针对老人的心理和情绪做出恰当的反应，给予支持，例如不可急躁等；言行举止有尊老、敬老、爱老、护老的意识。	1	
	⑥鼓励：利用语言和非语言方式鼓励老人参与照护，加强自我管理，发挥残存功能，提升自理能力。	1	

表55.1（续）

项目	标准要求	得分	扣分
	⑦ 灵活性：对临场突发状况能快速应变，根据老人及现场条件灵活机动实施照护，具有很强的解决问题的能力。	1	
备注	① 总分100分。 ② 操作技术不熟练，不符合规范，扣5～10分。		

56. 尸体料理操作流程

▶▶【目的】

（1）保持尸体清洁，维护良好的尸体外观，易于辨认。

（2）安慰家属，减少哀痛。

▶▶【准备】

（1）环境准备：安静、肃穆，必要时屏风遮挡。

（2）人员准备：衣帽整洁，修剪指甲，洗手，戴口罩，戴手套。

（3）用物准备。治疗车上层：血管钳、剪刀、松节油、绷带、不脱脂棉球、梳子、尸袋或尸单、衣裤、鞋、袜等；有伤口者备换药敷料，必要时备隔离衣和手套等；擦洗用具、手消毒液。治疗车下层：生活垃圾桶、医用垃圾桶。其他：酌情备屏风。

▶▶【操作流程】

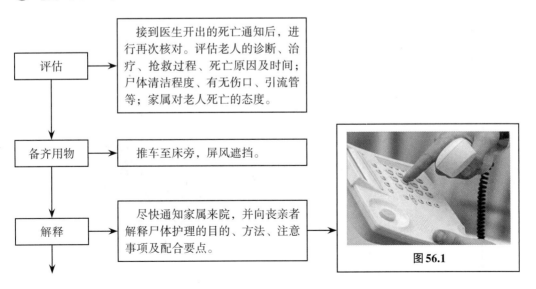

评估 → 接到医生开出的死亡通知后，进行再次核对。评估老人的诊断、治疗、抢救过程、死亡原因及时间；尸体清洁程度、有无伤口、引流管等；家属对老人死亡的态度。

备齐用物 → 推车至床旁，屏风遮挡。

解释 → 尽快通知家属来院，并向丧亲者解释尸体护理的目的、方法、注意事项及配合要点。

图56.1

洗手、戴口罩、戴手套

撤去一切治疗用品 → 撤去输液管、氧气管、导尿管等（见图56.2）。

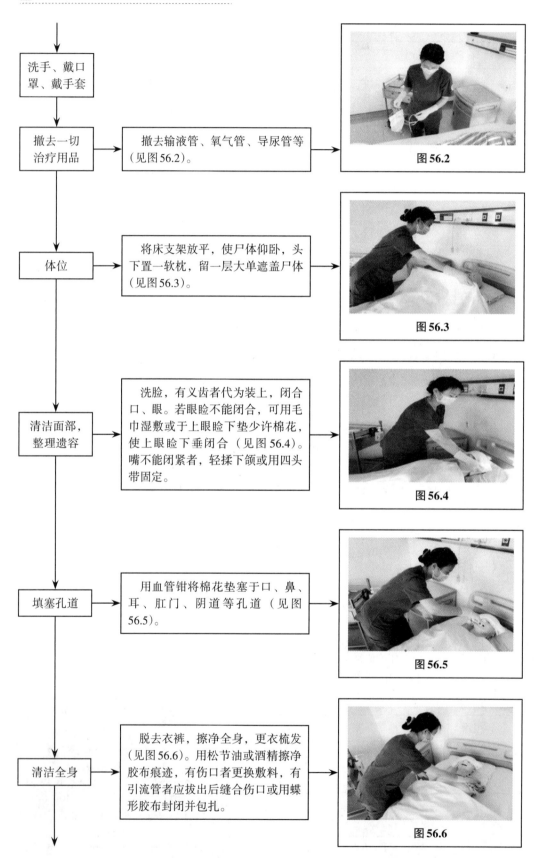

图56.2

体位 → 将床支架放平，使尸体仰卧，头下置一软枕，留一层大单遮盖尸体（见图56.3）。

图56.3

清洁面部，整理遗容 → 洗脸，有义齿者代为装上，闭合口、眼。若眼睑不能闭合，可用毛巾湿敷或于上眼睑下垫少许棉花，使上眼睑下垂闭合（见图56.4）。嘴不能闭紧者，轻揉下颌或用四头带固定。

图56.4

填塞孔道 → 用血管钳将棉花垫塞于口、鼻、耳、肛门、阴道等孔道（见图56.5）。

图56.5

清洁全身 → 脱去衣裤，擦净全身，更衣梳发（见图56.6）。用松节油或酒精擦净胶布痕迹，有伤口者更换敷料，有引流管者应拔出后缝合伤口或用蝶形胶布封闭并包扎。

图56.6

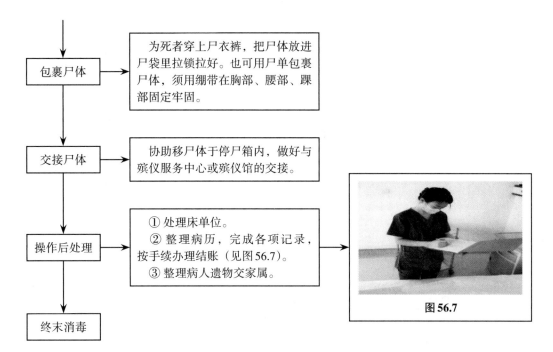

包裹尸体 → 为死者穿上尸衣裤，把尸体放进尸袋里拉锁拉好。也可用尸单包裹尸体，须用绷带在胸部、腰部、踝部固定牢固。

交接尸体 → 协助移尸体于停尸箱内，做好与殡仪服务中心或殡仪馆的交接。

操作后处理 → ① 处理床单位。
② 整理病历，完成各项记录，按手续办理结账（见图56.7）。
③ 整理病人遗物交家属。

图 56.7

终末消毒

▶【注意事项】

（1）必须先由医生开出死亡通知，并得到家属许可后，方可进行尸体护理。

（2）在向家属解释过程中，应具有同情心和爱心，沟通的语言要体现对死者家属的关心和体贴，安慰家属时可配合使用体态语言，会收到良好的效果。

（3）老人死亡后应及时进行尸体护理，以防尸体僵硬。

（4）应以高尚的职业道德和情感，尊重死者，严肃、认真地作好尸体护理工作。

（5）传染病病人的尸体应使用消毒液擦洗，并用消毒液浸泡的棉球填塞各孔道，尸体用尸单包裹后装入不透水的袋中，并作出传染标识。

表 56.1 尸体料理操作评分标准

考号：　　　　　总分：100分　　　　评审老师：　　　　　得分：

项目	标准要求	分值	扣分
环境准备 （3分）	安静（1分），肃穆（1分），必要时屏风遮挡（1分）。	3	
人员准备 （5分）	衣帽整洁（1分），修剪指甲（1分），洗手（1分），戴口罩（1分），戴手套（1分）。	5	
用物准备 （8分）	血管钳（0.5分）、剪刀（0.5分）、松节油（0.5分）、绷带（0.5分）、不脱脂棉球（0.5分）、梳子（0.5分）、尸袋或尸单（0.5分）、衣裤（0.5分）、鞋袜（0.5分）等；有伤口者备换药敷料（0.5分），必要时隔离衣和手套等（0.5分）；擦洗用具（0.5分）、手消毒液（0.5分）、生活垃圾桶（0.5分）、医用垃圾桶（0.5分）、酌情备屏风（0.5分）。	8	

表56.1（续）

项目	标准要求	分值	扣分
评估 （8分）	① 接到医生开出的死亡通知后，进行再次核实（2分）。 ② 评估老人的诊断、治疗、抢救过程、死亡原因及时间（2分）。 ③ 尸体清洁程度，有无伤口、引流管等（2分）。 ④ 家属对老人死亡的态度（2分）。	8	
操作流程 （60分）	① 备齐用物，推车至床旁，屏风遮挡。	1	
	② 向家属解释操作目的（2分）、方法（2分）、注意事项（2分）及配合要点（2分）。	8	
	③ 劝慰家属，请家属暂离病房或共同进行尸体护理（1分）。	1	
	④ 洗手（1分）、戴口罩（1分）、戴手套（1分）。	3	
	⑤ 撤去一切治疗用品，如输液管、氧气管、导尿管（3分）。	3	
	⑥ 体位：将床支架放平，使尸体仰卧（1分），头下置一软枕（1分），留一层大单遮盖尸体（1分）。	3	
	⑦ 清洁面部，整理遗容：洗脸（2分），有义齿者代为装上（1分），闭合口、眼（4分）（若眼睑不能闭合，可用毛巾湿敷或于上眼睑下垫少许棉花，使上眼睑下垂闭合。嘴不能闭紧者，轻揉下颌或用四头带固定）。	7	
	⑧ 填塞孔道：用血管钳将棉花垫塞于口、鼻、耳、肛门、阴道等孔道（4分）。	4	
	⑨ 清洁全身：脱去衣裤，擦净全身（3分），更衣梳发（3分）。用松节油或酒精擦净胶布痕迹，有伤口者更换敷料（3分），有引流管者应拔出后缝合伤口或用蝶形胶布封闭并包扎（3分）。	12	
	⑩ 包裹尸体：为死者穿上尸衣裤（3分），把尸体放进尸袋里拉锁拉好（3分）（也可用尸单包裹尸体，须用绷带在胸部、腰部、踝部固定牢固）。	6	
	⑪ 交接尸体：协助移尸体于停尸箱内（2分），做好与殡仪服务中心或殡仪馆的交接（2分）。	4	
	⑫ 操作后处理： a.处理床单位（2分）。 b.整理病历，完成各项记录，按手续办理结账（2分）。 c.整理病人遗物交家属（2分）。	6	
	⑬ 终末消毒（2分）。	2	
宣教指导 （6分）	① 对老人进行死亡教育，突破对死亡的恐惧与不安（2分）。 ② 告知家属宣泄情绪的方法（2分）。 ③ 鼓励家属积极参加社会活动，建立新的人际关系，使之能够或独立生活，逐渐从悲伤中解脱出来（2分）。	6	

表56.1（续）

项目	标准要求	分值	扣分
效果照护评价（3分）	① 询问家属有无其他需求、是否满意（反馈），整理各项物品。	1	
	② 尸体整洁、表情安详，姿势良好，易于辨认，让死者有尊严的死去。	1	
	③ 遵守感染控制和管理要求，包括废弃物处理、个人防护及手卫生等。	1	
综合评判（7分）	① 操作过程中的安全性：操作流畅、安全、规范，避免老人害怕、疼痛等，过程中未出现致老人于危险环境的操作动作或行为。	1	
	② 沟通力：顺畅自然、有效沟通，表达信息方式符合老人社会文化背景，能正确理解老人反馈的信息，避免盲目否定或其他语言暴力。	1	
	③ 创新性：能综合应用传统技艺、先进新技术等为老人提供所需的照护措施，解决老人的问题，促进老人的健康和幸福感。	1	
	④ 职业防护：做好自身职业防护，能运用节力原则，妥善利用力的杠杆作用，调整重心，减少摩擦力，会利用惯性等方法。	1	
	⑤ 人文关怀：能及时关注到老人各方面的变化，能针对老人的心理和情绪做出恰当的反应，给予支持，例如不可急躁等；言行举止有尊老、敬老、爱老、护老的意识。	1	
	⑥ 鼓励：利用语言和非语言方式鼓励老人参与照护，加强自我管理，发挥残存功能，提升自理能力。	1	
	⑦ 灵活性：对临场突发状况能快速应变，根据老人及现场条件灵活机动实施照护，具有很强的解决问题的能力。	1	
备注	① 总分100分。 ② 操作技术不熟练，不符合规范，扣5～10分。		

三、康乐照护

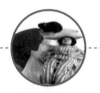

57. 脑卒中老人患侧卧位摆放及翻身技术操作流程

▶ 【目的】

（1）更换卧位，增进舒适。

（2）减轻局部组织受压，预防压疮的发生。

（3）预防和减少并发症，降低致残率。

（4）促进偏瘫肢体的康复，提高自理能力和生活质量。

▶ 【准备】

（1）环境准备：整洁安静，光线、温度适宜，必要时屏风遮挡。

（2）人员准备：衣帽整洁，修剪指甲，洗手，戴口罩。

（3）用物准备：洗手液，软枕，翻身记录卡。

▶ 【操作流程】

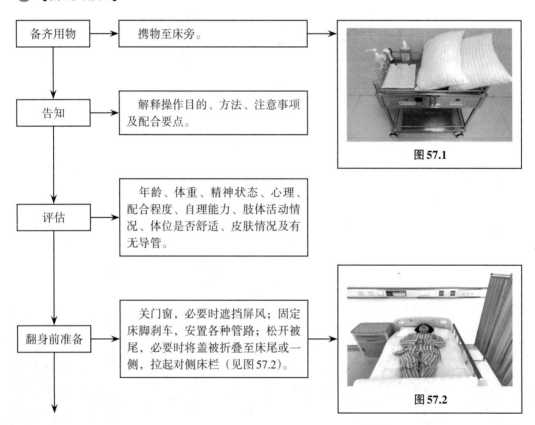

| 备齐用物 | → | 携物至床旁。 |

图 57.1

| 告知 | → | 解释操作目的、方法、注意事项及配合要点。 |

| 评估 | → | 年龄、体重、精神状态、心理、配合程度、自理能力、肢体活动情况、体位是否舒适、皮肤情况及有无导管。 |

| 翻身前准备 | → | 关门窗，必要时遮挡屏风；固定床脚刹车，安置各种管路；松开被尾，必要时将盖被折叠至床尾或一侧，拉起对侧床栏（见图57.2）。 |

图 57.2

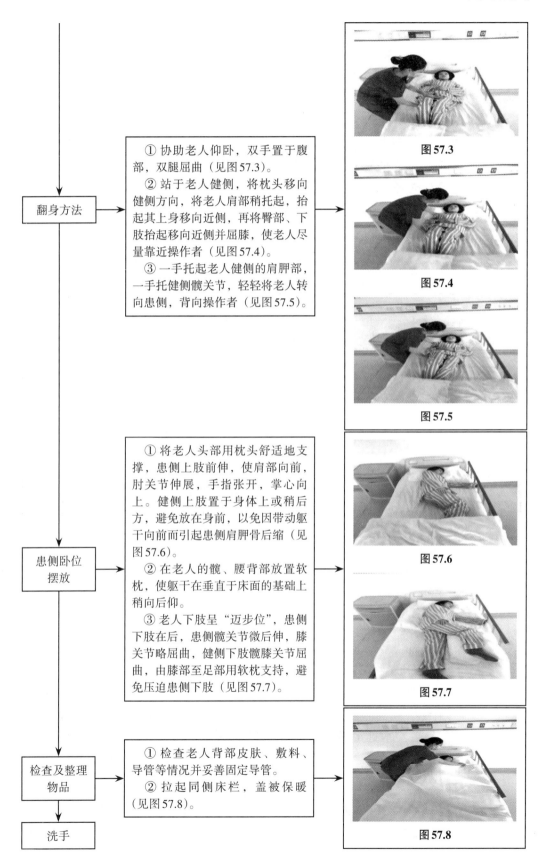

翻身方法

① 协助老人仰卧，双手置于腹部，双腿屈曲（见图57.3）。

② 站于老人健侧，将枕头移向健侧方向，将老人肩部稍托起，抬起其上身移向近侧，再将臀部、下肢抬起移向近侧并屈膝，使老人尽量靠近操作者（见图57.4）。

③ 一手托起老人健侧的肩胛部，一手托健侧髋关节，轻轻将老人转向患侧，背向操作者（见图57.5）。

图57.3

图57.4

图57.5

患侧卧位摆放

① 将老人头部用枕头舒适地支撑，患侧上肢前伸，使肩部向前，肘关节伸展，手指张开，掌心向上。健侧上肢置于身体上或稍后方，避免放在身前，以免因带动躯干向前而引起患侧肩胛骨后缩（见图57.6）。

② 在老人的髋、腰背部放置软枕，使躯干在垂直于床面的基础上稍向后仰。

③ 老人下肢呈"迈步位"，患侧下肢在后，患侧髋关节微后伸，膝关节略屈曲，健侧下肢髋膝关节屈曲，由膝部至足部用软枕支持，避免压迫患侧下肢（见图57.7）。

图57.6

图57.7

检查及整理物品

① 检查老人背部皮肤、敷料、导管等情况并妥善固定导管。

② 拉起同侧床栏，盖被保暖（见图57.8）。

图57.8

洗手

▶【注意事项】

（1）此卧位躯干稍向后仰，患侧肩部略向前伸，避免患侧肩部承受身体压力而引起疼痛。

（2）保持患侧肩部前伸时，避免直接牵拉患侧上肢，以防引起患侧肩关节损伤。

（3）帮助老人翻身时不可拖、拉、拽，注意动作协调、轻柔，以免擦伤皮肤。

（4）避免长时间保持同一卧位，确定翻身间隔时间。

（5）翻身时应先将导管安置妥当，翻身后检查导管是否扭曲、受压，注意保持导管通畅，防止管路脱落。

（6）注意保暖。

表57.1　脑卒中老人患侧卧位摆放及翻身技术操作的评分标准

考号：　　　　　　总分：100分　　　　　评审老师：　　　　　　得分：

项目	标准要求	分值	扣分
环境准备 （4分）	室温适宜（1分），光线充足（1分），环境安静（1分），必要时屏风或窗帘遮挡（1分）。	4	
人员准备 （4分）	衣帽整洁（1分），修剪指甲（1分），洗手（1分），戴口罩（1分）。	4	
用物准备 （3分）	洗手液（1分），软枕（1分），翻身记录卡（1分）。	3	
评估 （9分）	①老人年龄、体重及皮肤情况（3分）。 ②老人精神状态、心理状态、配合程度、自理能力（3分）。 ③老人肢体活动情况、体位是否舒适及有无导管（3分）。	9	
操作流程 （64分）	①备齐用物，携用物至床旁。	2	
	②解释操作目的（2分）、方法（2分）、注意事项（2分）、配合要点（2分）。	8	
	③翻身前准备： a.关门窗，必要时遮挡屏风（2分）。 b.固定床脚刹车（2分），安置各种管路（2分）。 c.松开被尾，必要时将盖被折叠至床尾或一侧（2分），拉起对侧床栏（2分）。	10	
	④翻身方法： a.协助老人仰卧（2分），双手置于腹部（2分），双腿屈曲（2分）。 b.站于老人健侧（2分），将枕头移向健侧方向（2分），将老人肩部稍托起，抬起其上身移向近侧（2分），再将臀部、下肢抬起移向近侧并屈膝（2分），使患者尽量靠近操作者。 c.一手托起老人健侧的肩胛部（2分），一手托健侧髋关节（2分），轻轻将患者转向患侧，背向操作者（2分）。	20	

表57.1（续）

项目	标准要求	分值	扣分
	⑤患侧卧位摆放： a.将老人头部用枕头舒适地支撑，患侧上肢前伸（2分），使肩部向前（2分），肘关节伸展（2分），手指张开（2分），掌心向上（2分）。健侧上肢置于身体上或稍后方，避免放在身前，以免因带动躯干向前而引起患侧肩胛骨后缩（2分）。 b.在老人的髋、腰背部放置软枕，使躯干在垂直于床面的基础上稍向后仰（2分）。 c.老人下肢呈"迈步位"，患侧下肢在后，患侧髋关节微后伸，膝关节略屈曲（2分），健侧下肢髋膝关节屈曲，由膝部至足部用软枕支持，避免压迫患侧下肢（2分）。	18	
	⑥检查及整理物品： a.患者背部皮肤、敷料、导管等情况并妥善固定导管（2分）。 b.拉起同侧床栏，盖被保暖（2分）。	4	
	⑦洗手。	2	
宣教指导 （6分）	①说明正确更换卧位对预防并发症的重要性（2分）。 ②更换卧位前根据目的不同向老人介绍更换卧位的方法及注意事项（2分）。 ③教会老人更换卧位的配合方法，确保安全（2分）。	6	
效果照护 评价 （3分）	①询问老人有无其他需求、是否满意（反馈），整理各项物品。	1	
	②观察良肢位摆放效果及老人反应，如有异常情况及时报告。	1	
	③遵守感染控制和管理要求，包括废弃物处理、个人防护及手卫生等。	1	
综合评判 （7分）	①操作过程中的安全性：操作流畅、安全、规范，避免老人害怕、疼痛等，过程中未出现致老人于危险环境的操作动作或行为。	1	
	②沟通力：顺畅自然、有效沟通，表达信息方式符合老人社会文化背景，能正确理解老人反馈的信息，避免盲目否定或其他语言暴力。	1	
	③创新性：能综合应用传统技艺、先进新技术等为老人提供所需的照护措施，解决老人的问题，促进老人的健康和幸福感。	1	
	④职业防护：做好自身职业防护，能运用节力原则，妥善利用力的杠杆作用，调整重心，减少摩擦力，会利用惯性等方法。	1	
	⑤人文关怀：能及时关注到老人各方面的变化，能针对老人的心理和情绪做出恰当的反应，给予支持，例如不可急躁等；言行举止有尊老、敬老、爱老、护老的意识。	1	
	⑥鼓励：利用语言和非语言方式鼓励老人参与照护，加强自我管理，发挥残存功能，提升自理能力。	1	

表57.1（续）

项目	标准要求	分值	扣分
	⑦ 灵活性：对临场突发状况能快速应变，根据老人及现场条件灵活机动实施照护，具有很强的解决问题的能力。	1	
备注	① 总分100分。 ② 操作技术不熟练，不符合规范，扣5～10分。		

58. 脑卒中老人健侧卧位摆放及翻身技术操作流程

▶【目的】

（1）更换卧位，增进舒适度。
（2）减轻局部组织受压，预防压疮的发生。
（3）预防和减少并发症，降低致残率。
（4）促进偏瘫肢体的康复，提高自理能力和生活质量。

▶【准备】

（1）环境准备：安静，光线、温度适宜，必要时屏风遮挡。
（2）人员准备：衣帽整洁，修剪指甲。
（3）用物准备：洗手液，软垫，翻身记录卡。

▶【操作流程】

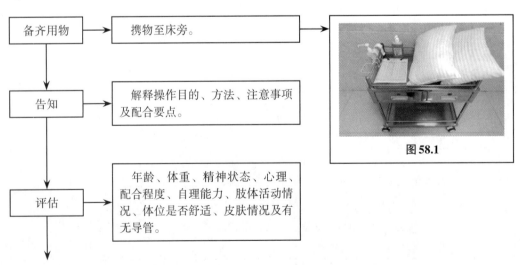

备齐用物 → 携物至床旁。

告知 → 解释操作目的、方法、注意事项及配合要点。

图58.1

评估 → 年龄、体重、精神状态、心理、配合程度、自理能力、肢体活动情况、体位是否舒适、皮肤情况及有无导管。

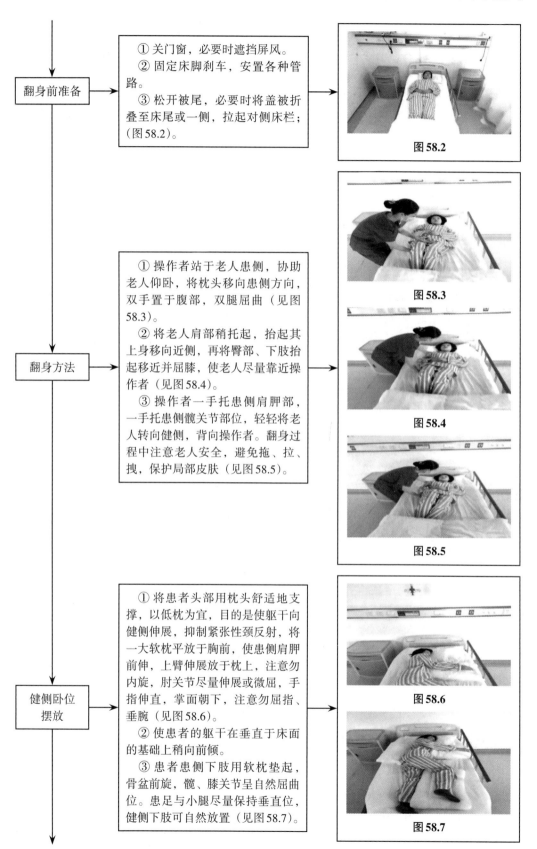

翻身前准备

① 关门窗，必要时遮挡屏风。
② 固定床脚刹车，安置各种管路。
③ 松开被尾，必要时将盖被折叠至床尾或一侧，拉起对侧床栏；（图58.2）。

图58.2

翻身方法

① 操作者站于老人患侧，协助老人仰卧，将枕头移向患侧方向，双手置于腹部，双腿屈曲（见图58.3）。
② 将老人肩部稍托起，抬起其上身移向近侧，再将臀部、下肢抬起移近并屈膝，使老人尽量靠近操作者（见图58.4）。
③ 操作者一手托患侧肩胛部，一手托患侧髋关节部位，轻轻将老人转向健侧，背向操作者。翻身过程中注意老人安全，避免拖、拉、拽，保护局部皮肤（见图58.5）。

图58.3

图58.4

图58.5

健侧卧位摆放

① 将患者头部用枕头舒适地支撑，以低枕为宜，目的是使躯干向健侧伸展，抑制紧张性颈反射，将一大软枕平放于胸前，使患侧肩胛前伸，上臂伸展放于枕上，注意勿内旋，肘关节尽量伸展或微屈，手指伸直，掌面朝下，注意勿屈指、垂腕（见图58.6）。
② 使患者的躯干在垂直于床面的基础上稍向前倾。
③ 患者患侧下肢用软枕垫起，骨盆前旋，髋、膝关节呈自然屈曲位。患足与小腿尽量保持垂直位，健侧下肢可自然放置（见图58.7）。

图58.6

图58.7

```
┌──────────┐     ┌──────────────────────────┐
│ 检查及整理 │ ──→ │ ① 检查老人背部皮肤、敷料、    │
│ 物品      │     │ 导管等情况并妥善固定导管      │
└──────────┘     │ ② 拉起同侧床栏，盖被保暖     │
      │          │ （见图58.8）              │
      ↓          └──────────────────────────┘
┌──────────┐
│ 洗手      │
└──────────┘
```

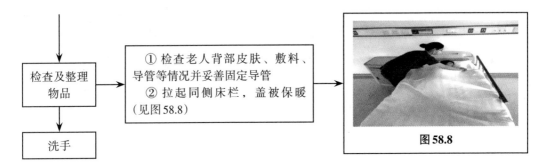

图58.8

◉ 【注意事项】

（1）患侧肢体避免大幅度的蜷缩、屈曲姿势，容易引起肘、膝、髋关节的软组织挛缩，也易出现压疮。

（2）老人足部不能内翻悬在软枕边缘。

（3）帮助老人翻身时不可拖、拉、拽，注意动作协调、轻柔，以免擦伤皮肤。

（4）避免长时间保持同一卧位，确定翻身间隔时间，做好交接班。

（5）翻身时应先将导管安置妥当，翻身后检查导管是否扭曲、受压，注意保持导管通畅、防止管路脱落。

表58.1 脑卒中老人健侧卧位摆放及翻身技术操作的评分标准

考号： 总分：100分 评审老师： 得分：

项目	标准要求	分值	扣分
环境准备 （4分）	室温适宜（1分），光线充足（1分），环境安静（1分），必要时屏风或窗帘遮挡（1分）。	4	
人员准备 （4分）	衣帽整洁（1分），修剪指甲（1分），洗手（1分），戴口罩（1分）。	4	
用物准备 （3分）	洗手液（1分），软枕（1分），翻身记录卡（1分）。	3	
评估 （9分）	① 老人年龄、体重及皮肤情况（3分）。 ② 老人精神状态、心理状态、配合程度、自理能力（3分）。 ③ 老人肢体活动情况、体位是否舒适、及有无导管（3分）。	9	
操作流程 （64分）	① 备齐用物，携用物至床旁。	2	
	② 解释操作目的（2分）、方法（2分）、注意事项（2分）、配合要点（2分）。	8	
	③ 翻身前准备： a.关门窗，必要时遮挡屏风（2分）。 b.固定床脚刹车（2分），安置各种管路（2分）。 c.松开被尾，必要时将盖被折叠至床尾或一侧（2分），拉起对侧床栏（2分）。	10	

表58.1（续）

项目	标准要求	分值	扣分
	④ 翻身方法： a.操作者站于老人患侧，协助老人仰卧，将枕头移向患侧方向（2分），双手置于腹部（2分），双腿屈曲（2分），将老人肩部稍托起，抬起其上身移向近侧（2分），再将臀部、下肢抬起移近并屈膝（2分），使老人尽量靠近操作者。 b.操作者一手托患侧肩胛部（2分），一手托患侧髋关节部位（2分），轻轻将老人转向健侧，背向操作者（2分）。翻身过程中注意老人安全，避免拖、拉、拽，保护局部皮肤。	16	
	⑤ 健侧卧位摆放： a.将老人头部用枕头舒适地支撑（2分），以低枕为宜，目的是使躯干向健侧伸展，抑制紧张性颈反射，将一大软枕平放于胸前（2分），使患侧肩胛前伸，上臂伸展放于枕上，注意勿内旋（2分），肘关节尽量伸展或微屈（2分），手指伸直（2分），掌面朝下（2分），注意勿屈指、垂腕（2分），使患者的躯干在垂直于床面的基础上稍向前倾（2分）。 b.患老人侧下肢用软枕垫起（2分），骨盆前旋，髋、膝关节呈自然屈曲位（2分）。患足与小腿尽量保持垂直位，健侧下肢可自然放置（2分）。	22	
	⑥ 检查及整理物品： a.老人背部皮肤、敷料、导管等情况并妥善固定导管（2分）。 b.拉起同侧床栏，盖被保暖（2分）。	4	
	⑦ 洗手。	2	
宣教指导（6分）	① 说明正确更换卧位对预防并发症的重要性（2分）。 ② 更换卧位前根据目的不同向老人介绍更换卧位的方法及注意事项（2分）。 ③ 教会老人配合更换卧位的正确方法，确保老人安全（2分）。	6	
效果照护评价（3分）	① 询问老人有无其他需求、是否满意（反馈），整理各项物品。	1	
	② 观察良肢位摆放效果及老人反应，如有异常情况及时报告。	1	
	③ 遵守感染控制和管理要求，包括废弃物处理、个人防护及手卫生等。	1	
对选手综合评判（7分）	① 操作过程中的安全性：操作流畅、安全、规范，避免老人害怕、疼痛等，过程中未出现致老人于危险环境的操作动作或行为。	1	
	② 沟通力：顺畅自然、有效沟通，表达信息方式符合老人社会文化背景，能正确理解老人反馈的信息，避免盲目否定或其他语言暴力。	1	

项目	标准要求	分值	扣分
	③ 创新性：能综合应用传统技艺、先进新技术等为老人提供所需的照护措施，解决老人的问题，促进老人的健康和幸福感。	1	
	④ 职业防护：做好自身职业防护，能运用节力原则，妥善利用力的杠杆作用，调整重心，减少摩擦力，会利用惯性等方法。	1	
	⑤ 人文关怀：能及时关注到老人各方面的变化，能针对老人的心理和情绪做出恰当的反应，给予支持，例如不可急躁等；言行举止有尊老、敬老、爱老、护老的意识。	1	
	⑥ 鼓励：利用语言和非语言方式鼓励老人参与照护，加强自我管理，发挥残存功能，提升自理能力。	1	
	⑦ 灵活性：对临场突发状况能快速应变，根据老人及现场条件灵活机动实施照护，具有很强的解决问题的能力。	1	
备注	① 总分100分。 ② 操作技术不熟练，不符合规范，扣5～10分。		

59. 脑卒中老人良肢位摆放
——平卧位的操作流程

▶【目的】

（1）协助翻身、更换卧位、增进舒适。

（2）减轻局部组织受压，预防压疮发生。

（3）预防和减少并发症，降低脑卒中的致残率。

（4）促进偏瘫肢体的康复，提高老人自理能力和生活质量。

▶【准备】

（1）环境准备：整洁安静，光线、温度适宜，必要时屏风或窗帘遮挡。

（2）人员准备：衣帽整洁，修剪指甲，洗手，戴口罩。

（3）用物准备：洗手液，软枕。

▶【操作流程】

备齐用物	→ 携物至床旁。	
告知	→ 解释操作目的、方法、注意事项及配合要点。	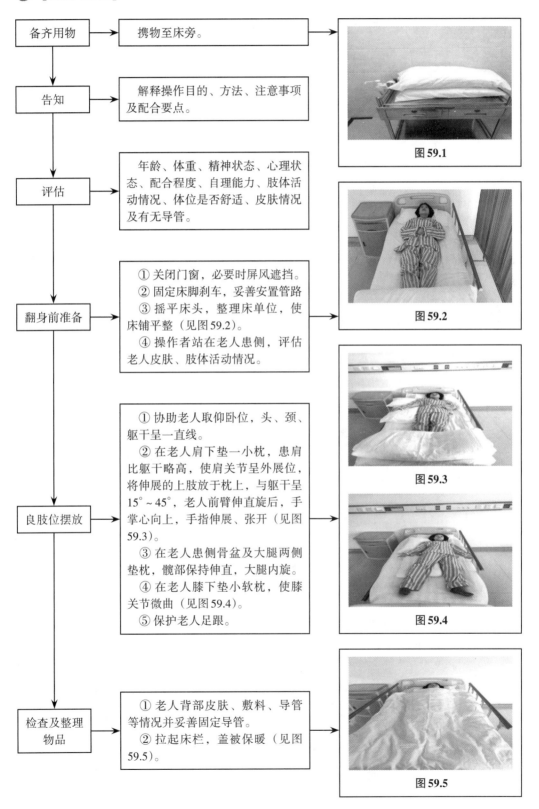图59.1
评估	→ 年龄、体重、精神状态、心理状态、配合程度、自理能力、肢体活动情况、体位是否舒适、皮肤情况及有无导管。	图59.2
翻身前准备	→ ① 关闭门窗，必要时屏风遮挡。 ② 固定床脚刹车，妥善安置管路 ③ 摇平床头，整理床单位，使床铺平整（见图59.2）。 ④ 操作者站在老人患侧，评估老人皮肤、肢体活动情况。	
良肢位摆放	→ ① 协助老人取仰卧位，头、颈、躯干呈一直线。 ② 在老人肩下垫一小枕，患肩比躯干略高，使肩关节呈外展位，将伸展的上肢放于枕上，与躯干呈15°~45°，老人前臂伸直旋后，手掌心向上，手指伸展、张开（见图59.3）。 ③ 在老人患侧骨盆及大腿两侧垫枕，髋部保持伸直，大腿内旋。 ④ 在老人膝下垫小软枕，使膝关节微曲（见图59.4）。 ⑤ 保护老人足跟。	图59.3 图59.4
检查及整理物品	→ ① 老人背部皮肤、敷料、导管等情况并妥善固定导管。 ② 拉起床栏，盖被保暖（见图59.5）。	图59.5

◉ 【注意事项】

（1）避免长时间保持同一卧位，确定翻身间隔时间，做好交接班。

（2）评估骶尾部皮肤情况，如有异常，禁止平卧位。

（3）操作时先将导管安置妥当，操作后检查导管是否扭曲、受压，注意保持导管通畅，防止管路脱落。

（4）注意保暖。

表59.1 脑卒中老人良肢位摆放——平卧位操作的评分标准

考号：　　　　　　总分：100分　　　　　评审老师：　　　　　　得分：

项目	标准要求	分值	扣分
环境准备 （4分）	室温适宜（1分），光线充足（1分），环境安静（1分），必要时屏风或窗帘遮挡（1分）。	4	
人员准备 （4分）	衣帽整洁（1分），修剪指甲（1分），洗手（1分），戴口罩（1分）。	4	
用物准备 （2分）	洗手液（1分），软枕（1分）。	2	
评估 （9分）	①老人年龄、体重及皮肤情况（3分）。 ②老人精神状态、心理状态、配合程度、自理能力（3分）。 ③老人肢体活动情况、体位是否舒适及有无导管（3分）。	9	
操作流程 （65分）	①备齐用物，携用物至床旁。	2	
	②解释操作目的（2分）、方法（2分）、注意事项（2分）、配合要点（2分）。	8	
	③操作前准备： a.关闭门窗，必要时遮挡屏风（2分）。 b.固定床脚刹车，妥善安置管路（2分）。 c.摇平床头，整理床单位，使床铺平整（2分）。 d.操作者站在患侧，评估皮肤、肢体活动情况（2分）。	8	
	④良肢位摆放： a.协助老人取仰卧位，头、颈、躯干呈一直线（4分）。 b.在老人肩下垫一小枕（4分），患肩比躯干略高，使肩关节呈外展位，将伸展的上肢放于枕上（4分），与躯干呈15°～45°（4分），前臂伸直旋后，手掌心向上（4分），手指伸展、张开（4分）。 c.在老人患侧骨盆及大腿两侧垫枕（4分），髋部保持伸直，大腿内旋（4分）。 d.在老人膝下垫小软枕，使膝关节微曲（4分）。 e.保护老人足跟。（4分）。	40	

表59.1（续）

项目	标准要求	分值	扣分
	⑤ 检查及整理物品： a. 老人背部皮肤、敷料、导管等情况并妥善固定导管（2分）。 b. 拉起床栏，盖被保暖（2分）。	4	
	⑥ 洗手。	3	
宣教指导 （6分）	① 向老人解释良肢位摆放的重要性（2分）。 ② 教会老人良肢位摆放的方法及注意事项（2分）。 ③ 教会老人良肢位摆放的配合方法，确保安全（2分）。	6	
效果照护 评价 （3分）	① 询问老人有无其他需求、是否满意（反馈），整理各项物品。	1	
	② 观察良肢位摆放效果及老人反应，如有异常情况及时报告。	1	
	③ 遵守感染控制和管理要求，包括废弃物处理、个人防护及手卫生等。	1	
综合评判 （7分）	① 操作过程中的安全性：操作流畅、安全、规范，避免老人害怕、疼痛等，过程中未出现致老人于危险环境的操作动作或行为。	1	
	② 沟通力：顺畅自然、有效沟通，表达信息方式符合老人社会文化背景，能正确理解老人反馈的信息，避免盲目否定或其他语言暴力。	1	
	③ 创新性：能综合应用传统技艺、先进新技术等为老人提供所需的照护措施，解决老人的问题，促进老人的健康和幸福感。	1	
	④ 职业防护：做好自身职业防护，能运用节力原则，妥善利用力的杠杆作用，调整重心，减少摩擦力，会利用惯性等方法。	1	
	⑤ 人文关怀：能及时关注到老人各方面的变化，能针对老人的心理和情绪做出恰当的反应，给予支持，例如不可急躁等；言行举止有尊老、敬老、爱老、护老的意识。	1	
	⑥ 鼓励：利用语言和非语言方式鼓励老人参与照护，加强自我管理，发挥残存功能，提升自理能力。	1	
	⑦ 灵活性：对临场突发状况能快速应变，根据老人及现场条件灵活机动实施照护，具有很强的解决问题的能力。	1	
备注	① 总分100分。 ② 操作技术不熟练，不符合规范，扣5~10分。		

60. 脑卒中老人坐-立位训练的操作流程

▶【目的】

（1）恢复老人正常和令人满意的生活方式。

（2）恢复至最满意状态，提高生活质量。

▶【准备】

（1）环境准备：整洁、安静、舒适、安全。

（2）人员准备：衣帽整洁，修剪指甲，洗手。

▶【操作流程】

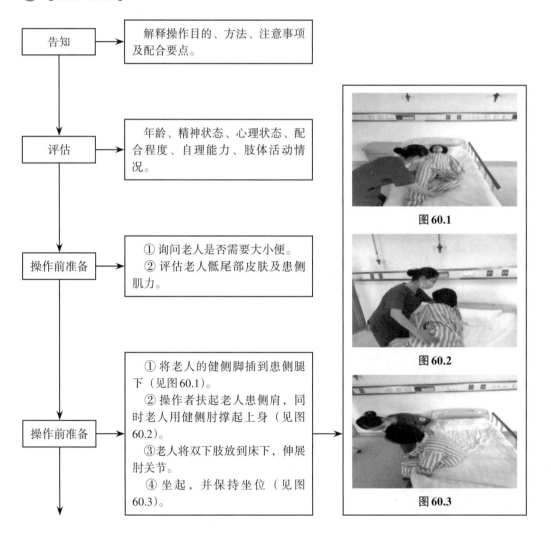

| 告知 | → | 解释操作目的、方法、注意事项及配合要点。 |

| 评估 | → | 年龄、精神状态、心理状态、配合程度、自理能力、肢体活动情况。 |

图 60.1

| 操作前准备 | → | ① 询问老人是否需要大小便。② 评估老人骶尾部皮肤及患侧肌力。 |

图 60.2

| 操作前准备 | → | ① 将老人的健侧脚插到患侧腿下（见图60.1）。② 操作者扶起老人患侧肩，同时老人用健侧肘撑起上身（见图60.2）。③ 老人将双下肢放到床下，伸展肘关节。④ 坐起，并保持坐位（见图60.3）。 |

图 60.3

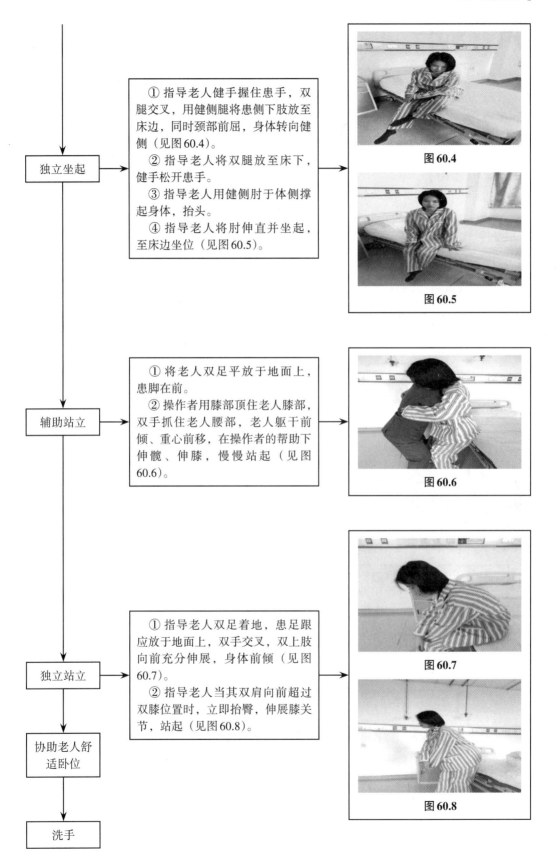

独立坐起

① 指导老人健手握住患手，双腿交叉，用健侧腿将患侧下肢放至床边，同时颈部前屈，身体转向健侧（见图60.4）。

② 指导老人将双腿放至床下，健手松开患手。

③ 指导老人用健侧肘于体侧撑起身体，抬头。

④ 指导老人将肘伸直并坐起，至床边坐位（见图60.5）。

图60.4

图60.5

辅助站立

① 将老人双足平放于地面上，患脚在前。

② 操作者用膝部顶住老人膝部，双手抓住老人腰部，老人躯干前倾、重心前移，在操作者的帮助下伸髋、伸膝，慢慢站起（见图60.6）。

图60.6

独立站立

① 指导老人双足着地，患足跟应放于地面上，双手交叉，双上肢向前充分伸展，身体前倾（见图60.7）。

② 指导老人当其双肩向前超过双膝位置时，立即抬臀，伸展膝关节，站起（见图60.8）。

图60.7

图60.8

协助老人舒适卧位

洗手

▶ 【注意事项】

（1）保护安全，以防摔倒，避免劳累。

（2）防止在站立瞬间健足后移造成健侧下肢单独负重站起的情况。

（3）患侧下肢肌力达到3级以上才可行站立训练。

（4）起坐训练时椅子不可过低。

▶ 【知识延伸】

表60.1　四肢肌力分级标准

0级	完全瘫痪，无任何运动。
1级	有收缩活动，比如肌肉收缩。
2级	肢体可以平移，但不能抵抗重力（地心引力），即不能抬起。
3级	肢体可抵抗重力，但不能抵抗阻力，即可以抬起，但是有阻力时就会落下。
4级	能抵抗阻力，但抵抗阻力不完全，有较大阻力的会落下。
5级	正常的肌力。

表60.2　脑卒中老人坐-立位训练操作的评分标准

考号：　　　　　　总分：100分　　　　　评审老师：　　　　　　得分：

项目	标准要求	分值	扣分
环境准备 （4分）	室温适宜（1分），光线充足（1分），环境安静（1分），必要时屏风或窗帘遮挡（1分）。	4	
人员准备 （4分）	衣帽整洁（1分），修剪指甲（1分），洗手（1分），戴口罩（1分）。	4	
用物准备 （2分）	洗手液（1分），软枕（1分）。	2	
评估 （12分）	①老人年龄、皮肤情况、肢体活动情况（4分）。 ②老人精神状态、心理状态、配合程度（4分）。 ③老人对坐-立位训练相关知识的了解程度（4分）。	12	
操作流程 （62分）	①备齐用物，携用物至床旁。	2	
	②解释操作目的（2分）、方法（2分）、注意事项（2分）、配合要点（2分）。	8	
	③操作前准备： a.询问老人是否需要大小便（2分）。 b.评估老人骶尾部皮肤及患侧肌力（2分）。	4	

表60.2（续）

项目	标准要求	分值	扣分
	④坐起训练： a.辅助下坐起 ·将老人的健侧脚插到患侧腿下（2分），患侧手放到操作者肩上（2分）。 ·操作者扶起老人的患侧肩（2分），同时老人用健侧肘撑起上身（2分）。 ·将老人双下肢放到床下（2分），伸展肘关节（2分）。 ·坐起，并保持坐位（2分）。 b.独立坐起 ·指导老人健手握住患手（2分），双腿交叉（2分），用健侧腿将患侧下肢放至床边（2分），同时颈部前屈（2分），身体转向健侧（2分）。 ·指导老人将双腿放至床下，健手松开患手（2分）。 ·指导老人用健侧肘于体侧撑起身体，抬头（2分）。 ·指导老人肘伸直立坐起，至床边坐位（2分）。	44	
	⑤站立训练： a.辅助站起 将老人双足平放于地面上，患脚在前（2分），操作者用膝顶住老人膝部（2分），双手抓住老人腰部（2分），老人躯干前倾、重心前移，在操作者的帮助下伸髋、伸膝慢慢站起（2分）。 b.独立站起 ·指导老人双足着地，患足跟应放于地面上（2分），双手交叉，双上肢向前充分伸展，身体前倾（2分）。 ·指导老人当其双肩向前超过双膝位置时，立即抬臀，伸展膝关节，站起（2分）。		
	⑥协助老人舒适卧位。	2	
	⑦洗手。	2	
宣教指导 （6分）	①向老人解释坐-立位训练的重要性（2分）。 ②教会老人坐-立位训练的方法及注意事项（2分）。 ③教会老人坐-立位训练的配合方法，确保安全（2分）。	6	
效果照护 评价 （3分）	①询问老人有无其他需求、是否满意（反馈），整理各项物品。	1	
	②观察坐-立位训练时老人反应，如有异常情况及时报告。	1	
	③遵守感染控制和管理要求，包括个人防护及手卫生等。	1	
综合评判 （7分）	①操作过程中的安全性：操作流畅、安全、规范，避免老人害怕、疼痛等，过程中未出现致老人于危险环境的操作动作或行为。	1	

表60.2（续）

项目	标准要求	分值	扣分
	② 沟通力：顺畅自然、有效沟通，表达信息方式符合老人社会文化背景，能正确理解老人反馈的信息，避免盲目否定或其他语言暴力。	1	
	③ 创新性：能综合应用传统技艺、先进新技术等为老人提供所需的照护措施，解决老人的问题，促进老人的健康和幸福感。	1	
	④ 职业防护：做好自身职业防护，能运用节力原则，妥善利用力的杠杆作用，调整重心，减少摩擦力，会利用惯性等方法。	1	
	⑤ 人文关怀：能及时关注到老人各方面的变化，能针对老人的心理和情绪做出恰当的反应，给予支持，例如不可急躁等；言行举止有尊老、敬老、爱老、护老的意识。	1	
	⑥ 鼓励：利用语言和非语言方式鼓励老人参与照护，加强自我管理，发挥残存功能，提升自理能力。	1	
	⑦ 灵活性：对临场突发状况能快速应变，根据老人及现场条件灵活机动实施照护，具有很强的解决问题的能力。	1	
备注	① 总分100分。 ② 操作技术不熟练，不符合规范，扣5～10分。		

61. 脑卒中老人自患侧坐起训练操作流程

◎【目的】

（1）变换体位，预防压疮。

（2）练习坐起，为完成坐位康复训练创造条件。

（3）提高老人自理能力及生活质量。

◎【准备】

（1）环境准备：室温适宜，光线充足，环境安静。

（2）人员准备：衣帽整洁，修剪指甲，洗手，戴口罩。

【操作流程】

告知	→	解释操作目的、方法、注意事项及配合要点。

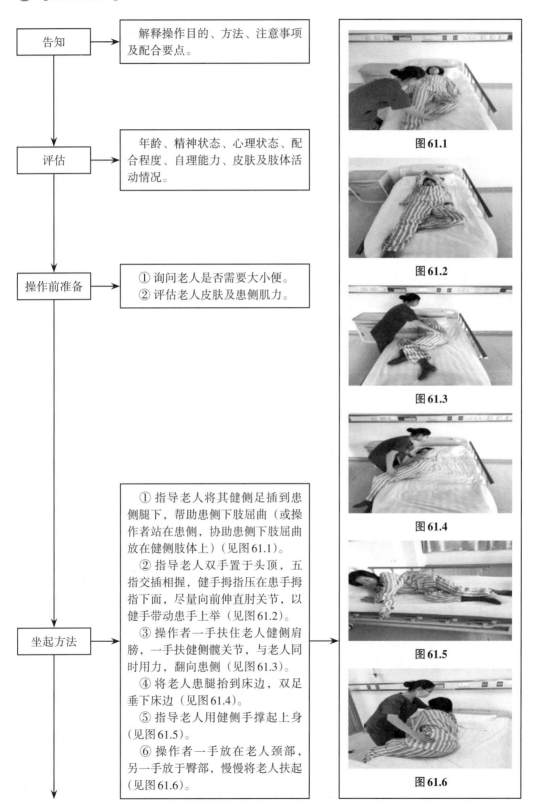

图 61.1

评估	→	年龄、精神状态、心理状态、配合程度、自理能力、皮肤及肢体活动情况。

图 61.2

操作前准备	→	① 询问老人是否需要大小便。 ② 评估老人皮肤及患侧肌力。

图 61.3

图 61.4

坐起方法	→	① 指导老人将其健侧足插到患侧腿下，帮助患侧下肢屈曲（或操作者站在患侧，协助患侧下肢屈曲放在健侧肢体上）（见图61.1）。 ② 指导老人双手置于头顶，五指交插相握，健手拇指压在患手拇指下面，尽量向前伸直肘关节，以健手带动患手上举（见图61.2）。 ③ 操作者一手扶住老人健侧肩膀，一手扶健侧髋关节，与老人同时用力，翻向患侧（见图61.3）。 ④ 将老人患腿抬到床边，双足垂下床边（见图61.4）。 ⑤ 指导老人用健侧手撑起上身（见图61.5）。 ⑥ 操作者一手放在老人颈部，另一手放于臀部，慢慢将老人扶起（见图61.6）。

图 61.5

图 61.6

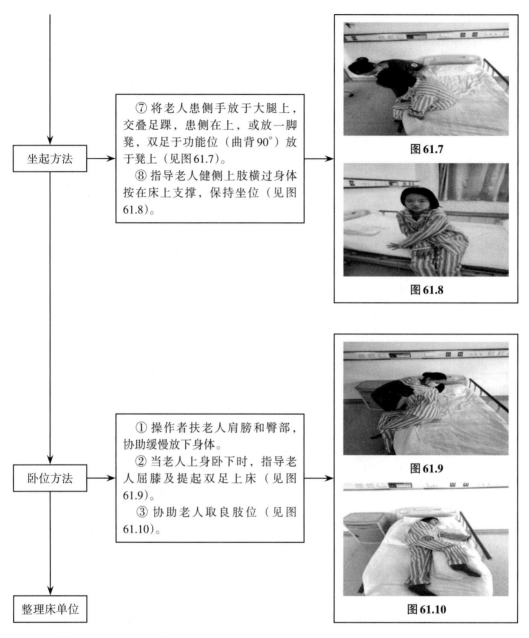

坐起方法 → ⑦ 将老人患侧手放于大腿上，交叠足踝，患侧在上，或放一脚凳，双足于功能位（曲背90°）放于凳上（见图61.7）。
⑧ 指导老人健侧上肢横过身体按在床上支撑，保持坐位（见图61.8）。

图61.7

图61.8

卧位方法 → ① 操作者扶老人肩膀和臀部，协助缓慢放下身体。
② 当老人上身卧下时，指导老人屈膝及提起双足上床（见图61.9）。
③ 协助老人取良肢位（见图61.10）。

图61.9

图61.10

整理床单位

▶【注意事项】

（1）避免拉动患侧肩膀。

（2）操作者协助时尽量站于患侧，防止老人从患侧跌倒。

（3）清楚每一个动作的先后顺序，指导老人时，指示要清楚。

（4）注意搬抬技巧，双腿分开，双膝蹲下，保持背部挺直。

（5）坐位时颈、腰、背部伸展，双眼目视前方，肩关节保持一致，禁止老人背部或侧后方依靠人或物。

表61.1 脑卒中老人自患侧坐起训练操作评分标准

考号：　　　　　　　总分：100分　　　　　评审老师：　　　　　　　得分：

项目	标准要求	分值	扣分
环境准备（4分）	室温适宜（1分），光线充足（1分），环境安静（1分），必要时屏风或窗帘遮挡（1分）。	4	
人员准备（4分）	衣帽整洁（1分），修剪指甲（1分），洗手（1分），戴口罩（1分）。	4	
用物准备（2分）	洗手液（1分），软枕（1分）。	2	
评估（12分）	① 老人年龄、皮肤、肢体活动情况（4分）。 ② 老人精神状态、心理、配合程度（4分）。 ③ 老人对患侧坐起训练相关知识的了解程度（4分）。	12	
操作流程（62分）	① 备齐用物，携用物至床旁。	2	
	② 解释操作目的（2分）、方法（2分）、注意事项（2分）、配合要点（2分）。	8	
	③ 操作前准备： a. 询问老人是否需要大、小便（2分）。 b. 评估老人皮肤及患侧肌力（2分）。	4	
	④ 坐起训练： a. 指导老人将其健侧足插到患侧腿下（2分），帮助患侧下肢屈曲（2分），（或操作者站在患侧，协助患侧下肢屈曲放在健侧肢体上）（2分）。 b. 指导老人双手置于头顶（2分），五指交插相握，健手拇指压在患拇指下面（2分），尽量向前伸直肘关节，以健手带动患手上举（2分）。 c. 操作者一手扶住老人健侧肩膀（2分），一手扶健侧髋关节（2分），与老人同时用力，翻向患侧（2分）。 d. 将老人患腿抬到床边，双足垂下床边（2分）。 e. 指导老人用健侧手撑起上身（2分）。 f. 操作者一手放在患者颈部（2分），另一手放于臀部（2分），慢慢将患者扶起（2分）。 g. 将老人患侧手放于大腿上（2分），交叠足踝，患侧在上，或放一脚凳（2分），双足于功能位（曲背90°）放于凳上（2分）。 h. 指导老人健侧上肢横过身体按在床上支撑（2分），保持坐位（2分）。	38	
	⑤ 操作者扶老人肩膀和臀部（2分），协助缓慢放下身体（2分），当老人上身卧下时，指导老人屈膝及提起双足上床（2分）。	6	
	⑥ 整理用物。	2	
	⑦ 洗手。	2	

表61.1

项目	标准要求	分值	扣分
宣教指导 （6分）	① 向老人解释患侧坐起训练的重要性（2分）。 ② 教会老人患侧坐起训练的方法及注意事项（2分）。 ③ 教会老人患侧坐起训练配合方法，确保安全（2分）。	6	
效果照护评价 （3分）	① 询问老人有无其他需求、是否满意（反馈），整理各项物品。	1	
	② 观察坐-立位训练时老人反应，如有异常情况及时报告。	1	
	③ 遵守感染控制和管理要求，包括个人防护及手卫生等。	1	
综合评判 （7分）	① 操作过程中的安全性：操作流畅、安全、规范，避免老人害怕、疼痛等，过程中未出现致老人于危险环境的操作动作或行为。	1	
	② 沟通力：顺畅自然、有效沟通，表达信息方式符合老人社会文化背景，能正确理解老人反馈的信息，避免盲目否定或其他语言暴力。	1	
	③ 创新性：能综合应用传统技艺、先进新技术等为老人提供所需的照护措施，解决老人的问题，促进老人的健康和幸福感。	1	
	④ 职业防护：做好自身职业防护，能运用节力原则，妥善利用力的杠杆作用，调整重心，减少摩擦力，会利用惯性等方法。	1	
	⑤ 人文关怀：能及时关注到老人各方面的变化，能针对老人的心理和情绪做出恰当的反应，给予支持，例如不可急躁等；言行举止有尊老、敬老、爱老、护老的意识。	1	
	⑥ 鼓励：利用语言和非语言方式鼓励老人参与照护，加强自我管理，发挥残存功能，提升自理能力。	1	
	⑦ 灵活性：对临场突发状况能快速应变，根据老人及现场条件灵活机动实施照护，具有很强的解决问题的能力。	1	
备注	① 总分100分。 ② 操作技术不熟练，不符合规范，扣5~10分。		

62. 协助老人使用助行器的操作流程

▶【目的】

（1）需要改善平衡的时候。

（2）需要减缓关节疼痛的时候。

（3）轻发炎或受伤部位的承重力量。

（4）对于衰弱的肌肉提供辅助功能。

【准备】

（1）环境准备：整洁、安静、光线温湿度适宜。

（2）人员准备：衣帽整洁，修剪指甲，洗手，戴口罩。

（3）用物准备：手杖、轮椅。

【操作流程】

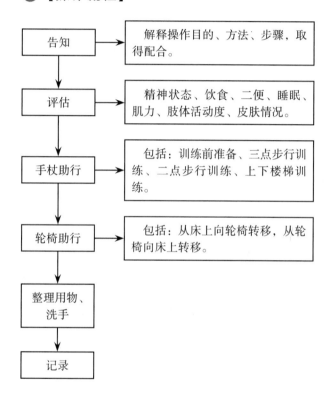

| 告知 | → | 解释操作目的、方法、步骤，取得配合。 |

| 评估 | → | 精神状态、饮食、二便、睡眠、肌力、肢体活动度、皮肤情况。 |

| 手杖助行 | → | 包括：训练前准备、三点步行训练、二点步行训练、上下楼梯训练。 |

| 轮椅助行 | → | 包括：从床上向轮椅转移，从轮椅向床上转移。 |

整理用物、洗手 → 记录

【注意事项】

（1）有感觉障碍的老人避免使用热水袋或冰袋，防止烫伤或冻伤。

（2）受压部位在解除压力30分钟后，压红不消褪者，缩短变换体位时间，禁止按摩压红部位皮肤。

（3）正确使用压疮预防器具，不宜使用橡胶类圈状物。

表 62.1　协助老人使用助行器的操作的评分标准

考号：　　　　总分：100分　　　　评审老师：　　　　得分：

项目	标准要求	分值	扣分
环境准备（3分）	室温适宜（1分），光线充足（1分），环境安静（1分）。	3	

表62.1（续）

项目	标准要求	分值	扣分
人员准备 （4分）	衣帽整洁（1分），修剪指甲（1分），洗手（1分），戴口罩（1分）。	4	
用物准备 （2分）	手杖、轮椅（各1分）。	2	
评估 6分	① 全身情况（如精神状态、饮食、二便、睡眠等）。	2	
	② 局部情况（如肌力、肢体活动度、皮肤情况等）。	2	
	③ 特殊情况（针对本情境可能存在的情况）。	2	
操作流程 （70分）	手杖助行。		
	① 训练前准备：		
	a. 检查手杖。	2	
	b. 调整手杖高度。	2	
	c. 为老人系上保护腰带。	3	
	d. 为老人讲解、示范训练内容。	3	
	② 三点步行训练：		
	a. 指导老人伸出手杖，先迈出患足，再迈出健足。	6	
	b. 护理员站在老人患侧进行保护。	4	
	③ 二点步行训练：		
	a. 指导老人同时伸出手杖和患足并支撑体重，再迈出健足。	6	
	b. 护理员站在老人患侧进行保护。	4	
	④ 上楼梯训练：		
	a. 护理员嘱老人健侧手持手杖，先迈健足，再上手杖，最后迈患足。	6	
	b. 护理员站在老人患侧后方（一手轻托患侧前臂，一手抓紧腰带）进行保护。	4	
	⑤ 下楼梯训练：		
	a. 护理员嘱老人健侧手持手杖下移，再患侧下肢下移，最后健侧下肢下移。	6	
	b. 护理员站在老人患侧前方（一手轻托患侧前臂，一手抓紧腰带）进行保护。	4	
	轮椅助行。		
	① 从床上向轮椅转移：		

表62.1（续）

项目	标准要求	分值	扣分
	a.根据健侧转移原则，将轮椅摆于合适位置；轮椅与床边呈30°~45°夹角。	2	
	b.固定轮椅，脚踏板向上抬起。	2	
	c.指导并协助老人床边坐起。	2	
	d.指导并协助老人转移至轮椅坐稳，转移过程注意在患侧保护。	2	
	e.指导并协助老人调整为舒适坐姿，系好安全带，双脚放在脚踏板上。	2	
	② 从轮椅向床上转移：		
	a.根据健侧转移原则，将轮椅摆于合适位置；轮椅与床边呈30°~45°夹角。	2	
	b.固定轮椅，指导并协助老人将双脚放于地上，脚踏板向上抬起，解开安全带。	2	
	c.指导并协助老人转移至床边坐稳，转移过程中注意在患侧保护。	2	
	d.指导并协助老人躺下。	2	
	e.协助老人取舒适卧位。	2	
宣教指导（5分）	① 主题和数量合适（根据竞赛试题和比赛时长确定）。 ② 表达方式突出重点，逻辑清晰。 ③ 结合主题提出的措施或建议：每个主题不少于3条。 ④ 语言简单易懂，适合老人的理解能力。 ⑤ 结合老人的具体情况（如职业、性格、爱好、家庭等）。	5	
效果照护评价（3分）	① 询问老人有无其他需求、是否满意（反馈），整理各项物品。	1	
	② 记录活动时间及老人反应，如有异常情况报告医护人员。	1	
	③ 遵守感染控制和管理要求，包括废弃物处理、个人防护及手卫生等。	1	
综合评判（7分）	① 操作过程中的安全性：操作流畅、安全、规范，避免老人害怕、疼痛等，过程中未出现致老人于危险环境的操作动作或行为。	1	
	② 沟通力：顺畅自然、有效沟通，表达信息方式符合老人社会文化背景，能正确理解老人反馈的信息，避免盲目否定或其他语言暴力。	1	
	③ 创新性：能综合应用传统技艺、先进新技术等为老人提供所需的照护措施，解决老人的问题，促进老人的健康和幸福感。	1	
	④ 职业防护：做好自身职业防护，能运用节力原则，妥善利用力的杠杆作用，调整重心，减少摩擦力，会利用惯性等方法。	1	

表62.1（续）

项目	标准要求	分值	扣分
	⑤人文关怀：能及时关注到老人各方面的变化，能针对老人的心理和情绪做出恰当的反应，给予支持，例如不可急躁等；言行举止有尊老、敬老、爱老、护老的意识。	1	
	⑥鼓励：利用语言和非语言方式鼓励老人参与照护，加强自我管理，发挥残存功能，提升自理能力。	1	
	⑦灵活性：对临场突发状况能快速应变，根据老人及现场条件灵活机动实施照护，具有很强的解决问题的能力。	1	
备注	①总分100分。 ②操作技术不熟练，不符合规范，扣5～10分。		

63. 指导老人进行桥式运动训练的操作流程

▶【目的】

增加肌肉力量，减少肌肉萎缩，为后期的康复训练奠定基础。

▶【准备】

（1）环境准备：室温适宜，光线充足，环境安静。
（2）人员准备：衣帽整洁，修剪指甲，洗手，戴口罩。
（3）用物准备：硬板床，舒适衣物，洗手液。

▶【操作流程】

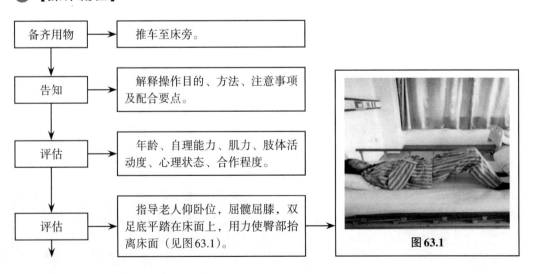

备齐用物	→	推车至床旁。
告知	→	解释操作目的、方法、注意事项及配合要点。
评估	→	年龄、自理能力、肌力、肢体活动度、心理状态、合作程度。
评估	→	指导老人仰卧位，屈髋屈膝，双足底平踏在床面上，用力使臀部抬离床面（见图63.1）。

图63.1

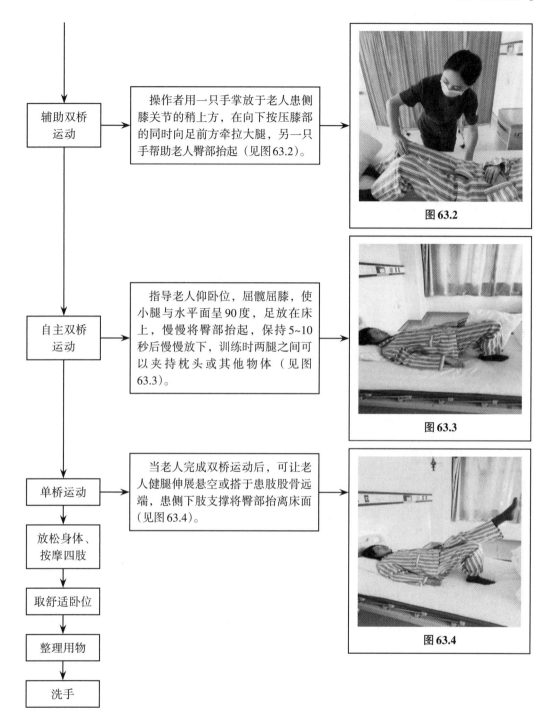

```
辅助双桥
运动
```
→ 操作者用一只手掌放于老人患侧膝关节的稍上方，在向下按压膝部的同时向足前方牵拉大腿，另一只手帮助老人臀部抬起（见图63.2）。

图63.2

```
自主双桥
运动
```
→ 指导老人仰卧位，屈髋屈膝，使小腿与水平面呈90度，足放在床上，慢慢将臀部抬起，保持5~10秒后慢慢放下，训练时两腿之间可以夹持枕头或其他物体（见图63.3）。

图63.3

```
单桥运动
```
→ 当老人完成双桥运动后，可让老人健腿伸展悬空或搭于患肢股骨远端，患侧下肢支撑将臀部抬离床面（见图63.4）。

图63.4

```
放松身体、
按摩四肢
```

```
取舒适卧位
```

```
整理用物
```

```
洗手
```

◗◗【注意事项】

（1）应在饭前30分钟或饭后2小时进行。

（2）老人开始保持5～10秒，逐渐增加至1～2分钟，间隔10秒再进行下一次。

（3）为老人穿好衣服，避免受凉或过多暴露身体。

（4）注意老人的反应，如有不适立即停止操作。

表63.1 指导老人进行桥式运动训练操作评分标准

考号：　　　　　总分：100分　　　　　评审老师：　　　　　得分：

项目	标准要求	分值	扣分
环境准备 （3分）	室温适宜（1分），光线充足（1分），环境安静（1分）。	3	
人员准备 （4分）	衣帽整洁（1分），修剪指甲（1分），洗手（1分），戴口罩（1分）。	4	
用物准备 （6分）	硬板床（2分）、舒适衣物（2分）、洗手液（2分）。	6	
评估 （10分）	① 年龄（2分）。 ② 自理能力（2分）。 ③ 肌力、肢体活动度、皮肤情况（2分）。 ④ 心理状态（2分）。 ⑤ 合作程度（2分）。	10	
操作流程 （61分）	① 备齐用物，推车至病房。	2	
	② 解释操作目的（2分）、方法（2分）、注意事项（2分）及配合要点（2分）。	8	
	③ 协助取仰卧位（4分），放下床挡，打开盖被，"S"形折叠对侧或床尾（4分）。	8	
	④ 为老人穿好衣服，避免受凉或暴露过多。	2	
	⑤ 训练方法： a. 辅助双桥运动：操作者用一只手掌放于老人患侧膝关节的稍上方（3分），在向下按压膝部的同时向足前方牵拉大腿（3分），另一只手帮助臀部抬起（3分）。 b. 自主双桥运动：指导老人仰卧位，屈髋屈膝，使小腿与水平面呈90°（3分），足放在床上，慢慢将臀部抬起，保持5～10秒后慢慢放下，训练时两腿之间可以夹持枕头或其他物体（3分）。 c. 自主单桥运动：当患者完成双桥运动后，指导老人健腿伸展悬空或搭于患肢股骨远端（3分），患侧下肢支撑将臀部抬离床面（3分）。	21	
	⑥ 老人开始保持5～10秒，逐渐增加至1～2分钟（2分），每次间隔10秒再进行下一次（2分），并说明训练强度（2分）。	6	
	⑦ 运动时呼气收臀向上抬高，使整个身体向上。	2	
	⑧ 嘱老人放松身体（2分），按摩四肢（2分）。	4	
	⑨ 取舒适卧位。	3	
	⑩ 整理用物。	3	
	⑪ 洗手。	2	

表63.1（续）

项目	标准要求	分值	扣分
宣教指导 （6分）	① 告知桥式运动的目的和注意事项（2分）。 ② 指导桥式运动的正确配合方法（2分）。 ③ 指导其疾病预防和康复，以及健康的生活方式（2分）。	6	
效果照护 评价 （3分）	① 询问老人有无其他需求、是否满意（反馈），整理各项物品。	1	
	② 记录运动时间及老人反应，如有异常情况及时报告。	1	
	③ 遵守感染控制和管理要求，包括废弃物处理、个人防护及手卫生等。	1	
综合评判 （7分）	① 操作过程中的安全性：操作流畅、安全、规范，避免老人害怕、疼痛等，过程中未出现致老人于危险环境的操作动作或行为。	1	
	② 沟通力：顺畅自然、有效沟通，表达信息方式符合老人社会文化背景，能正确理解老人反馈的信息，避免盲目否定或其他语言暴力。	1	
	③ 创新性：能综合应用传统技艺、先进新技术等为老人提供所需的照护措施，解决老人的问题，促进老人的健康和幸福感。	1	
	④ 职业防护：做好自身职业防护，能运用节力原则，妥善利用力的杠杆作用，调整重心，减少摩擦力，会利用惯性等方法。	1	
	⑤ 人文关怀：能及时关注到老人各方面的变化，能针对老人的心理和情绪做出恰当的反应，给予支持，例如不可急躁等；言行举止有尊老、敬老、爱老、护老的意识。	1	
	⑥ 鼓励：利用语言和非语言方式鼓励老人参与照护，加强自我管理，发挥残存功能，提升自理能力。	1	
	⑦ 灵活性：对临场突发状况能快速应变，根据老人及现场条件灵活机动实施照护，具有很强的解决问题的能力。	1	
备注	① 总分100分。 ② 操作技术不熟练，不符合规范，扣5～10分。		

64. 指导老人进行语言康复训练的操作流程

▶【目的】

通过语言康复训练，最大限度地改善老人的语言能力和交流能力，使之回归家庭、社会。

▶【准备】

（1）环境准备：室温适宜，光线充足，环境安静。

（2）人员准备：衣帽整洁，修剪指甲，洗手，戴口罩。

（3）用物准备：水杯，吸管，纸片，温水，洗手液，垃圾桶。

▶【操作流程】

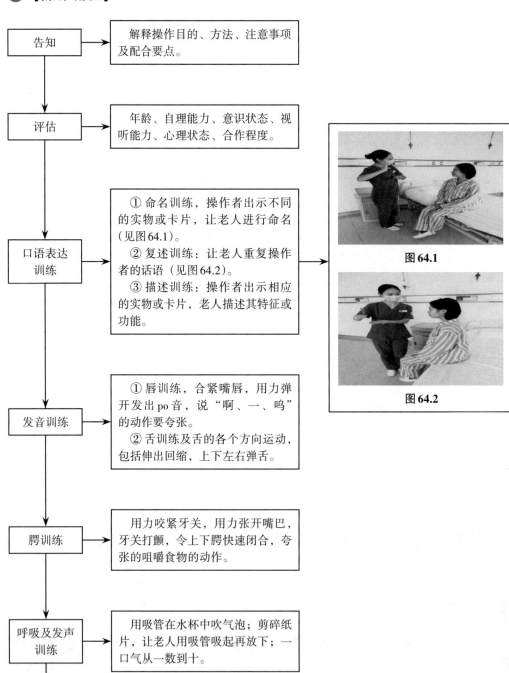

| 告知 | → | 解释操作目的、方法、注意事项及配合要点。 |

| 评估 | → | 年龄、自理能力、意识状态、视听能力、心理状态、合作程度。 |

| 口语表达训练 | → | ① 命名训练，操作者出示不同的实物或卡片，让老人进行命名（见图64.1）。
② 复述训练：让老人重复操作者的话语（见图64.2）。
③ 描述训练：操作者出示相应的实物或卡片，老人描述其特征或功能。 |

图64.1

图64.2

| 发音训练 | → | ① 唇训练，合紧嘴唇，用力弹开发出 po 音，说"啊、一、呜"的动作要夸张。
② 舌训练及舌的各个方向运动，包括伸出回缩，上下左右弹舌。 |

| 腭训练 | → | 用力咬紧牙关，用力张开嘴巴，牙关打颤，令上下腭快速闭合，夸张的咀嚼食物的动作。 |

| 呼吸及发声训练 | → | 用吸管在水杯中吹气泡；剪碎纸片，让老人用吸管吸起再放下；一口气从一数到十。 |

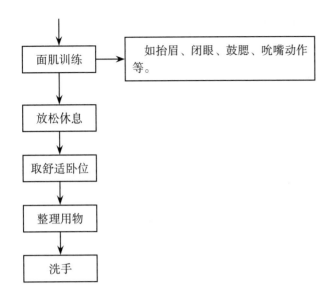

面肌训练 → 如抬眉、闭眼、鼓腮、吮嘴动作等。

放松休息

取舒适卧位

整理用物

洗手

【注意事项】

（1）应在饭前30分或饭后2小时进行。

（2）每天2~3次，每次30~60分钟。

（3）及时给予鼓励表扬，增强老人进行训练的兴趣和信心。

（4）注意观察老人的反应及配合程度，如有不适及时停止训练。

表64.1　指导老人进行语言康复训练评分标准

考号：　　　　　总分：100分　　　　　评审老师：　　　　　得分：

项目	标准要求	分值	扣分
环境准备 （3分）	室温适宜（1分），光线充足（1分），环境安静（1分）。	3	
人员准备 （4分）	衣帽整洁（1分），修剪指甲（1分），洗手（1分），戴口罩（1分）。	4	
用物准备 （6分）	水杯（1分）、温水（1分）、吸管（1分）、纸片（1分）。 洗手液（1分）、垃圾桶（1分）。	6	
评估 （10分）	①年龄（2分）。 ②自理能力（2分）。 ③意识状态、视听能力（2分）。 ④心理状态（2分）。 ⑤合作程度（2分）。	10	
操作流程 （61分）	①备齐用物，推车至病房。	2	
	②解释操作目的（2分）、方法（2分）、注意事项（2分）及配合要点（2分）。	8	
	③协助取坐位或平卧位。	2	

表64.1（续）

项目	标准要求	分值	扣分
	④ 清除口腔异物，保持口腔清洁。	2	
	⑤ 训练方法 a. 口语表达训练： ① 命名训练，操作者出示不同的实物或卡片，让老人进行命名（4分）。 ② 复述训练，让老人重复操作者的话语（4分）。 ③ 描述训练，操作者出示相应的实物或卡片，老人描述其特征或功能（4分）。 b. 发音训练： ① 唇训练，合紧嘴唇，用力弹开发出po音，说"啊、一、呜"动作要夸张（4分）。 ② 舌训练及舌的各个方向运动，包括伸出回缩，上下左右弹舌（4分）。 c. 腭训练：用力咬紧牙关，用力张开嘴巴，牙关打颤，令上下腭快速闭合，夸张的咀嚼食物的动作（4分）。 d. 呼吸及发声训练：用吸管在水杯中吹气泡，剪碎纸片，让老人用吸管吸起再放下；一口气从一数到十（4分）。 e. 面肌训练：抬眉、闭眼、鼓腮、吮嘴动作（4分）。	32	
	⑥ 每个动作5~10次，每次10~30秒；每天2~3次，每次30~60分钟。	2	
	⑦ 嘱老人训练动作标准，尽最大努力完成。	3	
	⑧ 按摩脸部，放松口腔。	2	
	⑨ 取舒适卧位。	3	
	⑩ 整理用物。	3	
	⑪ 洗手。	2	
宣教指导 （6分）	① 指导语言训练的目的和注意事项（2分）。 ② 教会其语言训练正确的配合方法（2分）。 ③ 给予鼓励表扬，增强老人进行训练的兴趣和信心（2分）。	6	
效果照护评价 （3分）	① 询问老人有无其他需求、是否满意（反馈），整理各项物品。	1	
	② 记录语言训练时间及老人反应，如有异常情况及时报告。	1	
	③ 遵守感染控制和管理要求，包括废弃物处理、个人防护及手卫生等。	1	
综合评判 （7分）	① 操作过程中的安全性：操作流畅、安全、规范，避免老人害怕、疼痛等，过程中未出现致老人于危险环境的操作动作或行为。	1	

表64.1（续）

项目	标准要求	分值	扣分
	② 沟通力：顺畅自然、有效沟通，表达信息方式符合老人社会文化背景，能正确理解老人反馈的信息，避免盲目否定或其他语言暴力。	1	
	③ 创新性：能综合应用传统技艺、先进新技术等为老人提供所需的照护措施，解决老人的问题，促进老人的健康和幸福感。	1	
	④ 职业防护：做好自身职业防护，能运用节力原则，妥善利用力的杠杆作用，调整重心，减少摩擦力，会利用惯性等方法。	1	
	⑤ 人文关怀：能及时关注到老人各方面的变化，能针对老人的心理和情绪做出恰当的反应，给予支持，例如不可急躁等；言行举止有尊老、敬老、爱老、护老的意识。	1	
	⑥ 鼓励：利用语言和非语言方式鼓励老人参与照护，加强自我管理，发挥残存功能，提升自理能力。	1	
	⑦ 灵活性：对临场突发状况能快速应变，根据老人及现场条件灵活机动实施照护，具有很强的解决问题的能力。	1	
备注	① 总分100分。 ② 操作技术不熟练，不符合规范，扣5～10分。		

65. 指导老人进行吞咽康复训练的操作流程

▶【目的】

（1）防止咽下肌群发生失用性萎缩，加强舌和咀嚼肌的运动，提高吞咽反射的灵活性，改善摄食和吞咽能力。

（2）减少吸入性肺炎、窒息、脱水、营养不良等并发症的发生。

（3）增强患者自我生存的能力，提高生活质量，减少社会、家庭的精神和经济负担。

▶【准备】

（1）环境准备：室温适宜，光线充足，环境安静。

（2）人员准备：衣帽整洁，修剪指甲，洗手，戴口罩。

（3）用物准备：漱口杯、适宜食物、冰棉棒、垃圾桶、洗手液。

◉ 【操作流程】

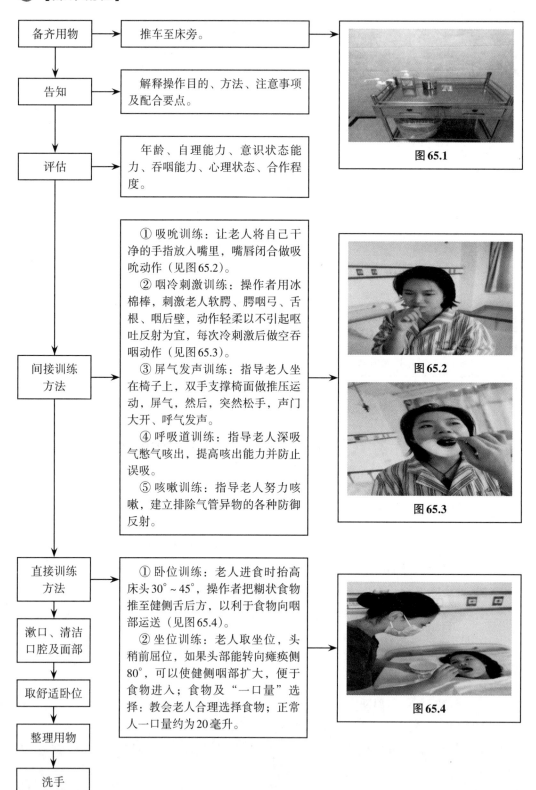

备齐用物 → 推车至床旁。

图 65.1

告知 → 解释操作目的、方法、注意事项及配合要点。

评估 → 年龄、自理能力、意识状态能力、吞咽能力、心理状态、合作程度。

间接训练方法 →
① 吸吮训练：让老人将自己干净的手指放入嘴里，嘴唇闭合做吸吮动作（见图65.2）。
② 咽冷刺激训练：操作者用冰棉棒，刺激老人软腭、腭咽弓、舌根、咽后壁，动作轻柔以不引起呕吐反射为宜，每次冷刺激后做空吞咽动作（见图65.3）。
③ 屏气发声训练：指导老人坐在椅子上，双手支撑椅面做推压运动，屏气，然后，突然松手，声门大开、呼气发声。
④ 呼吸道训练：指导老人深吸气憋气咳出，提高咳出能力并防止误吸。
⑤ 咳嗽训练：指导老人努力咳嗽，建立排除气管异物的各种防御反射。

图 65.2

图 65.3

直接训练方法 →
① 卧位训练：老人进食时抬高床头30°～45°，操作者把糊状食物推至健侧舌后方，以利于食物向咽部运送（见图65.4）。
② 坐位训练：老人取坐位，头稍前屈位，如果头部能转向瘫痪侧80°，可以使健侧咽部扩大，便于食物进入；食物及"一口量"选择：教会老人合理选择食物；正常人一口量约为20毫升。

漱口、清洁口腔及面部

取舒适卧位

整理用物

洗手

图 65.4

◆【注意事项】

（1）每天2~3次，每次30分钟。可适当延长时间及增加次数。

（2）注意观察老人反应及感受，发现疲劳、呛咳等立即停止。

（3）老人有进步表现，及时给予鼓励，保持其坚持训练的兴趣与信心。

（4）最好定时、定量，尽量取坐位并在餐桌上进食。对于不能坐位的老人，一般至少取躯干30°仰卧、头部前屈。偏瘫侧肩部以枕垫起。操作者位于老人健侧。该体位可利用重力使食物易于摄入和吞咽。

表65.1　指导老人进行吞咽康复训练操作评分标准

考号：　　　　　　总分：100分　　　　评审老师：　　　　　　得分：

项目	标准要求	分值	扣分
环境准备（3分）	室温适宜（1分），光线充足（1分），环境安静（1分）。	3	
人员准备（4分）	衣帽整洁（1分），修剪指甲（1分），洗手（1分），戴口罩（1分）。	4	
用物准备（6分）	漱口杯（1分）、适宜食物（1分）、冰棉棒（1分）、纸巾（1分）、垃圾桶（1分）、洗手液（1分）。	6	
评估（10分）	① 意识状态（2分）。 ② 自理能力、吞咽能力（2分）。 ③ 年龄（2分）。 ④ 心理状态（2分）。 ⑤ 合作程度（2分）。	10	
操作流程（61分）	① 备齐用物，推车至病房。	2	
	② 解释操作目的（2分）、方法（2分）、注意事项（2分）及配合要点（2分）。	8	
	③ 协助取坐位或半卧位。	2	
	④ 提前做好口腔清洁。	2	
	⑤ 训练方法 a.间接训练方法： （1）吸吮训练：让老人将自己干净的手指放入嘴里，嘴唇闭合做吸吮动作，训练老人吸吮能力（4分）。 （2）咽冷刺激训练：一般用冰棉棒，刺激部位一般选择软腭、腭咽弓、舌根、咽后壁，以提高软腭或者腭咽弓的活动能力，动作轻柔以不引起呕吐反射为宜，每次冷刺激后嘱做空吞咽动作（4分）。 （3）屏气发声训练：老人坐在椅子上，双手支撑椅面做推压运动，屏气。此时胸廓固定、声门紧闭；然后，突然松手、声门大开、呼气发声。此运动不仅可以训练声门的闭锁功能，强化软腭的肌力，而且有助于除去残留在咽部的食物（4分）。	32	

表65.1（续）

项目	标准要求	分值	扣分
	（4）呼吸道训练：指导老人深吸气憋气咳出，目的是提高咳出能力和防止误吸（4分）。 （5）咳嗽训练：指导老人努力咳嗽，建立排除气管异物的各种防御反射（4分）。 　b.直接摄食训练： （1）卧位训练：老人进食时抬高床头30°～45°，操作者把糊状食物推至健侧舌后方，以利于食物向咽部运送（4分）。 （2）坐位训练：老人取坐位，头稍前屈位，如果头部能转向瘫痪侧80°，可以使健侧咽部扩大，便于食物进入（4分）。食物及"一口量"选择：食物选择：教会老人合理选择食物；一口量选择：正常人一口量约为20毫升（4分）。		
	⑥ 间接训练每次10分钟，每天进行2-3次。直接训练每次30分钟，每天2～3次。	2	
	⑦ 注意观察老人反应及其感受，发现疲劳、呛咳等立即停止。	3	
	⑧ 嘱老人漱口（1分），擦去老人口周痰液（1分）。	2	
	⑨ 取舒适卧位。	3	
	⑩ 整理用物。	3	
	⑪ 洗手。	2	
宣教指导 （6分）	① 指导吞咽训练的目的和注意事项（2分）。 ② 教会吞咽训练正确的配合方法（2分）。 ③ 给予鼓励表扬，增强老人进行训练的兴趣和信心（2分）。	6	
效果照护 评价 （3分）	① 询问老人有无其他需求、是否满意（反馈），整理各项物品。	1	
	② 记录吞咽训练时间及老人反应，如有异常情况及时报告。	1	
	③ 遵守感染控制和管理要求，包括废弃物处理、个人防护及手卫生等。	1	
综合评判 （7分）	① 操作过程中的安全性：操作流畅、安全、规范，避免老人害怕、疼痛等，过程中未出现致老人于危险环境的操作动作或行为。	1	
	② 沟通力：顺畅自然、有效沟通，表达信息方式符合老人社会文化背景，能正确理解老人反馈的信息，避免盲目否定或其他语言暴力。	1	
	③ 创新性：能综合应用传统技艺、先进新技术等为老人提供所需的照护措施，解决老人的问题，促进老人的健康和幸福感。	1	
	④ 职业防护：做好自身职业防护，能运用节力原则，妥善利用力的杠杆作用，调整重心，减少摩擦力，会利用惯性等方法。	1	
	⑤ 人文关怀：能及时关注到老人各方面的变化，能针对老人的心理和情绪做出恰当的反应，给予支持，例如不可急躁等；言行举止有尊老、敬老、爱老、护老的意识。	1	

表65.1（续）

项目	标准要求	分值	扣分
	⑥ 鼓励：利用语言和非语言方式鼓励老人参与照护，加强自我管理，发挥残存功能，提升自理能力。	1	
	⑦ 灵活性：对临场突发状况能快速应变，根据老人及现场条件灵活机动实施照护，具有很强的解决问题的能力。	1	
备注	① 总分100分。 ② 操作技术不熟练，不符合规范，扣5~10分。		

66. 指导老人进行涂鸦手工活动的操作流程

▶【目的】

（1）可以锻炼及提高小肌肉动作的灵活性及创造性。

（2）提高老人注意力和持之以恒的耐心。

（3）提高了老人观察感知和审美的能力。

▶【准备】

（1）环境准备：室温适宜，光线充足，环境安静。

（2）人员准备：衣帽整洁，修剪指甲，洗手，戴口罩。

（3）用物准备：白纸，画笔，桌椅，示范图。

▶【操作流程】

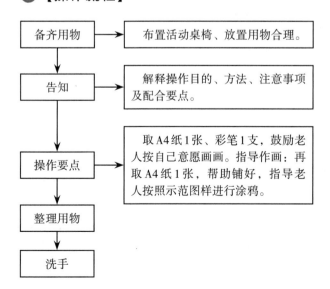

▶【注意事项】

（1）绘画过程中观察、询问老人感受。

（2）绘画过程中注意及时提出表扬和鼓励，以激发老人回话兴趣。

表66.1　指导老人进行涂鸦手工活动评分标准

考号：　　　　　　总分：100分　　　　　评审老师：　　　　　　得分：

项目	标准要求	分值	扣分
环境准备 （3分）	室温适宜（1分），光线充足（1分），环境安静（1分）。	3	
人员准备 （4分）	衣帽整洁（1分），修剪指甲（1分），洗手（1分），戴口罩（1分）。	4	
用物准备 （5分）	桌子（1分）、椅子（1分）、A4纸（1分）、涂鸦笔（1分）、垃圾桶（1分）。	5	
评估 （8分）	① 年龄（2分）。 ② 自理能力（2分）。 ③ 心理状态（2分）。 ④ 合作程度（2分）。	8	
操作流程 （62分）	① 问好、自我介绍，采用有效方法核对老人基本信息。	2	
	② 对老人进行综合评估 全身情况（如精神状态、饮食、二便、睡眠等） 局部情况（如肌力、肢体活动度、皮肤情况等） 特殊情况（针对本情境可能存在的情况）。	8	
	③ 为老人介绍照护任务、任务目的、操作时间、关键步骤。	8	
	④ 介绍需要老人注意和（或）配合的内容。	5	
	⑤ 询问老人对沟通解释过程是否存在疑问，并且愿意配合。	8	
	⑥ 询问老人有无其他需求，环境和体位等是否舒适，询问老人是否可以开始操作。	10	
	⑦ 布置活动桌椅、放置用物合理，向老人说明涂鸦绘画就是即兴作画不要底稿，并示范。	3	
	⑧ 取A4纸1张、彩笔1支，鼓励老人按自己意愿画画。指导作画：再取A4纸1张，帮助铺好，指导老人按照示范图样进行涂鸦。	4	
	⑨ 如果老人不愿意画画，可帮助老人把树权画好，再与老人一起在树权上涂上红色和黄色的花。	2	
	⑩ 如老人有绘画基础，可指导其自己作画，直到独立完成一幅涂鸦绘画。	2	

表66.1（续）

项目	标准要求	分值	扣分
	⑪绘画过程中观察、询问老人感受，必要时帮助喝水或改变体位，如有不适，立即停止并安排休息。	3	
	⑫对老人的良好表现及时提出表扬和鼓励，以维持绘画的兴趣和信心。	2	
	⑬协助老人把画做成一个艺术品挂在墙上，让老人有成就感。	2	
	⑭涂鸦完毕，征求老人意见，安排老人回到沙发上休息。	3	
宣教指导（6分）	①告知涂鸦的目的和注意事项（2分）。 ②教会其涂鸦正确的配合方法（2分）。	6	
效果照护评价（3分）	①询问老人有无其他需求、是否满意（反馈），整理各项物品。	1	
	②记录时间及老人反应，如有异常情况报告医护人员。	1	
	③遵守感染控制和管理要求，包括废弃物处理、个人防护及手卫生等。	1	
综合评判（7分）	①操作过程中的安全性：操作流畅、安全、规范，避免老人害怕、疼痛等，过程中未出现致老人于危险环境的操作动作或行为。	1	
	②沟通力：顺畅自然、有效沟通，表达信息方式符合老人社会文化背景，能正确理解老人反馈的信息，避免盲目否定或其他语言暴力。	1	
	③创新性：能综合应用传统技艺、先进新技术等为老人提供所需的照护措施，解决老人的问题，促进老人的健康和幸福感。	1	
	④职业防护：做好自身职业防护，能运用节力原则，妥善利用力的杠杆作用，调整重心，减少摩擦力，会利用惯性等方法。	1	
	⑤人文关怀：能及时关注到老人各方面的变化，能针对老人的心理和情绪做出恰当的反应，给予支持，例如不可急躁等；言行举止有尊老、敬老、爱老、护老的意识。	1	
	⑥鼓励：利用语言和非语言方式鼓励老人参与照护，加强自我管理，发挥残存功能，提升自理能力。	1	
	⑦灵活性：对临场突发状况能快速应变，根据老人及现场条件灵活机动实施照护，具有很强的解决问题的能力。	1	
备注	①总分100分。 ②操作技术不熟练，不符合规范，扣5～10分。		

67. 指导老人进行布贴画的操作流程

▶【目的】

（1）可以锻炼及提高小肌肉动作的灵活性及创造性。

（2）提高老人注意力和持之以恒的耐心。

（3）提高老人观察感知和审美的能力。

▶【准备】

（1）环境准备：温湿度适宜，光线明亮，空气清新。

（2）人员准备：衣帽整洁，修剪指甲，洗手，戴口罩。

（3）用物准备：绘画工具、胶水、剪刀、签字笔。

▶【操作流程】

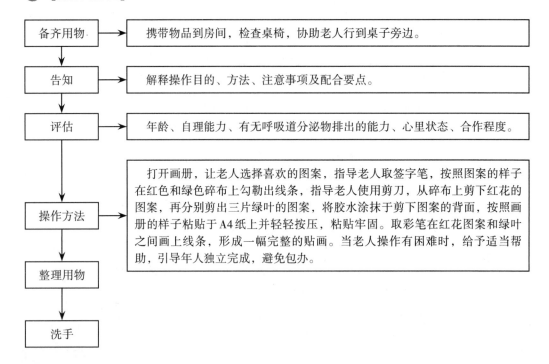

备齐用物	携带物品到房间，检查桌椅，协助老人行到桌子旁边。
告知	解释操作目的、方法、注意事项及配合要点。
评估	年龄、自理能力、有无呼吸道分泌物排出的能力、心里状态、合作程度。
操作方法	打开画册，让老人选择喜欢的图案，指导老人取签字笔，按照图案的样子在红色和绿色碎布上勾勒出线条，指导老人使用剪刀，从碎布上剪下红花的图案，再分别剪出三片绿叶的图案，将胶水涂抹于剪下图案的背面，按照画册的样子粘贴于A4纸上并轻轻按压，粘贴牢固。取彩笔在红花图案和绿叶之间画上线条，形成一幅完整的贴画。当老人操作有困难时，给予适当帮助，引导年人独立完成，避免包办。
整理用物	
洗手	

▶【注意事项】

（1）操作环境应宽敞明亮，视野良好。

（2）使用剪刀等尖锐物品时，注意防止老人划伤。

（3）操作过程中充分调动老人积极性，选取其感兴趣的纸贴画。

表67.1 指导老人进行布贴画操作的评分标准

考号：　　　　　　总分：100分　　　　　　评审老师：　　　　　　得分：

项目	标准要求	分值	扣分
环境准备（3分）	室温适宜（1分），光线充足（1分），环境安静（1分）。	3	
人员准备（4分）	衣帽整洁（1分），修剪指甲（1分），洗手（1分），戴口罩（1分）。	4	
用物准备（4分）	绘画工具、胶水、剪刀、签字笔（各1分）。	4	
评估（10分）	① 年龄（2分）。 ② 自理能力（2分）。 ③ 有无呼吸道分泌物排出的能力（2分）。 ④ 心理状态（2分）。 ⑤ 合作程度（2分）。	10	
操作流程（63分）	① 备齐用物，问好、自我介绍，采用有效方法核对老人信息。	2	
	② 解释操作目的（2分）、方法（2分）、注意事项（2分）及配合要点（2分）。	8	
	③ 对老人进行综合评估 全身情况（如精神状态、饮食、二便、睡眠等） 局部情况（如肌力、肢体活动度、皮肤情况等） 特殊情况（针对本情境可能存在的问题）。	8	
	④ 为老人介绍照护任务、任务目的、操作时间、关键步骤 介绍需要老人注意和（或）配合的内容 询问老人对沟通解释过程是否存在疑问，是否愿意配合。	5	
	⑤ 携带物品到房间，检查桌椅，协助老人行到桌子旁边，示范。	8	
	⑥ 打开画册，让老人选择喜欢的图案。指导老人取签字笔，按照图案的样子在红色和绿色碎布上勾勒出线条。	15	
	⑦ 指导老人使用剪刀，从碎布上剪下红花的图案，再分别剪出三片绿叶的图案。	3	
	⑧ 将胶水涂抹于剪下图案的背面，按照画册的样子粘贴于A4纸上轻轻按压，粘贴牢固。	4	
	⑨ 取彩笔在红花图案和绿叶之间画上线条，形成一幅完整的贴画。当老人操作有困难时，给予适当帮助，引导老人独立完成，避免包办。	3	
	⑩ 活动过程中观察、询问老人感受，必要时帮助喝水或变换体位，如有不适，立即停止并安排休息。	2	

表67.1（续）

项目	标准要求	分值	扣分
	⑪ 训练活动要根据老人活动能力进行，开始尽量选用简单的图案，由简到繁，慢慢进行，以引起老人对活动的兴趣。	2	
	⑫ 粘贴画完成后，指导老人自己整理绘画工具，摆放整齐，以促进老人活动能力。与老人一起，将作品张贴在墙上，激发其成就感。	2	
	⑬ 对年人的良好表现及时提出表扬和鼓励。	1	
宣教指导（6分）	① 指导操作的目的和注意事项（3分）。 ② 教会纸贴画的正确配合方法（3分）。	6	
效果照护评价（3分）	① 询问老人有无其他需求、是否满意（反馈），整理各项物品。	1	
	② 记录时间及老人反应，如有异常情况报告医护人员。	1	
	③ 遵守感染控制和管理要求，包括废弃物处理、个人防护及手卫生等。	1	
综合评判（7分）	① 操作过程中的安全性：操作流畅、安全、规范，避免老人害怕、疼痛等，过程中未出现致老人于危险环境的操作动作或行为。	1	
	② 沟通力：顺畅自然、有效沟通，表达信息方式符合老人社会文化背景，能正确理解老人反馈的信息，避免盲目否定或其他语言暴力。	1	
	③ 创新性：能综合应用传统技艺、先进新技术等为老人提供所需的照护措施，解决老人的问题，促进老人的健康和幸福感。	1	
	④ 职业防护：做好自身职业防护，能运用节力原则，妥善利用力的杠杆作用，调整重心，减少摩擦力，会利用惯性等方法。	1	
	⑤ 人文关怀：能及时关注到老人各方面的变化，能针对老人的心理和情绪做出恰当的反应，给予支持，例如不可急躁等；言行举止有尊老、敬老、爱老、护老的意识。	1	
	⑥ 鼓励：利用语言和非语言方式鼓励老人参与照护，加强自我管理，发挥残存功能，提升自理能力。	1	
	⑦ 灵活性：对临场突发状况能快速应变，根据老人及现场条件灵活机动实施照护，具有很强的解决问题的能力。	1	
备注	① 总分100分。 ② 操作技术不熟练，不符合规范，扣5～10分。		

68. 指导老人参与唱歌娱乐活动的操作流程

【目的】

（1）歌唱娱乐活动能使身心放松、消除疲劳感，增强身体的满足感，能使心情放松、愉悦。

（2）唱歌能增强肺容量、增加肺活量。

【准备】

（3）环境准备：室温适宜，光线充足，环境安静。

（4）人员准备：衣帽整洁，修剪指甲，洗手，戴口罩。

（5）用物准备：椅子、笔、水杯、纸巾、老花镜、歌单、音响。

【操作流程】

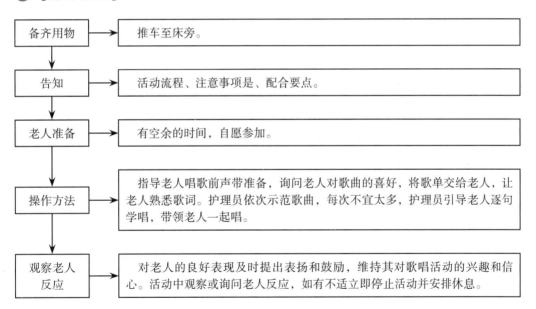

```
备齐用物  →  推车至床旁。

告知  →  活动流程、注意事项是、配合要点。

老人准备  →  有空余的时间，自愿参加。

操作方法  →  指导老人唱歌前声带准备，询问老人对歌曲的喜好，将歌单交给老人，让老人熟悉歌词。护理员依次示范歌曲，每次不宜太多，护理员引导老人逐句学唱，带领老人一起唱。

观察老人反应  →  对老人的良好表现及时提出表扬和鼓励，维持其对歌唱活动的兴趣和信心。活动中观察或询问老人反应，如有不适立即停止活动并安排休息。
```

【注意事项】

结合老人兴趣，选择适合其音色、音域的歌曲。

表68.1 指导老人参与唱歌娱乐活动操作流程评分标准

考号：　　　　　　总分：100分　　　　　　评审老师：　　　　　　得分：

项目	标准要求	分值	扣分
环境准备 （3分）	室温适宜（1分），光线充足（1分），环境安静（1分）。	3	
人员准备 （4分）	衣帽整洁（1分），修剪指甲（1分），洗手（1分），戴口罩（1分）。	4	
用物准备 （6分）	椅子、笔、水杯、纸巾、老花镜、歌单、音响。	6	
评估 （8分）	① 年龄（2分）。 ② 自理能力（2分）。 ③ 心理状态（2分）。 ④ 合作程度（2分）。	8	
操作流程 （67分）	① 周围环境安静整洁、温湿度适宜，光线明亮，空气清新。	2	
	② 解释操作目的（2分）、方法（2分）、注意事项（2分）及配合要点（2分）。	8	
	③ 老人准备：有空余的时间，自愿参加。	8	
	④ 采用有效方法核对老人基本信息。	5	
	⑤ 对老人进行综合评估 全身情况（如精神状态、饮食、二便、睡眠等） 局部情况（如肌力、肢体活动度、皮肤情况等） 特殊情况（针对本情境可能存在的情况）。	8	
	⑥ 为老人介绍照护任务、任务目的、操作时间、关键步骤。 介绍需要老人注意和（或）配合的内容，询问老人对沟通解释过程是否存在疑问，是否愿意配合。	15	
	⑦ 询问老人有无其他需求，环境和体位等是否舒适，询问老人是否可以开始活动。	5	
	⑧ 指导老人唱歌前声带准备，询问老人对歌曲的喜好。 a. 将歌单交给老人，让老人熟悉歌词。 b. 护理员依次示范歌曲，每次不宜太多。 c. 护理员引导老人学唱每一句歌曲。 d. 护理员带领老人一起唱。 e. 对老人的良好表现及时提出表扬和鼓励，维持歌唱活动的兴趣和信心。 f. 活动中观察或询问老人反应，如有不适立即停止活动并安排休息。 g. 根据老人身体情况及训练计划，合适时间结束活动，帮助老人喝水休息，将座椅归位备用。 h. 指导老人阅读、记忆歌词。	16	

表68.1（续）

项目	标准要求	分值	扣分
宣教指导 （2分）	告知唱歌的好处及发音方式。	2	
效果照护 评价 （3分）	① 询问老人有无其他需求、是否满意（反馈），整理各项物品。	1	
	② 记录唱歌时间及老人反应，如有异常情况报告医护人员。	1	
	③ 遵守感染控制和管理要求，包括废弃物处理、个人防护及手卫生等。	1	
综合评判 （7分）	① 操作过程中的安全性：操作流畅、安全、规范，避免老人害怕、疼痛等，过程中未出现致老人于危险环境的操作动作或行为。	1	
	② 沟通力：顺畅自然、有效沟通，表达信息方式符合老人社会文化背景，能正确理解老人反馈的信息，避免盲目否定或其他语言暴力。	1	
	③ 创新性：能综合应用传统技艺、先进新技术等为老人提供所需的照护措施，解决老人的问题，促进老人的健康和幸福感。	1	
	④ 职业防护：做好自身职业防护，能运用节力原则，妥善利用力的杠杆作用，调整重心，减少摩擦力，会利用惯性等方法。	1	
	⑤ 人文关怀：能及时关注到老人各方面的变化，能针对老人的心理和情绪做出恰当的反应，给予支持，例如不可急躁等；言行举止有尊老、敬老、爱老、护老的意识。	1	
	⑥ 鼓励：利用语言和非语言方式鼓励老人参与照护，加强自我管理，发挥残存功能，提升自理能力。	1	
	⑦ 灵活性：对临场突发状况能快速应变，根据老人及现场条件灵活机动实施照护，具有很强的解决问题的能力。	1	
备注	① 总分100分。 ② 操作技术不熟练，不符合规范，扣5～10分。		

69. 指导老人进行健身操活动的操作流程

【目的】

（1）健身操是一种有氧运动，可以增强心肺功能，预防心脑血管疾病。

（2）跳健身操可以愉悦身心，舒缓精神压力。

（3）跳健身操可以增强体质，增加抵抗疾病的能力，预防感冒。

（4）健身操能够增强机体关节的灵活性和协调性。

▶ 【准备】

（1）环境准备：室温适宜，光线充足，环境安静。

（2）人员准备：衣帽整洁，修剪指甲，洗手，戴口罩。

（3）用物准备：音乐、毛巾、水、水杯。

▶ 【操作流程】

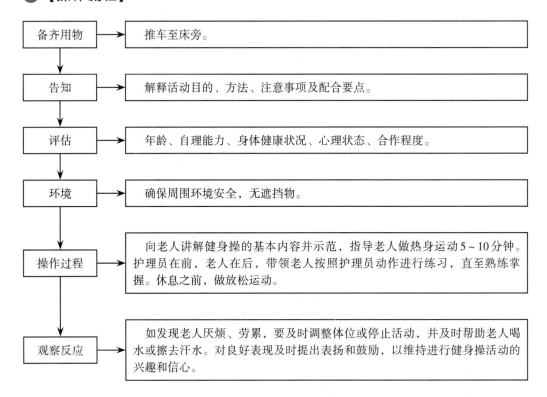

备齐用物	→	推车至床旁。
告知	→	解释活动目的、方法、注意事项及配合要点。
评估	→	年龄、自理能力、身体健康状况、心理状态、合作程度。
环境	→	确保周围环境安全，无遮挡物。
操作过程	→	向老人讲解健身操的基本内容并示范，指导老人做热身运动5~10分钟。护理员在前，老人在后，带领老人按照护理员动作进行练习，直至熟练掌握。休息之前，做放松运动。
观察反应	→	如发现老人厌烦、劳累，要及时调整体位或停止活动，并及时帮助老人喝水或擦去汗水。对良好表现及时提出表扬和鼓励，以维持进行健身操活动的兴趣和信心。

▶ 【注意事项】

（1）护理员应在与家属或医生确认老人身体状况允许的前提下开展健康娱乐活动。

（2）老人器官功能较弱，并可能患有某些疾病，对健身康复操的动作和运动能力较差，进行健身康复操锻炼时应运用科学方法。

（3）活动量适宜，因人而异，合理安排健身操娱乐活动的时间，根据老人身体状况确定活动量。

（4）活动期间注意保护老人安全，观察老人情况，如出现呼吸急促、心慌、面色苍白、出冷汗等，应立即停止活动。

表69.1 指导老人进行健身操娱乐活动照护操作流程评分标准

考号：　　　　　　总分：100分　　　　　评审老师：　　　　　得分：

项目	标准要求	分值	扣分
环境准备 （3分）	室温适宜（1分），光线充足（1分），周围环境安全（1分）、周围无遮挡物（1分）。	3	
人员准备 （4分）	衣帽整洁（1分），修剪指甲（1分），洗手（1分），戴口罩（1分）。	4	
用物准备 （4分）	音乐、毛巾、水、水杯。	4	
评估 （10分）	① 年龄（2分）。 ② 自理能力（2分）。 ③ 患者身体健康状况和肢体协调能力（2分）。 ④ 心理状态（2分）。 ⑤ 合作程度（2分）。	10	
操作流程 （63分）	① 自我介绍，采用有效方法核对照护对象基本信息。	2	
	② 解释操作目的（2分）、方法（2分）、注意事项（2分）及配合要点（2分）。	8	
	③ 对老人进行综合评估 全身情况（如精神状态、饮食、二便、睡眠等） 局部情况（如肌力、肢体活动度、皮肤情况等） 特殊情况（针对本情境可能存在的情况）。	8	
	④ 为老人介绍照护任务、任务目的、操作时间、关键步骤。介绍需要老人注意和（或）配合的内容，询问老人对沟通解释过程是否存在疑问，是否愿意配合。	7	
	⑤ 询问老人有无其他需求，环境和体位等是否舒适，询问老人是否可以开始操作。	8	
	⑥ 护理员对老人讲解健身操基本内容并示范 护理员指导老人做热身运动5～10分钟 为老人做示范动作，并指导老人练习。	15	
	⑦ 护理员在前，老人在后，带领老人按照护理员动作进行练习，直至熟练掌握。	3	
	⑧ 配合音乐，带领老人进行练习。	4	
	⑨ 活动中注意观察老人反应，发现厌烦、劳累，要及时调整体位或停止活动，并及时帮助喝水或擦去汗水。对良好表现及时提出表扬和鼓励，以维持进行健身操活动的兴趣和信心。	5	
	⑩ 根据老人情况及训练计划，可适当时间结束活动。休息之前，做放松运动。	3	

表69.1（续）

项目	标准要求	分值	扣分
宣教指导 （6分）	① 指导健康锻炼、娱乐活动的目的和注意事项（2分）。 ② 教会其锻炼的正确配合方法（2分）。 ③ 指导其正确健身的方法和知识（2分）。	6	
效果照护 评价 （3分）	① 询问老人有无其他需求、是否满意（反馈），整理各项物品。	1	
	② 记录健身操时间及老人反应，如有异常情况报告医护人员。	1	
	③ 遵守感染控制和管理要求，包括废弃物处理、个人防护及手卫生等。	1	
综合评判 （7分）	① 操作过程中的安全性：操作流畅、安全、规范，避免老人害怕、疼痛等，过程中未出现致老人于危险环境的操作动作或行为。	1	
	② 沟通力：顺畅自然、有效沟通，表达信息方式符合老人社会文化背景，能正确理解老人反馈的信息，避免盲目否定或其他语言暴力。	1	
	③ 创新性：能综合应用传统技艺、先进新技术等为老人提供所需的照护措施，解决老人的问题，促进老人的健康和幸福感。	1	
	④ 职业防护：做好自身职业防护，能运用节力原则，妥善利用力的杠杆作用，调整重心，减少摩擦力，会利用惯性等方法。	1	
	⑤ 人文关怀：能及时关注到老人各方面的变化，能针对老人的心理和情绪做出恰当的反应，给予支持，例如不可急躁等；言行举止有尊老、敬老、爱老、护老的意识。	1	
	⑥ 鼓励：利用语言和非语言方式鼓励老人参与照护，加强自我管理，发挥残存功能，提升自理能力。	1	
	⑦ 灵活性：对临场突发状况能快速应变，根据老人及现场条件灵活机动实施照护，具有很强的解决问题的能力。	1	
备注	① 总分100分。 ② 操作技术不熟练，不符合规范，扣5~10分。		

四、失智照护

70. 对失智老人进行认知功能评估

▶【目的】

通过交流与观察，对失智老人的认知功能进行全面评估，结合评估结果有针对性地给予全面干预，最大程度地维持和恢复老人的功能状态，提高其生活质量。

▶【准备】

（1）环境准备：室温适宜，光线充足，环境安静。
（2）人员准备：衣帽整洁，修剪指甲，洗手，戴口罩。

▶【操作流程】

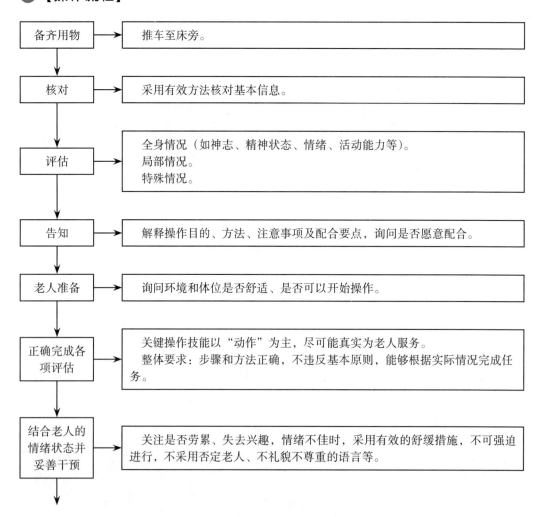

| 备齐用物 | → | 推车至床旁。 |

| 核对 | → | 采用有效方法核对基本信息。 |

| 评估 | → | 全身情况（如神志、精神状态、情绪、活动能力等）。
局部情况。
特殊情况。 |

| 告知 | → | 解释操作目的、方法、注意事项及配合要点，询问是否愿意配合。 |

| 老人准备 | → | 询问环境和体位是否舒适、是否可以开始操作。 |

| 正确完成各项评估 | → | 关键操作技能以"动作"为主，尽可能真实为老人服务。
整体要求：步骤和方法正确，不违反基本原则，能够根据实际情况完成任务。 |

| 结合老人的情绪状态并妥善干预 | → | 关注是否劳累、失去兴趣，情绪不佳时，采用有效的舒缓措施，不可强迫进行，不采用否定老人、不礼貌不尊重的语言等。 |

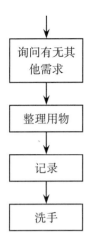

询问有无其他需求

↓

整理用物

↓

记录

↓

洗手

▶ 【注意事项】

（1）操作前评估老人身体情况、情绪状态和意愿，无活动意愿不可强迫。

（2）评估中注意沟通方式恰当，适合老人认知水平；语言简单易懂，尽量使用生活化语言；表达准确、逻辑清晰、重点突出，不用复杂的长句子。

（3）评估过程中若老人丧失兴趣，先中断，观察2-3分钟，如仍不配合可终止。

表70.1　对失智老人进行认知功能评估评分标准

考号：　　　　　总分：100分　　　　　评审老师：　　　　　得分：

项目	标准要求	分值	扣分
环境准备（3分）	室温适宜（1分），光线充足（1分），环境安静（1分）。	3	
人员准备（4分）	衣帽整洁（1分），修剪指甲（1分），洗手（1分），戴口罩（1分）。	4	
用物准备（3分）	操作过程不缺用物（包括"简易智能精神状态量表"），各种评估用识别卡片及物品，能满足完成整个操作，性能完好（共3分，每遗漏一项关键物品扣0.5分，直至扣完）。	3	
沟通解释评估（15分）	采取恰当的方式问好、自我介绍，友好微笑、称呼恰当、举止得体、礼貌用语，选择合适话题自然开启等。	2	
	采用有效方法核对老人基本信息（如老人不能配合，可通过腕带及家属协助完成）。	2	
	通过交流和观察对老人进行综合评估： ① 全身情况（如神志、精神状态、情绪、活动能力等）（2分）。 ② 局部情况（结合具体案例细化）（2分）。 ③ 特殊情况（针对本情境可能存在的情况）（2分）。	6	

表70.1（续）

项目	标准要求	分值	扣分
	① 为老人或家属介绍照护任务、目的、操作时间、关键步骤（1分）。 ② 介绍需要老人注意和（或）配合的内容（1分）。 ③ 询问老人对沟通解释过程是否存在疑问，是否愿意配合（1分）。	3	
	询问老人有无其他需求、环境和体位等是否舒适、是否可以开始操作。	2	
关键操作技能（50分）	关键操作技能以"动作"为主，尽可能真实为老人服务；整体要求：步骤和方法正确，不违反基本原则，能够根据实际情况完成任务。 ① 正确完成以下所有19项评估，每缺一项或者错误一项，扣2分（共38分）。 ② 评估结果判断正确（5分）。 ③ 向老人或者家属正确解释结果，根据结果建议家属带领老人请专业医生进行进一步检查，以明确诊断等（5分）。 ④ 评估时间安排均匀合理（2分）。 具体评估方法如下： （1）评估定向力：第1～10项（每项1分，合计10分） ·时间定向："现在是星期几？几号？几月份？什么季节？哪一年？"答对一项得1分。（全部答对得5分） ·地点定向："现在在哪个省市？哪个区或县？哪个街道或乡？现在几楼？在什么地方呢？"（全部答对得5分） （2）评估记忆力（瞬时记忆）：第11项（合计3分） ·问三样物品的名称，请老人重复并要求记住这三样东西，几分钟后还要再问。 ·每样物品答案正确得1分。（全部答对得3分） （3）评估注意力和计算力：第12项（合计5分）。 "奶奶请您算一下，100减去7等于几呢？然后从所得的数目再减去7等于几？"如此一直的计算下去，连减5次。减对一次得1分，错误不得分。 （4）评估记忆力（延时记忆）：第13项（合计3分） ·现在请您说出刚才我让您记住的那三样东西好吗？ ·无需按顺序，答对一个得1分。 （5）评估语言能力（14～18项）（合计8分） ·命名： 出示手表：这个东西叫什么呀？答对得1分。 出示铅笔：这个东西叫什么呀？答对得1分。 ·复述："现在我要说一句话，请您跟着我清楚地重复一遍好吗？""四十四只石狮子"，复述正确得1分。 ·理解指令： 出示卡片"请闭上您的眼睛"。老人按照卡片指令做闭上眼睛动作。操作正确1分，否则不得分。	50	

表70.1（续）

项目	标准要求	分值	扣分
	"我给您一张纸，请您按我说的去做，好吗?"现在开始： "用右手拿起这张纸。"老人拿起来得1分。"用两只手将它对折起来。"老人能对折得1分。"放在您的大腿上。"老人将对折的纸放在腿上得1分。注意不要重复说明，也不要示范，请老人按指令完成。 　"请您说一个完整的句子，句子必须有主语、动词、有意义。"回答句子完整得1分。 　（6）评估视空间能力（结构模仿）：第19项，计1分。 　·请老人看清楚下列图形，照样画一个图。图的特点是两个五边形画在一起，中间是个四边形。 　·老人画出两个五边形的图案，交叉处有个四边形，画图正确得1分，画不出不得分。 　（7）判断结果：将得分相加，得到合计。根据以下标准初步判断： 　正常：29~30分； 　轻度：20~28分； 　中度：14~19分； 　中重度：5~13分； 　重度：0~4分。		
健康教育 （8分）	针对本次具体实施的照护任务，在评估过程中做到以下注意事项： ① 评估中沟通方式恰当，适合老人认知水平（1分）； ② 语言简单易懂，尽量使用生活化语言（1分）； ③ 表达准确、逻辑清晰、重点突出，不用复杂的长句子（1分）。	3	
	在照护过程中结合老人的情绪状态并妥善干预： ① 关注老人是否劳累，并适当休息，调整舒适体位等（1分）； ② 关注老人是否失去兴趣，并采用有效办法吸引老人集中注意力完成评估（1分）； ③ 在老人情绪不佳时，采用有效的舒缓措施，如表扬、肯定等（1分）； ④ 正确处理老人评估过程中表现出来的不配合或不理解，不可强迫进行（1分）； ⑤ 评估完成后对老人表示感谢，不采用否定老人、不礼貌不尊重的语言等（1分）。	5	
照护效果 评价 （5分）	询问老人有无其他需求、是否满意（反馈），整理各项物品。	1	
	记录（不漏项，包括评估阳性结果、主要措施及异常情况等）。	2	
	遵守感染防护要求，包括废弃物处理、个人防护及手卫生等。	2	
对选手 综合评判 （12分）	操作流畅、安全、规范（1分）； 避免老人害怕、疼痛等（1分）； 过程中未出现致老人于危险环境的操作动作或行为（1分）。	3	

表70.1（续）

项目	标准要求	分值	扣分
	沟通力：顺畅自然、有效沟通，表达信息方式符合老人认知状态和社会文化背景，能正确理解老人反馈的信息，避免盲目否定或其他语言暴力。	2	
	创新性：能综合应用传统技艺、先进新技术等为老人提供所需的照护措施，解决老人问题，促进老人的健康和幸福感。	1	
	职业防护：做好自身职业防护，能运用节力原则，妥善利用力的杠杆作用，调整重心，减少摩擦力，会利用惯性等方法。	1	
	人文关怀：能及时关注到老人各方面的变化，能针对老人的心理和情绪做出恰当的反应，给予支持，例如不可急躁等；言行举止有尊老、敬老、爱老、护老的意识。	2	
	鼓励：利用语言和非语言方式鼓励老人或家属参与照护，加强自我管理，发挥残存功能，提升自理能力。	2	
	灵活性：对临场突发状况能快速应变，根据老人及现场条件灵活机动实施照护，具有很强的解决问题的能力。	1	
备注	① 总分100分。 ② 操作技术不熟练、不符合规范扣5～10分。		

71. 指导失智老人参与音乐活动

▶【目的】

音乐对失智症患者意义非凡，通过指导参与音乐活动，让失智老人在听觉与视觉上获得多重刺激体验，改变负向认知，从而获得愉快的情绪体验。

▶【准备】

（1）环境准备：室温适宜，光线充足，环境安静。
（2）人员准备：衣帽整洁，修剪指甲，洗手，戴口罩。

◉ 【操作流程】

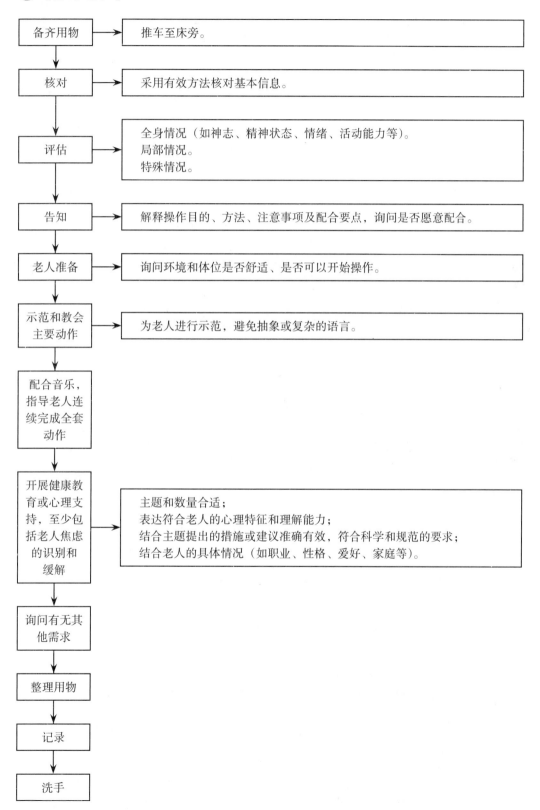

| 备齐用物 | → | 推车至床旁。 |

| 核对 | → | 采用有效方法核对基本信息。 |

| 评估 | → | 全身情况（如神志、精神状态、情绪、活动能力等）。
局部情况。
特殊情况。 |

| 告知 | → | 解释操作目的、方法、注意事项及配合要点，询问是否愿意配合。 |

| 老人准备 | → | 询问环境和体位是否舒适、是否可以开始操作。 |

| 示范和教会
主要动作 | → | 为老人进行示范，避免抽象或复杂的语言。 |

| 配合音乐，
指导老人连
续完成全套
动作 |

| 开展健康教
育或心理支
持，至少包
括老人焦虑
的识别和
缓解 | → | 主题和数量合适；
表达符合老人的心理特征和理解能力；
结合主题提出的措施或建议准确有效，符合科学和规范的要求；
结合老人的具体情况（如职业、性格、爱好、家庭等）。 |

| 询问有无其
他需求 |

| 整理用物 |

| 记录 |

| 洗手 |

▶ 【注意事项】

（1）引导失智老人参与歌曲学习演唱类活动，要根据老人文化程度、爱好等特点，有针对性地选择演唱曲目。

（2）指导参与活动前需评估老人身体情况、情绪状态和意愿，无意愿不可强迫。

（3）活动过程中若老人丧失兴趣，应先中断，观察2~3分钟，如仍不配合可终止。

表71.1 指导失智老人参与音乐活动评分标准

考号： 总分：100分 评审老师： 得分：

项目	标准要求	分值	扣分
环境准备 （3分）	室温适宜（1分），光线充足（1分），环境安静（1分）。	3	
人员准备 （4分）	衣帽整洁（1分），修剪指甲（1分），洗手（1分），戴口罩（1分）。	4	
用物准备 （3分）	操作过程不缺用物、能满足完成整个操作，性能完好，如手指棒、摇铃、木槌、圆环、响板及其音响设备等（每遗漏一项关键物品扣0.5分）。	3	
沟通解释 评估 （15分）	问好、自我介绍、友好微笑、称呼恰当、举止得体、用语礼貌，选择合适话题自然开启等。	2	
	采用有效方法核对老人基本信息。	2	
	对老人进行综合评估： ① 全身情况（如神志、情绪、意愿、认知功能、活动能力等）（2分）。 ② 局部情况（结合具体案例细化等）（2分）。 ③ 特殊情况（针对本情境可能存在的情况）（2分）。	6	
	① 为老人介绍照护任务、任务目的、操作时间、关键步骤。如共同确定训练目标、训练内容、训练方法，建议活动时间每天1次，每次30~60分钟等（1分）。 ② 介绍需要老人注意和（或）配合的内容（1分）。 ③ 询问老人对沟通解释过程是否存在疑问，是否愿意配合（1分）。	3	
	询问老人有无其他需求、环境和体位等是否舒适、是否可以开始操作。	2	
关键操作 技能 （50分）	关键操作技能以"动作"为主，尽可能真实为老人服务；整体要求：步骤和方法正确，不违反基本原则，能够根据实际情况完成任务。 ① 准备工作充分（10分）。 a.护理员带领老人进入合适的活动区域，如有其他老人可一起进行活动。 b.指导老人做热身运动。 ② 示范和教会主要动作（20分）。	50	

表71.1（续）

项目	标准要求	分值	扣分
	a.清晰向老人交代活动用具、音乐和分步动作。 b.为老人进行示范，避免抽象或复杂的语言。 c.暂时不要播放音乐，先耐心指导老人分步完成设计好的每一个动作，直至熟练掌握。 d.对老人的良好表现及时提出表扬和鼓励，维持老人参入音乐照顾活动的兴趣和信心。 ③配合音乐享受过程（20分）。 a.播放音乐，带领老人完成练习过的每一个动作，直至熟练。 b.逐渐指导老人连续完成全套动作，直至掌握。 c.练习过程中不强求，不急躁，关注老人感受，帮助享受过程。 d.活动中注意观察老人反应，询问老人感受，如疲劳予以休息，为老人喝水或者擦去汗水，发现厌烦要及时调整，如老人不能快速掌握，应采取有效措施鼓调动积极性。 e.结束活动之前，指导做好放松运动。		
健康教育 （8分）	针对本次具体实施的照护任务，在照护过程中进行注意事项的教育（如掌握合适的时间和活动量，一般活动时间不超过30分钟；动作难度适合老人的状态；活动时避免障碍物和伤害，鼓励参与集体活动等）： ①教育方式恰当，如讲解与示范相结合； ②语言简单易懂，尽量使用生活化语言； ③表达准确、逻辑清晰、重点突出。	3	
	在照护过程中结合老人情况开展健康教育或心理支持，至少包括老人焦虑的识别和缓解等，要求如下： ①主题和数量合适（至少关注焦虑，其他按实际情况选择）； ②表达符合老人的心理特征和理解能力； ③结合主题提出的措施或建议：每个主题不少于3条； ④措施或建议准确有效，符合科学和规范的要求； ⑤结合老人的具体情况（如职业、性格、爱好、家庭等）。	5	
评价照护 效果 （5分）	询问老人有无其他需求、是否满意（反馈），整理各项物品。	1	
	记录（不漏项，包括评估阳性结果、主要措施及异常情况等）。	2	
	遵守感染防护要求，包括废弃物处理、个人防护及手卫生等。	2	
对选手 综合评判 （12分）	操作流畅、安全、规范（1分）； 避免老人害怕、疼痛等（1分）； 过程中未出现致老人于危险环境的操作动作或行为（1分）。	3	
	沟通力：顺畅自然、有效沟通，表达信息方式符合老人认知状态和社会文化背景，能正确理解老人反馈的信息，避免盲目否定或其他语言暴力。	2	

表71.1（续）

项目	标准要求	分值	扣分
	创新性：能综合应用传统技艺、先进新技术等为老人提供所需的照护措施，解决老人问题，促进老人的健康和幸福感。	1	
	职业防护：做好自身职业防护，能运用节力原则，妥善利用力的杠杆作用，调整重心，减少摩擦力，会利用惯性等方法。	1	
	人文关怀：能及时关注到老人各方面的变化，能针对老人的心理和情绪做出恰当的反应，给予支持，例如不可急躁等；言行举止有尊老、敬老、爱老、护老的意识。	2	
	鼓励：利用语言和非语言方式鼓励老人或家属参与照护，加强自我管理，发挥残存功能，提升自理能力。	2	
	灵活性：对临场突发状况能快速应变，根据老人及现场条件灵活机动实施照护，具有很强的解决问题的能力。	1	
备注	① 总分100分。 ② 操作技术不熟练、不符合规范扣5~10分。		

72. 为失智老人进行记忆力训练

▶【目的】

改善失智老人的记忆力，延缓记忆衰退，从而提高其生活质量。

▶【准备】

（1）环境准备：室温适宜，光线充足，环境安静。

（2）人员准备：衣帽整洁，修剪指甲，洗手，戴口罩。

▶【操作流程】

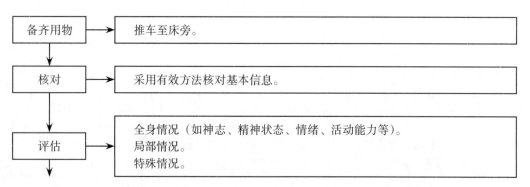

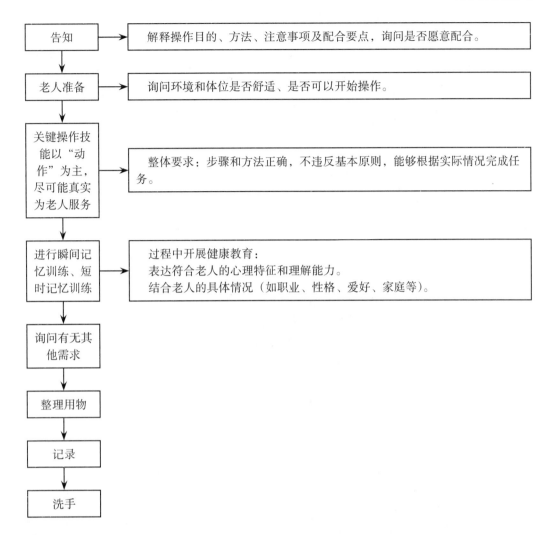

| 告知 → | 解释操作目的、方法、注意事项及配合要点，询问是否愿意配合。 |

| 老人准备 → | 询问环境和体位是否舒适、是否可以开始操作。 |

| 关键操作技能以"动作"为主，尽可能真实为老人服务 → | 整体要求：步骤和方法正确，不违反基本原则，能够根据实际情况完成任务。 |

| 进行瞬间记忆训练、短时记忆训练 → | 过程中开展健康教育：
表达符合老人的心理特征和理解能力。
结合老人的具体情况（如职业、性格、爱好、家庭等）。 |

询问有无其他需求

整理用物

记录

洗手

▶【注意事项】

（1）老人常会因记忆功能减退产生焦虑情绪，要求训练者多对失智老人实施鼓励和表扬，避免或减少其在训练中的焦虑和依赖情绪。同时为避免对家人的精心照顾产生依赖，训练中凡老人能自己去做的一定让其自己去做，以便使其从中获得信心及满足感。

（2）操作前需全面评估老人身体情况、情绪状态和意愿，无意愿不可强迫。

（3）训练过程中要及时关注老人各方面变化，针对老人的心理和情绪做出恰当的反应，并给予支持，言行举止有尊老、敬老、爱老、护老的意识。

表72.1　为失智老人进行记忆力训练评分标准

考号：　　　　　　总分：100分　　　　　评审老师：　　　　　　得分：

项目	标准要求	分值	扣分
环境准备 （3分）	室温适宜（1分），光线充足（1分），环境安静（1分）。	3	

表72.1（续）

项目	标准要求	分值	扣分
人员准备 （4分）	衣帽整洁（1分），修剪指甲（1分），洗手（1分），戴口罩（1分）。	4	
用物准备 （3分）	操作过程不缺用物、能满足完成整个操作，性能完好，如水果彩图数张，笔和记录本等（共3分，每遗漏一项关键物品扣0.5分）。	3	
沟通解释 评估 （15分）	问好、自我介绍、友好微笑、称呼恰当、举止得体、礼貌用语，选择合适话题，自然开启话题等。	2	
	采用有效方法核对老人基本信息。	2	
	对老人进行综合评估： ① 全身情况（如神志、情绪、意愿、认知功能、活动能力等）（2分）。 ② 局部情况（结合案例具体情况）（2分）。 ③ 特殊情况（针对本情境可能存在的情况）（2分）。	6	
	① 为老人介绍照护任务、任务目的、操作时间、关键步骤（1分）。 ② 介绍需要老人注意和（或）配合的内容（1分）。 ③ 询问老人对沟通解释过程是否存在疑问，并且愿意配合（1分）。	3	
	询问老人有无其他需求，环境和体位等是否舒适，询问老人是否可以开始操作。	2	
关键操作 技能 （50分）	关键操作技能以"动作"为主，尽可能真实为老人服务；整体要求：步骤和方法正确，不违反基本原则，能够根据实际情况完成任务。 ① 准备工作（6分）。 包括：取出彩图，如各种水果摆放在合适的位置，便于沟通并向老人展示，引导老人做好训练的心理准备。 ② 瞬间记忆训练（24分）。 a.将各种卡片反面向上，取出一张如西瓜图片让老人识别是什么水果（4分）。 b.当老人能正确识别以后，可立刻将彩图正面向下，要求老人回忆刚才看到的是什么，以训练感觉记忆也称为瞬间记忆（4分）。 c.重复以上步骤2~3次（4分）。 d.如能顺利完成，给与鼓励和表扬（4分）。 e.如老人注意力转移或者不耐烦，采取有效措施吸引注意力，如换有兴趣的图片等（4分）。 f.当老人识别不清时，可适当提醒，让老人复述，直至记住（4分）。 ③ 短时记忆训练（20分）。 a.当老人能够对多张彩图进行识别和瞬间回忆正确时，可将刚刚识别的彩图正面向下，让老人回忆并回答刚才看到了什么，以训练短时记忆（5分）。 b.再将刚刚识别的水果彩图正面向上，让老人找出正确的图片，以加强短时记忆（5分）。	50	

表72.1（续）

项目	标准要求	分值	扣分
	c. 密切观察老人情绪，如有烦躁，立即停止或转移注意力（5分）。 d. 对老人的良好表现及时提出表扬和鼓励，维持老人进行训练的兴趣（5分）。		
健康教育 （8分）	针对本次具体实施的照护任务，在照护过程中进行注意事项的教育（如训练的原则包括循序渐进、持之以恒等）： ① 教育方式恰当，如讲解与示范相结合（1分）； ② 语言简单易懂，尽量使用生活化语言（1分）； ③ 表达准确、逻辑清晰、重点突出（1分）。	3	
	在照护过程中结合老人情况开展健康教育或心理支持，如怎样处理忘记带来的心理急躁焦虑；要求如下： ① 教育主题和数量合适（根据竞赛试题和比赛时长确定）（1分）； ② 表达符合老人的心理特征和理解能力（1分）； ③ 结合主题提出的措施或建议，每个主题不少于3条（1分）； ④ 措施或建议准确有效，符合科学和规范的要求（1分）； ⑤ 结合老人的具体情况（如职业、性格、爱好、家庭等）（1分）。	5	
评价照护 效果 （5分）	询问老人有无其他需求、是否满意（反馈），整理各项物品。	1	
	记录（不漏项，包括训练的情况和效果，预约下一次训练的安排等）。	2	
	遵守感染防护要求，包括废弃物处理、个人防护及手卫生等。	2	
对选手 综合评判 （12分）	操作流畅、安全、规范（1分）； 避免老人害怕、疼痛等（1分）； 过程中未出现致老人于危险环境的操作动作或行为（1分）。	3	
	沟通力：顺畅自然、有效沟通，表达信息方式符合老人认知状态和社会文化背景，能正确理解老人反馈的信息，避免盲目否定或其他语言暴力。	2	
	创新性：能综合应用传统技艺、先进新技术等为老人提供所需的照护措施，解决老人问题，促进老人的健康和幸福感。	1	
	职业防护：做好自身职业防护，能运用节力原则，妥善利用力的杠杆作用，调整重心，减少摩擦力，会利用惯性等方法。	1	
	人文关怀：能及时关注到老人各方面的变化，能针对老人的心理和情绪做出恰当的反应，给予支持，例如不可急躁等；言行举止有尊老、敬老、爱老、护老的意识。	2	
	鼓励：利用语言和非语言方式鼓励老人或家属参与照护，加强自我管理，发挥残存功能，提升自理能力。	2	
	灵活性：对临场突发状况能快速应变，根据老人及现场条件灵活机动实施照护，具有很强的解决问题的能力。	1	
备注	① 总分100分。 ② 操作技术不熟练、不符合规范扣5～10分。		

73. 为失智老人进行计算力训练

▶【目的】

通过针对性训练提高失智老人的计算能力，延缓记忆衰退，从而提高失智老人的认知能力和生活质量。

▶【准备】

（1）环境准备：室温适宜，光线充足，环境安静。

（2）人员准备：衣帽整洁，修剪指甲，洗手，戴口罩。

▶【操作流程】

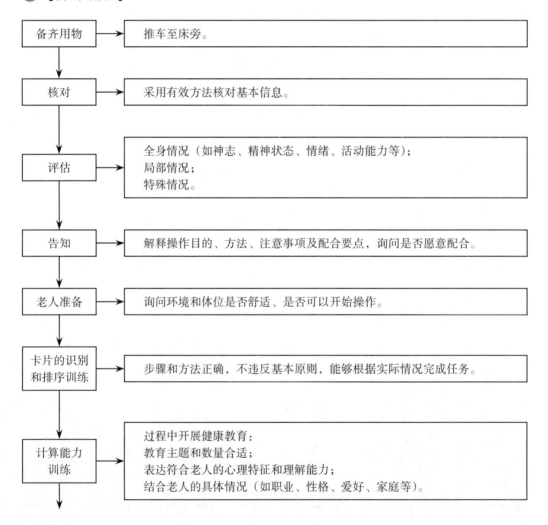

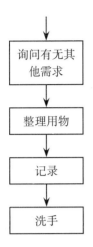

询问有无其他需求

↓

整理用物

↓

记录

↓

洗手

▶【注意事项】

（1）熟悉老人的行为习惯，根据老人认知程度、兴趣爱好、职业特征等制订相关训练方案。

（2）训练过程中若老人丧失兴趣，应先中断，观察 2～3 分钟，如仍不配合可终止。

（3）训练过程中要及时关注老人各方面变化，针对老人的心理和情绪做出恰当的反应，并给予支持，言行举止有尊老、敬老、爱老、护老的意识。

表 73.1　为失智老人进行计算力训练评分标准

考号：　　　　　　总分：100分　　　　　　评审老师：　　　　　　得分：

项目	标准要求	分值	扣分
环境准备（3分）	室温适宜（1分），光线充足（1分），环境安静（1分）。	3	
人员准备（4分）	衣帽整洁（1分），修剪指甲（1分），洗手（1分），戴口罩（1分）。	4	
用物准备（3分）	操作过程不缺用物、能满足完成整个操作，性能完好：从0到9的数字卡片，加减乘除符号卡片。必要时可以准备大小适宜、方便老人抓握，但是难以进口的塑料球或玩具、筷子、人民币等物品，以及笔和记录本（共3分，每遗漏一项关键物品扣0.5分）。	3	
沟通解释评估（15分）	问好、自我介绍、友好微笑、称呼恰当、举止得体、礼貌用语，选择合适话题，自然开启话题等。	2	
	采用有效方法核对老人基本信息。	2	
	对老人进行综合评估（评估项目将结合具体竞赛试题进行具体化和明确化）： ① 全身情况（如神志、情绪、意愿、认知功能、活动能力等）（2分）； ② 局部情况（结合案例具体情况）（2分）； ③ 特殊情况（针对本情境可能存在的情况）（2分）。	6	

表73.1（续）

项目	标准要求	分值	扣分
	① 为老人介绍照护任务、任务目的、操作时间、关键步骤（1分）； ② 介绍需要老人注意和（或）配合的内容（1分）； ③ 询问老人对沟通解释过程是否存在疑问，并且愿意配合（1分）。	3	
	询问老人有无其他需求、环境和体位等是否舒适、是否可以开始操作。	2	
操作流程 （50分）	关键操作技能以"动作"为主，尽可能真实为老人服务；整体要求：步骤和方法正确，不违反基本原则，能够根据实际情况完成任务。 ① 准备工作（5分）。 取出数字及加减乘除符号卡片摆放在合适的位置，便于和老人沟通及展示卡片，引导老人做好识别的心理准备。如"爷爷，现在，我们做识别数字和加减乘除游戏，好吗？"向老人说明活动内容。 ② 卡片的识别和排序（20分）。 a.要求老人先做数字识别，将所有数字按0～9的顺序排列整齐（4分）。 b.当老人排列有误时可以提醒，并要求对识别不清的数字进行复述，直至能够记忆（4分）。 c.当老人对数字识别正确以后，可以任意抽取一张数字卡片，要求老人回忆（4分）。 d.老人能够识别所有数字以后，让老人取出两个数字卡片识别大小，并识别其中一个数字比另一个数字大多少或小多少，识别有误时可以提醒（4分）。 e.让老人将数字按2位数组合，识别其中一组数字比另一组数字大多少或小多少，识别有误时可以提醒（4分）。 ③ 计算能力训练（9分）。 a.让老人取出两个数字，识别两个数字相加是多少，识别有误时可以提醒，并要求复述，直至能够记忆（3分）。 b.让老人将数字按2位数组合，识别其中一组数字比另一组数字大多少、小多少、总和是多少，要求复述，直至能够记忆，识别有误时可以提醒（3分）。 c.如果活动顺利，可以加大难度，对老人进行"乘、除"训练（3分）。 ④ 更多计算能力训练（16分）。 a.如果老人对数字识别不能胜任，可以进行数字再认或练习数数（4分）。 b.如果老人对数字训练感觉厌烦，可使用数塑料球、数筷子、数小玩具、数钱等方式；或将塑料球、筷子、小玩具、钱等分成两堆，让老人分辨每堆是多少，这一堆和另一堆相比多了多少或少了多少，对老人进行计算力训练。在反复练习数数的过程中，加强老人对数字的敏感性（4分）。	50	

表73.1（续）

项目	标准要求	分值	扣分
	c.活动过程中观察、询问老人感受。如有不适，及时安排休息。对良好表现及时提出表扬和鼓励，以维持进行活动的兴趣（4分）。 d.训练结束，指导老人自己整理数字卡片，摆放整齐，放回固定位置备用，以促进老人自我训练和自我管理的能力（4分）。		
宣教指导（8分）	针对本次具体实施的照护任务，在照护过程中进行注意事项的教育（将结合具体竞赛试题进行具体化和明确化）： ① 教育方式恰当，如讲解与示范相结合（1分）； ② 语言简单易懂，尽量使用生活化语言（1分）； ③ 表达准确、逻辑清晰、重点突出（1分）。	3	
	（如适用）在照护过程中结合老人情况开展健康教育或心理支持，如疾病预防和康复、健康生活方式或不良情绪的处理等（将结合具体竞赛试题进行具体化和明确化），要求如下： ① 主题和数量合适（根据竞赛试题和比赛时长确定）（1分）； ② 表达符合老人的心理特征和理解能力（1分）； ③ 结合主题提出措施或建议，每个主题不少于3条（1分）； ④ 措施或建议准确有效，符合科学和规范的要求（1分）； ⑤ 结合老人的具体情况（如职业、性格、爱好、家庭等）（1分）。	5	
照护效果评价（5分）	询问老人有无其他需求、是否满意（反馈），整理各项物品。	1	
	记录（不漏项，包括训练的情况和效果，预约下一次训练的安排等）。	2	
	遵守感染防护要求，包括废弃物处理、个人防护及手卫生等。	2	
对选手综合评判（12分）	操作流畅、安全、规范（1分）； 避免老人害怕、疼痛等（1分）； 过程中未出现致老人于危险环境的操作动作或行为（1分）。	3	
	沟通力：顺畅自然、有效沟通，表达信息方式符合老人认知状态和社会文化背景，能正确理解老人反馈的信息，避免盲目否定或其他语言暴力。	2	
	创新性：能综合应用传统技艺、先进新技术等为老人提供所需的照护措施，解决老人问题，促进老人的健康和幸福感。	1	
	职业防护：做好自身职业防护，能运用节力原则，妥善利用力的杠杆作用，调整重心，减少摩擦力，会利用惯性等方法。	1	
	人文关怀：能及时关注到老人各方面的变化，能针对老人的心理和情绪做出恰当的反应，给予支持，例如不可急躁等；言行举止有尊老、敬老、爱老、护老的意识。	2	
	鼓励：利用语言和非语言方式鼓励老人或家属参与照护，加强自我管理，发挥残存功能，提升自理能力。	2	

表73.1（续）

项目	标准要求	分值	扣分
	灵活性：对临场突发状况能快速应变，根据老人及现场条件灵活机动实施照护，具有很强的解决问题的能力。	1	
备注	① 总分100分。 ② 操作技术不熟练、不符合规范扣5~10分。		

74. 为失智老人进行家务劳动训练的操作流程

◐【目的】

（1）通过对失智老人进行家务劳动训练，提高其家务劳动能力。

（2）加强失智老人自我管理，发挥残存功能，提升自理能力。

◐【准备】

（1）环境准备：温湿度适宜，光线明亮，环境安静，空气清新。

（2）人员准备：衣帽整洁，修剪指甲。

（3）用物准备：能满足完成整个操作，性能完好（如床刷、刷套、脸盆）。

◐【操作流程】

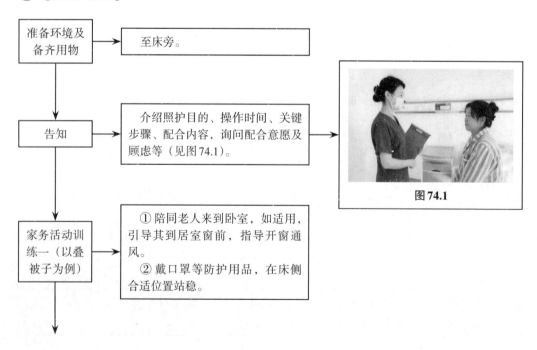

准备环境及备齐用物 → 至床旁。

告知 → 介绍照护目的、操作时间、关键步骤、配合内容，询问配合意愿及顾虑等（见图74.1）。

图74.1

家务活动训练一（以叠被子为例）→ ① 陪同老人来到卧室，如适用，引导其到居室窗前，指导开窗通风。
② 戴口罩等防护用品，在床侧合适位置站稳。

家务活动训练一（以叠被子为例）

③ 向老人分步骤进行叠被子示范，让老人记住一个步骤以后，再进行下一个步骤，以利于老人记忆和模仿（见图74.2～图75.4）。

④ 指导和示范应仔细详尽，适合老人的训练；例如指导分别将一条被子纵向分成三等份，将两边分别向内对折两折；再横向分成四等份，分别从两端向内对折，将被子叠成四边形。

⑤ 叠好以后摆放在床尾椅子上。

⑥ 让老人自行训练（见图74.5～74.6），如自行叠被子，需要给予指导。

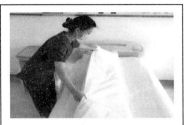

图74.2

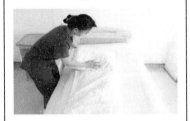

图74.3

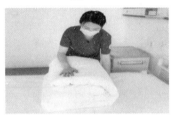

图74.4

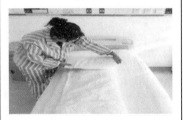

图74.5

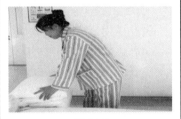

图74.6

家务活动训练二（以扫床为例）

① 检查床单位是否清洁，如适合，可进行扫床活动。

② 与老人交流并对其分步骤进行示范。

例如：指导老人将半干的刷套套在床刷上，站在床的中间位置，两腿分开同肩宽，双腿紧靠床边，俯身先从床头到床尾清扫对侧床面，再从内向外清扫，每扫一刷重叠上一刷1/3（见图74.7）。

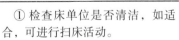

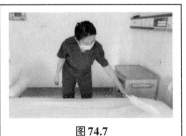

图74.7

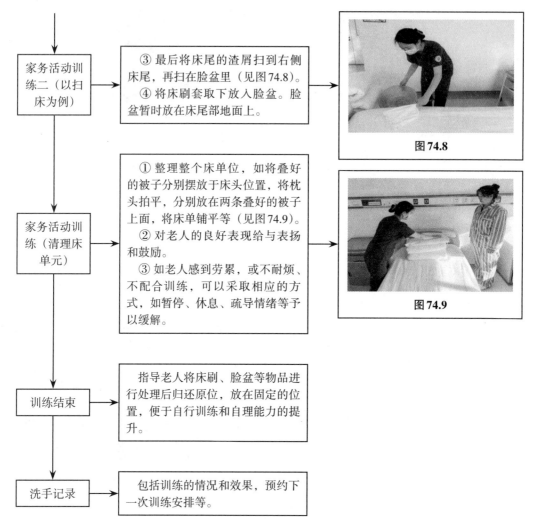

家务活动训练二（以扫床为例）

③ 最后将床尾的渣屑扫到右侧床尾，再扫在脸盆里（见图74.8）。
④ 将床刷套取下放入脸盆。脸盆暂时放在床尾部地面上。

图74.8

家务活动训练（清理床单元）

① 整理整个床单位，如将叠好的被子分别摆放于床头位置，将枕头拍平，分别放在两条叠好的被子上面，将床单铺平等（见图74.9）。
② 对老人的良好表现给与表扬和鼓励。
③ 如老人感到劳累，或不耐烦、不配合训练，可以采取相应的方式，如暂停、休息、疏导情绪等予以缓解。

图74.9

训练结束

指导老人将床刷、脸盆等物品进行处理后归还原位，放在固定的位置，便于自行训练和自理能力的提升。

洗手记录

包括训练的情况和效果，预约下一次训练安排等。

▶▶ 【注意事项】

（1）应用老人自身能力，共同协助完成。

（2）操作中有安全意识，操作流畅、安全、规范，避免老人害怕、疼痛等。

（3）顺畅自然、有效沟通，表达信息方式符合老人社会文化背景，能正确理解老人反馈的信息，避免盲目否定或其他语言暴力。

（4）能综合应用传统技艺、先进新技术等为老人提供所需的照护措施，解决老人的问题，促进老人的健康和幸福感。

（5）做好自身职业防护，能运用节力原则，妥善利用力的杠杆作用，调整重心，减少摩擦力，会利用惯性等方法。

（6）遵守感染防护要求，包括废弃物处理、个人防护及手卫生等。

表74.1 为失智老人进行家务劳动训练的评分标准

考号： 总分：100分 评审老师： 得分：

项目	标准要求	分值	扣分
环境准备 （3分）	室温及光线适宜（1分），环境安静（1分），空气清新（1分）。	3	
人员准备 （4分）	衣帽整洁（1分），修剪指甲（1分），洗手（1分），戴口罩（1分）。	4	
用物准备 （4分）	能满足完成整个操作，性能完好（如床刷、刷套、脸盆等）每遗漏一项关键物品扣0.5，直至扣完4分。	4	
评估 （10分）	① 核对老人的基本信息（2分）； ② 失智程度、情绪、意愿等（2分）； ③ 认知功能、活动能力、合作程度（2分）； ④ 询问老人有无其他需求，环境和体位等是否舒适，是否可以开始操作（2分）； ⑤ 结合老人的具体情况评估（如性格、偏好、家庭等）（2分）。	10	
操作流程 （63分）	关键操作技能以"动作"为主，尽可能真实为老人服务；整体要求：步骤和方法正确，不违反基本原则，能够根据实际情况完成任务。		
	① 准备环境及用物（2分）。	2	
	② 介绍照护目的（1分）、操作时间（1分）、关键步骤（1分）、配合内容（1分），询问配合意愿及顾虑（1分）。	5	
	③ 家务活动训练一（以叠被子为例）。 a. 陪同老人来到卧室，如适用，引导老人到居室窗前，指导开窗通风（2分）。 b. 戴好口罩等个人防护用品（1分），在床侧合适位置站稳（1分）。 c. 向老人分步骤进行叠被子示范，让老人记住一个步骤以后（2分），再进行下一个步骤（2分），以利老人记忆和模仿。 d. 步骤指导和示范应仔细详尽，适合老人的训练；例如指导老人分别将一条被子纵向分成三等份（2分），将两边分别向内对折两折（2分）；再横向分成四等份（2分），分别从两端向内对折（2分），将被子叠成四边形。叠好以后摆放在床尾椅子上（2分）。 e. 让老人自行训练（2分），如自行叠被子，如需要给与指导。	20	
	④ 家务活动训练二（以扫床为例）。 a. 检查床单元是否清洁（2分），如适合，可进行扫床活动。 b. 与老人交流并对老人分步骤进行示范。 例如：指导老人将半干的刷套套在床刷上（1分），站在床的中间位置（1分），两腿分开同肩宽（1分），双腿紧靠床边（1分），俯身先从床头到床尾清扫对侧床面（2分），再从内向外清扫（2分），每扫一刷重叠上一刷1/3（2分）。最后将床尾的渣屑扫到右侧床尾（2分），再扫在脸盆里（2分）。将床刷套取下放入脸盆（2分）。脸盆暂时放在床尾部地面上（2分）。	20	

表74.1（续）

项目	标准要求	分值	扣分
	⑤家务活动训练（清理床单元）。 a.整理整个床单元，如将叠好的被子分别摆放于床头位置（2分），将枕头拍平（2分），分别放在两条叠好的被子上面（2分），将床单铺平等（2分）。 b.对老人的良好表现给与表扬和鼓励（2分）。 c.如老人感到劳累，或不耐烦、不配合训练，可以采取相应的方式，如暂停、休息、疏导情绪等予以缓解（2分）。	12	
	⑥训练结束：指导老人将床刷、脸盆等物品进行处理后归还原位（2分），放在固定的位置，便于自行训练和自理能力的提升。	2	
	⑦洗手（1分）、记录（1分），包括训练的情况和效果，预约下一次训练安排等。	2	
宣教指导 （6分）	①讲解家务劳动训练的方式，进行家务劳动训练的目的及重要性（2分）。 ②鼓励家人多陪伴老人，给与老人必要的照顾及关心，采取恰当的方法提高失智老人的自理能力（2分）。 ③开导老人，给与安慰支持和鼓励，情绪低落时，活跃气氛，提高老人参与家务劳动的积极性（2分）。	6	
效果照护 评价 （3分）	①询问老人有无其他需求、是否满意（反馈），整理各项物品。	1	
	②记录老人自理能力情况及训练过程中及老人反应，如有异常情况报告医护人员。	1	
	③遵守感染控制和管理要求，包括废弃物处理、个人防护及手卫生等。	1	
综合评判 （7分）	①操作过程中的安全性：操作流畅、安全、规范，避免老人害怕、疼痛等，过程中未出现致老人于危险环境的操作动作或行为。	1	
	②沟通力：顺畅自然、有效沟通，表达信息方式符合老人社会文化背景，能正确理解老人反馈的信息，避免盲目否定或其他语言暴力。	1	
	③创新性：能综合应用传统技艺、先进新技术等为老人提供所需的照护措施，解决老人的问题，促进老人的健康和幸福感。	1	
	④职业防护：做好自身职业防护，能运用节力原则，妥善利用力的杠杆作用，调整重心，减少摩擦力，会利用惯性等方法。	1	
	⑤人文关怀：能及时关注到老人各方面的变化，能针对老人的心理和情绪做出恰当的反应，给予支持，例如不可急躁等；言行举止有尊老、敬老、爱老、护老的意识。	1	

表74.1（续）

项目	标准要求	分值	扣分
	⑥ 鼓励：利用语言和非语言方式鼓励老人参与照护，加强自我管理，发挥残存功能，提升自理能力。	1	
	⑦ 灵活性：对临场突发状况能快速应变，根据老人及现场条件灵活机动实施照护，具有很强的解决问题的能力。	1	
备注	① 总分100分。 ② 操作技术不熟练，不符合规范，扣5~10分。		

五、感染防控技术

75. 手卫生操作流程

▶【目的】

清除手部皮肤污垢和大部分暂居菌，切断通过手传播感染的途径。

▶【准备】

（1）环境准备：室温适宜，光线充足，环境安全。

（2）护士准备：衣帽整洁，修剪指甲，取下手表、饰物，卷袖过肘。

（3）用物准备：流动水洗手设施、清洁剂、干手设施（一次性纸巾或烘干机），必要时备护手液或直接备速干手消毒剂。

▶【操作流程】

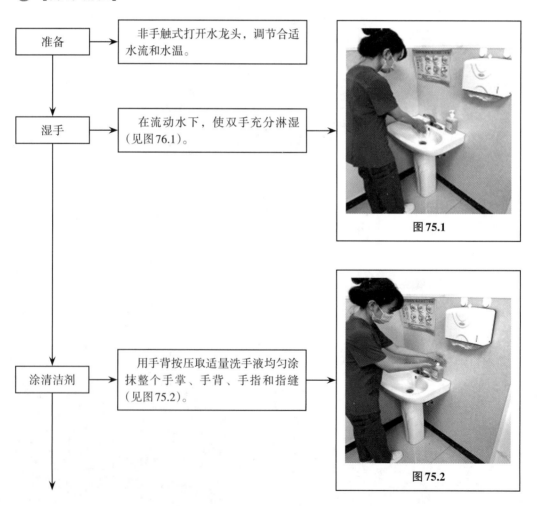

准备 → 非手触式打开水龙头，调节合适水流和水温。

湿手 → 在流动水下，使双手充分淋湿（见图76.1）。

图75.1

涂清洁剂 → 用手背按压取适量洗手液均匀涂抹整个手掌、手背、手指和指缝（见图75.2）。

图75.2

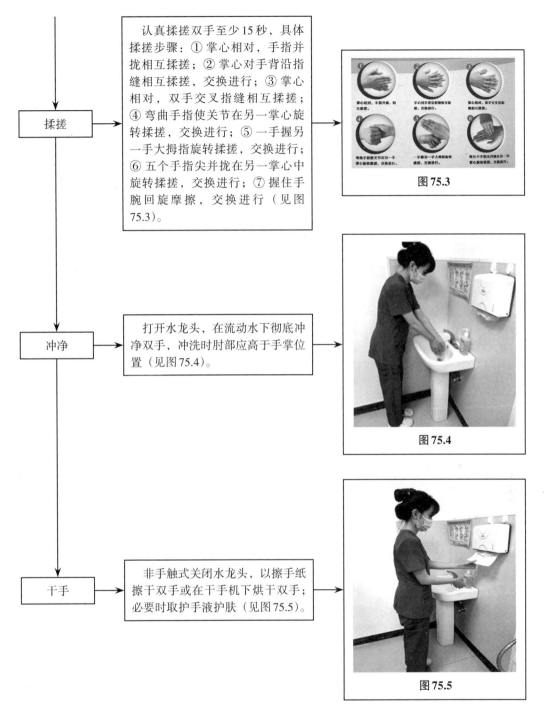

揉搓　→　认真揉搓双手至少15秒，具体揉搓步骤：① 掌心相对，手指并拢相互揉搓；② 掌心对手背沿指缝相互揉搓，交换进行；③ 掌心相对，双手交叉指缝相互揉搓；④ 弯曲手指使关节在另一掌心旋转揉搓，交换进行；⑤ 一手握另一手大拇指旋转揉搓，交换进行；⑥ 五个手指尖并拢在另一掌心中旋转揉搓，交换进行；⑦ 握住手腕回旋摩擦，交换进行（见图75.3）。

图75.3

冲净　→　打开水龙头，在流动水下彻底冲净双手，冲洗时肘部应高于手掌位置（见图75.4）。

图75.4

干手　→　非手触式关闭水龙头，以擦手纸擦干双手或在干手机下烘干双手；必要时取护手液护肤（见图75.5）。

图75.5

⏺【注意事项】

（1）明确选择洗手方法的原则：当手部有血液或其他体液等肉眼可见污染时，应用清洁剂和流动水洗手；当手部没有肉眼可见污染时可用速干手消毒剂消毒双手代替洗手，揉搓方法与洗手方法相同。

（2）遵循洗手流程，揉搓面面俱到：遵照洗手的流程和步骤，调节合适的水温、水流，避免污染周围环境；如水龙头为手触式的，注意随时清洁水龙头开关。揉搓双手各个部位都需洗到、冲净，尤其要认真清洗指背、指尖、指缝和指关节等易污染部位；冲净双手时注意指尖向下。

（3）牢记洗手时机，掌握洗手指征：① 直接接触每个老人前后；② 从同一老人身体的污染部位移动到清洁部位时；③ 接触老人黏膜、破损皮肤或伤口前后；④ 接触老人血液、体液、分泌物、排泄物、伤口敷料等之后；⑤ 接触老人周围环境及物品后；⑥ 穿脱隔离衣前后，脱手套之后；⑦ 进行无菌操作，接触清洁、无菌物品之前；⑧ 处理药物或配餐前。

表75.1　手卫生的评分标准

考号：　　　　　总分：100分　　　　　评审老师：　　　　　得分：

项目	标准要求	分值	扣分
环境准备 （3分）	室温适宜（1分），光线充足（1分），环境安全（1分）。	3	
人员准备 （10分）	衣帽整洁（2分），修剪指甲（2分），取下手表（2分）、饰物（2分），卷袖过肘（2分）。	5	
用物准备 （5分）	流动水洗手设施（1分）、清洁剂（1分）、干手设施（1分），必要时备护手液或直接备速干手消毒剂（2分）。	5	
评估 （14分）	① 操作环境符合要求（3分）。 ② 感应水龙头、自动出液器符合要求（3分）。 ③ 消毒液、洗手液全在有效期内（3分）。 ④ 手部评估：皮肤无破损，佩戴饰物、指甲长度及甲下清洁情况、卷袖过肘（5分）。	11	
操作流程 （61分）	① 准备：打开水龙头（3分），调节合适水流和水温（3分）。	6	
	② 洗手：在流动水下（3分），使双手充分淋湿（3分）。	6	
	③ 揉搓：认真揉搓双手至少15秒，具体揉搓步骤： a. 掌心相对，手指并拢相互揉搓（5分）； b. 掌心对手背沿指缝相互揉搓，交换进行（5分）； c. 掌心相对，双手交叉指缝相互揉搓（5分）； d. 弯曲手指使关节在另一掌心旋转揉搓，交换进行（5分）； e. 一手握另一手大拇指旋转揉搓，交换进行（5分）； f. 五个手指尖并拢在另一掌心中旋转揉搓，交换进行（5分）； g. 握住手腕回旋摩擦，交换进行（5分）。	35	
	④ 冲净：打开水龙头（2分），在流动水下彻底冲净双手（2分）冲洗时肘部应高于手掌位置（4分）。	8	
	⑤ 干手：以擦手纸或毛巾擦干双手或在干手机下烘干双手；（3分）必要时取护手液护肤（3分）。	6	

表75.1（续）

项目	标准要求	分值	扣分
效果评价 （3分）	① 操作熟练、程序正确，4分钟内完成。	1	
	② 双手各个部位都已洗干净，清洁无污垢。	1	
	③ 防止水喷溅到衣服和地面。	1	
对选手 综合评判 （4分）	① 操作过程中的安全性：操作流畅、安全、规范，严格按照操作顺序，避免发生交叉感染。	1	
	② 无菌原则：整个操作流程符合无菌操作原则。	1	
	③ 个人着装：皮肤无破损，无佩戴饰物、指甲长度符合要求、甲下清洁、卷袖过肘。	1	
	④ 准确性：能正确回答手卫生时刻，掌握手卫生消毒时机。	1	
备注	① 总分100分。 ② 操作技术不熟练，不符合规范，扣5~10分。		

76. 无菌技术的操作流程

▶【目的】

（1）去除手部污垢、碎屑和部分致病菌。

（2）确保医疗护理操作的无菌效果，保护老人和工作人员免受感染。

（3）无菌持物钳取用或者传递无菌敷料、器械等。

（4）无菌容器保持已经灭菌的物品处于无菌状态。

（5）铺无菌盘形成无菌区域，放置无菌物品，供实施治疗、护理时使用。

（6）取用无菌溶液保持无菌溶液处于无菌状态。

▶【准备】

（1）环境准备：操作前30分钟停止清扫，操作中减少人员走动，开窗、通风、换气，操作台宽敞、平坦、整洁、干燥。

（2）人员准备：衣帽整洁，修剪指甲，洗手，戴口罩。

（3）用物准备：无菌持物钳子包、无菌治疗巾包、无菌容器、无菌生理盐水、无菌纱布2块、无菌手套、治疗盘、污碗、安尔碘、棉签、洗手液、医用/生活垃圾桶、回收盒治疗盘。

▶【操作流程】

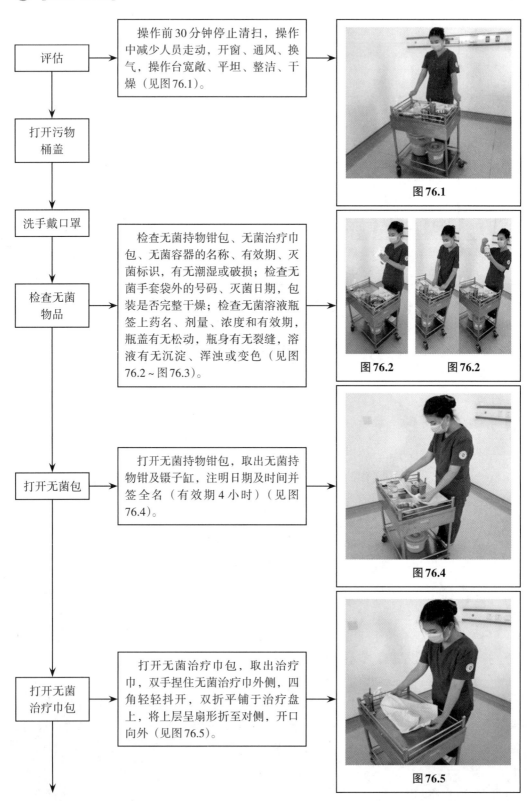

评估 → 操作前 30 分钟停止清扫，操作中减少人员走动、开窗、通风、换气，操作台宽敞、平坦、整洁、干燥（见图 76.1）。

图 76.1

打开污物桶盖

洗手戴口罩

检查无菌物品 → 检查无菌持物钳包、无菌治疗巾包、无菌容器的名称、有效期、灭菌标识，有无潮湿或破损；检查无菌手套袋外的号码、灭菌日期，包装是否完整干燥；检查无菌溶液瓶签上药名、剂量、浓度和有效期，瓶盖有无松动，瓶身有无裂缝，溶液有无沉淀、浑浊或变色（见图 76.2 ~ 图 76.3）。

图 76.2　　图 76.2

打开无菌包 → 打开无菌持物钳包，取出无菌持物钳及镊子缸，注明日期及时间并签全名（有效期 4 小时）（见图 76.4）。

图 76.4

打开无菌治疗巾包 → 打开无菌治疗巾包，取出治疗巾，双手捏住无菌治疗巾外侧，四角轻轻抖开，双折平铺于治疗盘上，将上层呈扇形折至对侧，开口向外（见图 76.5）。

图 76.5

持无菌持物钳	手持无菌持物钳上1/3处，闭合钳端，将钳移至容器中央，垂直取出，关闭镊子缸盖（见图76.6）。	图76.6
持物钳从无菌容器内夹取无菌物品	用持物钳从无菌容器内夹取无菌物品，使用时保持钳端向下，不可倒转向上，取物后立即将盖盖严（无菌持物钳不可触及容器边缘）（见图76.7）。	图76.7
倒无菌溶液	① （拿起溶液瓶，看瓶签）口述：瓶身干净，标签完整、字迹清楚，在有效使用期内，瓶盖无松动，瓶身瓶底无无裂缝。对光检查：溶液澄清、无杂质。 ② 除盖：查棉签（无漏气，在有效期内）写好开包日期，消毒瓶盖、手指，开瓶盖。 ③ 手持溶液瓶，瓶签朝向掌心，倒出少量溶液旋转冲瓶口，再由原处倒出溶液至无菌容器中。倒好溶液后立即塞好瓶塞，在瓶签处注明日期及时间并签全名，放回原处（有效期24小时）（见图76.8）。	图76.8
铺无菌盘	① 双手置于折叠层外面两角，拉开扇形折叠层遮盖于物品上，上下层边缘对齐，将开口处向上翻折两次，两侧边缘分别向下折一次，露出治疗盘边缘。 ② 铺完盘，看时间口述：记录名称、时间并签名（小标签贴于盘缘）、4小时内有效。述：已铺好换药盘，可以给病人进行换药护理。一份无菌物品只供一位老人使用，以防交叉感染（见图76.9）。	图76.9

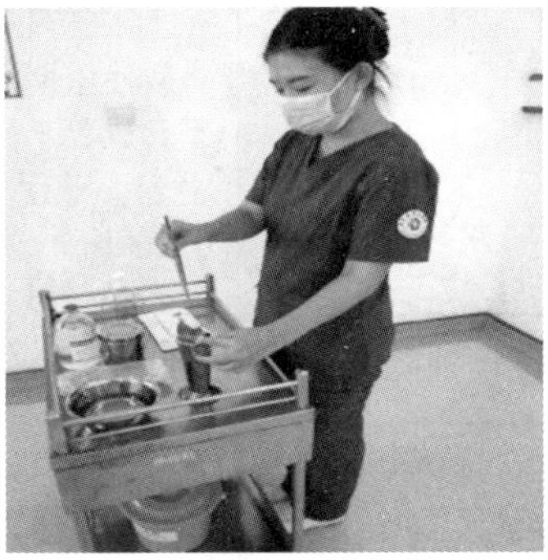

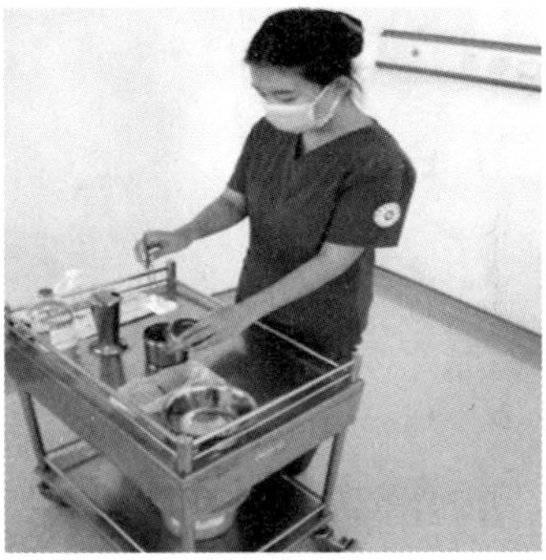

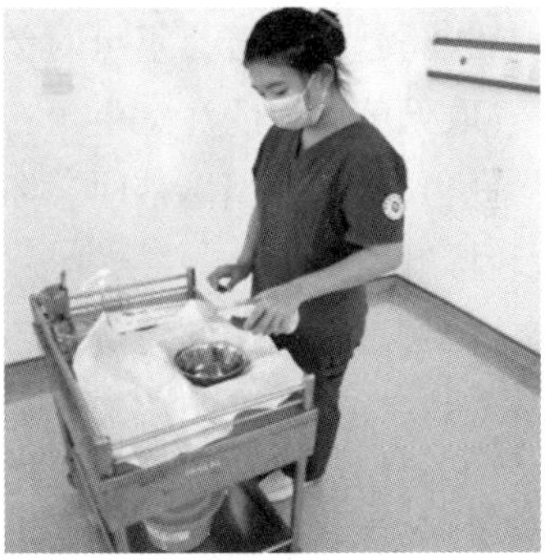

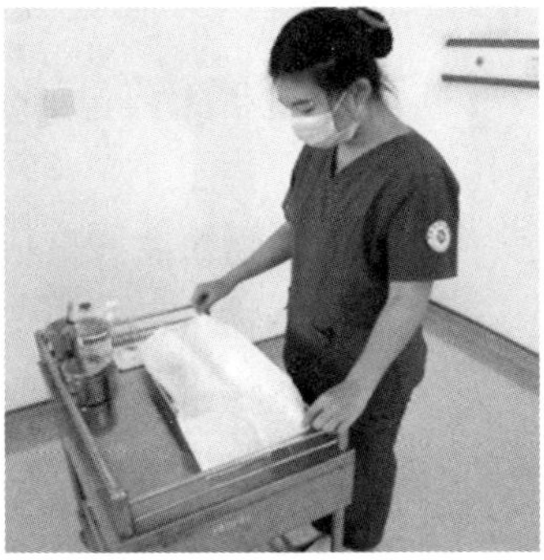

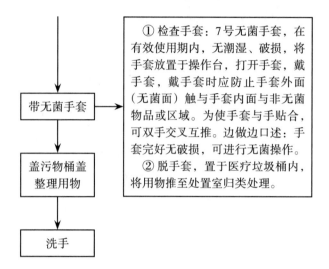

① 检查手套：7号无菌手套，在有效使用期内，无潮湿、破损，将手套放置于操作台，打开手套，戴手套，戴手套时应防止手套外面（无菌面）触与手套内面与非无菌物品或区域。为使手套与手贴合，可双手交叉互推。边做边口述：手套完好无破损，可进行无菌操作。

② 脱手套，置于医疗垃圾桶内，将用物推至处置室归类处理。

◆ 【注意事项】

无菌技术操作原则：

（1）无菌物品与非无菌物品应分开放置，且有明显标志，无菌物品不可暴露在空气中，应放于无菌包或无菌容器中；无菌包外需标明物品名称、灭菌日期，按失效期先后顺序摆放，有效期为7天。

（2）操作者身体应与无菌区保持一定距离；取放无菌物品时，成面向无菌区；手臂应保持在腰部或操作台面以上，不可跨越无菌区；未经消毒手或物品不可触及无菌物品或跨越无菌区。不可对无菌区讲话、咳嗽、打喷嚏。

取无菌溶液的注意事项：

（1）取用无菌溶液时，不可将无菌敷料、器械直接伸入瓶内蘸取，也不可将无菌敷料接触瓶口倒液。

（2）已倒出无菌溶液，不可再倒回瓶内。

（3）打开的无菌溶液，如未污染可保存24小时。

无菌包的注意事项：

（1）打开无菌包时，手不可触及包布内面，操作时手臂勿跨越无菌区。

（2）无菌包过期、潮湿或包内物品被污染时，均需重新灭菌。包布有破损时不能使用。

（3）打开过得无菌包如包内物品一次未用完，在未污染的情况下，有效期为24小时。

使用无菌持物钳注意事项：

（1）无菌持物钳只能用于夹取无菌物品，不能触及非无菌物品。

（2）无菌持物钳不能夹取无菌油纱布，也不能用于换药或消毒皮肤。

（3）到远处夹取无菌物品，应同时搬移无菌持物钳和容器，以免无菌持物钳在空气中暴露事件过久而污染。

（4）每个容器只能放置一把无菌持物钳，消毒液应浸没轴节以上2~3厘米或钳子长度的1/2，无菌持物钳和浸泡容器每周灭菌2次，同时更换消毒液，干燥保存4小时更换一次。

<h3>表76.1　无菌操作的评分标准</h3>

考号：　　　　　　总分：100分　　　　　评审老师：　　　　　　得分：

项目	标准要求	分值	扣分
环境准备 （9分）	操作前30分钟停止清扫（1分），操作中减少人员走动（1分），开窗（1分）、通风（1分）、换气（1分），操作台宽敞（1分）、平坦（1分）、整洁（1分）、干燥（1分）。	9	
人员准备 （4分）	衣帽整洁（1分），修剪指甲（1分），洗手（1分），戴口罩（1分）。	4	
用物准备 （6.5分）	无菌持物钳子包（0.5分）、无菌治疗巾包（0.5分）、无菌容器（0.5分）、无菌生理盐水（0.5分）、无菌纱布2块（0.5分）、无菌手套（0.5分）、治疗盘（0.5分）、污碗（0.5分）、安尔碘（0.5分）、棉签（0.5分）、洗手液（0.5分）、医用/生活垃圾桶（0.5分）、回收盒治疗盘（0.5分）。	6.5	
评估 （2分）	① 操作环境整洁、宽敞、安全（1分）。 ② 操作台清洁、干燥、平坦（1分）。	2	
操作流程 （71.5分）	① 环境准备（1分），打开污物桶盖（1分）。	2	
	② 七步洗手法洗手（1分）、戴口罩（1分）。	2	
	③ 检查无菌持物钳包（0.5分）、无菌治疗巾包（0.5分）、无菌容器的名称（0.5分）、有效期（0.5分）、灭菌标识（0.5分），有无潮湿或破损（0.5分）；检查无菌手套袋外的号码（0.5分）、灭菌日期（0.5分），包装是否完整干燥（0.5分）；检查无菌溶液瓶签上药名（0.5分）、剂量（0.5分）、浓度（0.5分）和有效期（0.5分），瓶盖有无松动（0.5分），瓶身有无裂缝（0.5分），溶液有无沉淀（0.5分）、浑浊或变色（0.5分）。	8.5	
	④ 打开无菌持物钳包（1分），取出无菌持物钳及镊子缸（1分），注明日期及时间并签全名（有效期4小时）（1分）。	3	
	⑤ 打开无菌治疗巾包（1分），取出治疗巾（1分），双手捏住无菌治疗巾外侧（1分），四角轻轻抖开（1分），双折平铺于治疗盘上（1分），将上层呈扇形折至对侧（1分），开口向外（1分）。	7	
	⑥ 手持无菌持物钳上1/3处（1分），闭合钳端（1分），将钳移至容器中央（1分），垂直取出（1分），关闭镊子缸盖（1分）。	5	
	⑦ 用持物钳从无菌容器内夹取无菌物品，使用时保持钳端向下（1分），不可倒转向上（1分），取物后立即将盖盖严（1分）（无菌持物钳不可触及容器边缘）（1分）。	4	

表76.1（续）

项目	标准要求	分值	扣分
	⑧ 倒无菌溶液： a.（拿起溶液瓶，看瓶签）口述：瓶身干净，标签完整、字迹清楚，在有效使用期内，瓶盖无松动，瓶身瓶底无无裂缝，对光检查：（溶液澄清、无杂质）（5分）。 b.除盖：查棉签（无漏气，在有效期内）写好开包日期，消毒瓶盖、手指、开瓶盖（2分）。 c.手持溶液瓶，瓶签朝向掌心，倒出少量溶液旋转冲瓶口，再由原处倒出溶液至无菌容器中。倒好溶液后立即塞好瓶塞，在瓶签处注明日期及时间并签全名，放回原处（有效期24小时）（5分）。	12	
	⑨ 铺无菌盘： a.双手置于折叠层外面两角，拉开扇形折叠层遮盖于物品上，上下层边缘对齐，将开口处向上翻折两次，两侧边缘分别向下折一次，露出治疗盘边缘（5分）。 b.铺完盘，看时间口述：记录名称、时间并签名（小标签贴于盘缘）、4小时内有效。述：已铺好换药盘，可以给病人进行换药护理。一份无菌物品只供一位病人使用，以防交叉感染（5分）。	10	
	⑩ 带无菌手套： a.检查手套：7号无菌手套，在有效使用期内，无潮湿、破损，将手套放置于操作台，打开手套，戴手套，戴手套时应防止手套外面（无菌面）触与手套内面与非无菌物品或区域。为使手套与手贴合，可双手交叉互推。边做边口述：手套完好无破损，可进行无菌操作（8分）。 b.脱手套，置于医疗垃圾桶内，将用物推至处置室归类处理（3分）。	11	
	⑪ 盖污物桶盖整理用物（1分）。	1	
	⑫ 洗手（2分）。	2	
	⑬ 盖污物桶盖，洗手，脱口罩（2分）。	2	
效果评价 （3分）	① 操作动作熟练、程序正确。	1	
	② 仪表端庄、帽子、口罩符合要求，态度认真。	1	
	③ 无菌观念强，无菌物品无污染。	1	
对选手 综合评判 （4分）	① 操作过程中的安全性：操作流畅、安全、规范，用物摆放合理，避免发生交叉感染。	1	
	② 无菌原则：操作环境符合要求，整个操作流程符合无菌操作原则。	1	
	③ 洗手严格遵守七步洗手法。	1	
	④ 准确性：口述内容标准无误。	1	
备注	① 总分100分。 ② 操作技术不熟练，不符合规范，扣5～10分		

77. 穿脱隔离衣的操作流程

▶【目的】

保护工作人员避免受到血液、体液和其他感染性物质的污染，或用于保护老人避免感染。

▶【准备】

（1）环境准备：室温适宜，光线充足，环境安全。

（2）人员准备：衣帽整洁；修剪指甲、取下手表；卷袖过肘、洗手、戴口罩。

（3）用物准备：隔离衣一件，挂衣架，手消毒用物、无菌手套。

▶【操作流程】

穿隔离衣：

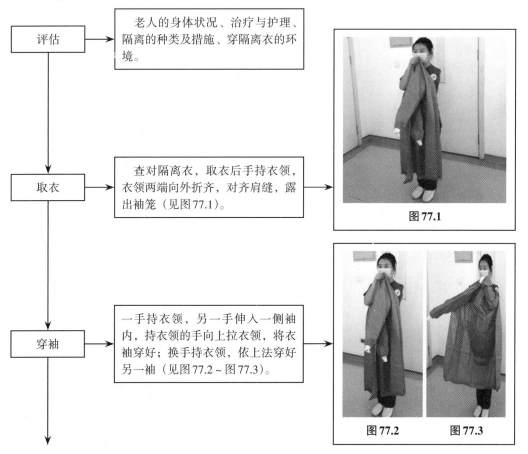

评估	老人的身体状况、治疗与护理、隔离的种类及措施、穿隔离衣的环境。
取衣	查对隔离衣，取衣后手持衣领，衣领两端向外折齐，对齐肩缝，露出袖笼（见图77.1）。
穿袖	一手持衣领，另一手伸入一侧袖内，持衣领的手向上拉衣领，将衣袖穿好；换手持衣领，依上法穿好另一袖（见图77.2~图77.3）。

图 77.1

图 77.2　　图 77.3

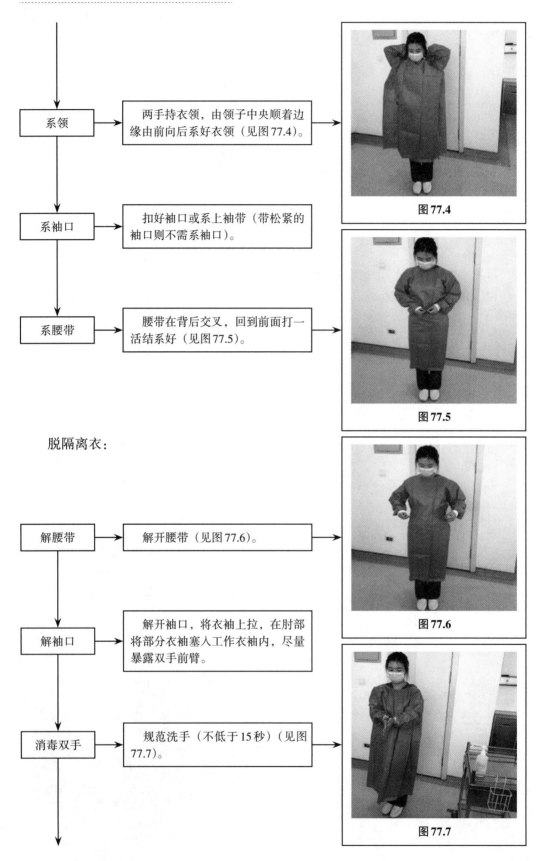

系领 → 两手持衣领，由领子中央顺着边缘由前向后系好衣领（见图77.4）。

图77.4

系袖口 → 扣好袖口或系上袖带（带松紧的袖口则不需系袖口）。

系腰带 → 腰带在背后交叉，回到前面打一活结系好（见图77.5）。

图77.5

脱隔离衣：

解腰带 → 解开腰带（见图77.6）。

图77.6

解袖口 → 解开袖口，将衣袖上拉，在肘部将部分衣袖塞入工作衣袖内，尽量暴露双手前臂。

消毒双手 → 规范洗手（不低于15秒）（见图77.7）。

图77.7

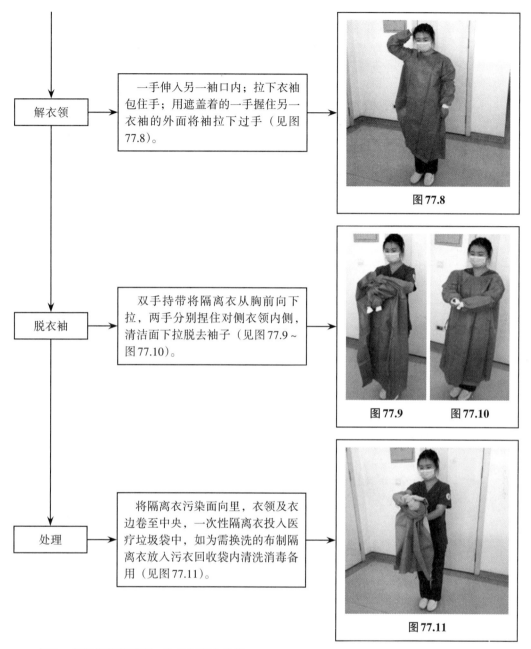

解衣领 → 一手伸入另一袖口内；拉下衣袖包住手；用遮盖着的一手握住另一衣袖的外面将袖拉下过手（见图77.8）。

图77.8

脱衣袖 → 双手持带将隔离衣从胸前向下拉，两手分别捏住对侧衣领内侧，清洁面下拉脱去袖子（见图77.9～图77.10）。

图77.9　　图77.10

处理 → 将隔离衣污染面向里，衣领及衣边卷至中央，一次性隔离衣投入医疗垃圾袋中，如为需换洗的布制隔离衣放入污衣回收袋内清洗消毒备用（见图77.11）。

图77.11

备注：实际操作流程以一次性隔离衣为准。

◑【注意事项】

（1）隔离衣只能在规定区域内穿脱，穿前检查有无潮湿、破损，长短须能全部遮盖工作服。

（2）隔离衣每日更换，如有潮湿或污染，应立即更换。

（3）接触疑似患者或不同种类患者时，隔离衣应在接触每个患者之间更换。

（4）接触多个同类传染病患者或同类感染的多重耐药菌患者感染时，隔离衣无明显污染可连续使用（不超过24小时）。

（5）穿脱隔离衣过程中避免污染衣领、面部、帽子和清洁面，始终保持衣领清洁。

（6）穿好隔离衣，双臂保持在腰部以上，视线范围内；不得进入清洁区，避免接触清洁物品。

（7）消毒手时不能沾湿隔离衣，隔离衣也不可触及其他物品。

（8）脱下的隔离衣如挂在半污染区，清洁面向外；挂在污染区则污染面向外。

表77.1 穿脱隔离衣的评分标准

考号： 总分：100分 评审老师： 得分：

项目	标准要求	分值	扣分
环境准备 （3分）	室温适宜（1分），光线充足（1分），环境安全（1分）。	3	
人员准备 （6分）	衣帽整洁（1分）；修剪指甲（1分）、取下手表（1分）；卷袖过肘（1分）、洗手（1分）、戴口罩（1分）。	6	
用物准备 （4分）	隔离衣一件（1分），挂衣架（1分），手消毒用物（1分）污物桶或污衣袋（1分）。	4	
评估 （8分）	①老人的身体状况（2分）； ②治疗与护理（2分）； ③隔离的种类及措施（2分）； ④穿脱隔离衣的环境（2分）。	8	
操作流程 （70分）	穿隔离衣 ①取衣：查对隔离衣（2分），取衣后手持衣领（2分），衣领两端向外折齐（2分），对齐肩缝（2分），露出袖笼（2分）。	10	
	②穿袖：一手持衣领（1分），另一手伸入一侧袖内（1分），持衣领的手向上拉衣领（1分），将衣袖穿好（1分）；换手持衣领（1分），依上法穿好另一袖两手上举（1分）；将衣袖尽量上抖（1分），注意勿触及面部（2分）。	9	
	③系领：两手持衣领（2分），由领子中央顺着边缘由前向后系好衣领（2分）。	4	
	④系袖口：扣好袖口或系上袖带（带松紧的袖口则不需系袖口）（2分）。	2	
	⑤系腰带：：双手分别两侧腰下约5 cm处捏住隔离衣拉向前（1分）；用左手按住（2分），右手抓住右后身衣正面边缘（2分）；同法，左手抓住左后身衣正面边缘（2分），两边缘对齐（2分）；向后拉直并向一侧按压折叠（2分），系好腰带（2分）。	13	
	脱隔离衣 ①解腰带：解开腰带（1分），在前面打活结（2分）。	3	

表77.1（续）

项目	标准要求	分值	扣分
	② 解袖口：将衣袖上拉（1分），在肘部将部分衣袖塞入工作衣袖内（2分），尽量暴露双手前臂（2分）。	5	
	③ 消毒双手：规范洗手（不低于15秒）（5分）。	5	
	④ 解衣领：一手伸入另一袖口内（1分）；拉下衣袖包住手（1分）；用遮盖着的一手握住另一衣袖的外面将袖拉下过手（4分）。	6	
	⑤ 脱衣袖：双手持带将隔离衣从胸前向下拉（2分），两手分别捏住对侧衣领内侧清洁面下拉脱去袖子（3分）。	5	
	⑥ 处理：将隔离衣污染面向里（2分），衣领及衣边卷至中央（2分），一次性隔离衣投入医疗垃圾袋中（2分），如为需换洗的布制隔离衣放入污衣回收袋内清洗消毒备用（2分）。	8	
效果评价（3分）	① 穿隔离衣始终保持衣领清洁。	1	
	② 穿衣时手未触及隔离衣内面。	1	
	③ 脱衣袖时手未触及隔离衣外面。	1	
对选手综合评判（6分）	① 操作过程中的安全性：操作流畅、安全、规范，严格按照操作顺序，避免发生交叉感染。	1	
	② 无菌原则：隔离衣只限在规定区域内穿脱，隔离衣长短合理，需全部遮盖工作服。	1	
	③ 个人防护：做好自身职业防护，准确判断房间及床单位污染情况，并根据实际情况做好个人防护及手卫生。	1	
	④ 美观性：隔离衣穿着后符合操作要求，尽量做到美观避免褶皱。	1	
	⑤ 空气清新：每日严格按照要求对房间进行开窗通风，注意保暖，保证房间空气清新。	1	
	⑥ 消毒隔离：脱下的隔离衣如挂在半污染区，清洁面向外；挂在污染区则污染面向外，不再使用的隔离衣及一次性隔离衣脱下反折，清洁面向外，卷好投入污衣袋或污物桶内。	1	
备注	① 总分100分。 ② 操作技术不熟练，不符合规范，扣5~10分。		

78. 意外暴露后的处置流程

◉【目的】

提高工作人员职业生命质量，规避职业风险，营造和谐的工作氛围。

◉【准备】

（1）环境准备：清洁、宽敞、光线充足，环境安全。

（2）护士准备：衣帽整洁，修剪指甲，取下手表。

（3）用物准备：流动水洗手设施、清洁剂、干手设施，75%酒精、安尔碘或碘伏。

◉【处置流程】

```
┌─────────────────────────────────────────────────────────┐
│ 皮肤意外接触到血液或体液，立即用肥皂水和流动水冲洗。              │
└─────────────────────────────────────────────────────────┘
                            ↓
┌─────────────────────────────────────────────────────────┐
│ 血液或体液意外进入眼睛、口腔等，立即用大量生理盐水冲洗。          │
└─────────────────────────────────────────────────────────┘
                            ↓
┌─────────────────────────────────────────────────────────┐
│   被污染的锐器划伤后，应立即挤出伤口血液，用健侧手挤患侧手，从近心  │
│ 端向远心端伤口旁轻轻挤压，挤出损伤处的血液，然后用肥皂和清水反复冲  │
│ 洗，再用消毒液如75%乙醇或0.5%碘伏进行消毒，必要时进行伤口处理。    │
└─────────────────────────────────────────────────────────┘
                            ↓
┌─────────────────────────────────────────────────────────┐
│ 意外暴露后应立即上报备案，进行危险性评估。                       │
└─────────────────────────────────────────────────────────┘
                            ↓
┌─────────────────────────────────────────────────────────┐
│ 疑似暴露源（患者）为乙型、丙型肝炎及HIV感染的遵循相关处理原则，   │
│ 及时跟踪、追访。                                             │
└─────────────────────────────────────────────────────────┘
```

◉【注意事项】

如为锐器所伤，应尽可能追寻锐器源，根据锐器源情况确定跟踪检查项目及观察时间：

一、乙肝职业暴露

（1）已知暴露者HbsAg阳性或抗HBs阳性，则可不予特殊处理，如抗HBs滴度低（<10IU/ml），需加强乙肝疫苗1次（5微克）。

（2）已知暴露者HbsAg和抗HBs均阴性，尽快给暴露者肌肉注射乙肝免疫球蛋白（HBIG）200U和乙肝疫苗，乙肝疫苗接种期间按第0—1—2—12月执行，并分别在暴露后即刻、4周、8周、12周检测乙肝两对半，发现异常情况尽快报告预防保健科。

（3）不明确暴露者 HbsAg 阳性或抗 HBs 是否阳性，立即抽血检验核心 HbsAg 和抗原 HBs，并尽快给暴露者肌肉注射乙肝免疫球蛋白（HBIG）200U，并根据检验结果参照上述原则进行下一步处理。

二、丙肝职业暴露

（1）如明确暴露源（患者）为 HCV 感染者（抗-HCV 阳性、HCV-RNA 阳性），建议暴露后医务人员立即进行抗-HCV 检测，留取抗-HCV 本底资料。

（2）若此时医务人员抗-HCV 阳性者应进一步检测 HCV-RNA，HCV-RNA 阳性者建议进行干扰素+利巴韦林的标准抗病毒治疗。

（3）若此时医务人员抗-HCV 阴性，则于暴露后 12 周再次检测抗-HCV，抗-HCV 阳性者进一步检测 HCV-RNA，HCV-RNA 阳性者建议进行干扰素抗病毒治疗；HCV RNA 阴性者于暴露后 24 周监测抗-HCV 和 ALT，并进行跟踪管理。

三、HIV 职业暴露

（1）院感科和检验科对暴露的级别和暴露源的病毒载量水平进行评估和确定。

（2）实施预防性用药。

（3）暴露者应分别在暴露后即刻、6周、12周、6个月、12个月对 HIV 抗体进行检测，并对服用药物的毒性进行监控和处理，发现异常情况尽快报告预防保健科。

（4）暴露者应如实填写"艾滋病职业暴露人员个案登记表"，完成后资料交预防保健科存稿。

表78.1　意外暴露后的处置的评分标准

考号：　　　　总分：100分　　　　评审老师：　　　　得分：

项目	标准要求	分值	扣分
环境准备 （8分）	清洁、（2分）宽敞、（2分）光线充足，（2分）环境安全（2分）。	8	
人员准备 （10分）	衣帽整洁（2分），修剪指甲（2分），取下手表（2分）、饰物（2分），卷袖过肘（2分）。	10	
用物准备 （10分）	流动水洗手设施（2分）、清洁剂（2分）、干手设施（2分），75%酒精（2分）、安尔碘或碘伏（2分）。	10	
评估 （12分）	①操作环境符合要求（4分）； ②感应水龙头、自动出液器符合要求（4分）； ③消毒液、洗手液全在有效期内（4分）。	12	
操作流程 （49分）	①准备：打开水龙头，调节合适水流和水温（4分）。	4	
	②皮肤意外接触到血液或体液，立即用肥皂水和流动水冲洗（5分）。	5	
	③血液或体液意外进入眼睛、口腔等，立即用大量生理盐水冲洗（5分）。	5	

表78.1（续）

项目	标准要求	分值	扣分
	④ 被污染的锐器划伤后，应立即挤出伤口血液，用健侧手挤患侧手，从近心端向远心端伤口旁轻轻挤压，挤出损伤处的血液，然后用肥皂和清水反复冲洗，再用75%乙醇或0.5%碘伏消毒，必要时进行伤口处理（20分）。	20	
	⑤ 立即上报备案，进行危险性评估。按照要求填写职业暴露相关表格（10分）。	10	
	⑥ 疑似暴露源（患者）为乙型、丙型肝炎及HIV感染的，遵循相关处理原则，及时跟踪、追访（5分）。	5	
效果评价（6分）	① 操作熟练、程序正确。	2	
	② 暴露部位冲洗挤压方式正确，消毒方法正确。	2	
	③ 防止水喷溅到衣物和地面上。	2	
对选手综合评判（5分）	① 操作过程中的安全性：操作流畅、安全、规范，严格按照操作顺序，避免发生交叉感染。	1	
	② 处理原则：整个操作流程符合职业暴露处理原则。	1	
	③ 个人着装：皮肤无破损，无佩戴饰物，指甲长度符合要求，甲下清洁，卷袖过肘。	1	
	④ 准确性：能正确掌握职业暴露的相关流程及上报流程	1	
	⑤ 掌握被疑似传染病原暴露的，应严格遵守职业暴露处理原则处理，避免交叉感染。	1	
备注	① 总分100分。 ② 操作技术不熟练，不符合规范，扣5~10分。		

79. 环境及物品的清洁消毒流程

▶【目的】

（1）防止病原体播散到社会中，引起流行病发生。

（2）防止老人再被其他病原体感染，出现并发症，发生交叉感染。

（3）保护社区医护人员免疫感染。

（4）保持环境及物品的清洁。

▶【准备】

（1）环境准备：安静，光线、温度适宜，开窗通风。

（2）人员准备：衣帽整洁，修剪指甲，穿戴工作衣、手套、工作鞋、口罩、帽子；必要时做好防护措施：穿防护服或隔离衣。

（3）用物准备：洗手液、含氯消毒剂（或75%乙醇）、配制消毒剂的容器、干净抹布若干、污毛巾桶、喷壶、警示牌、拖把，必要时准备紫外线灯或空气消毒机。

▶ 【操作流程】

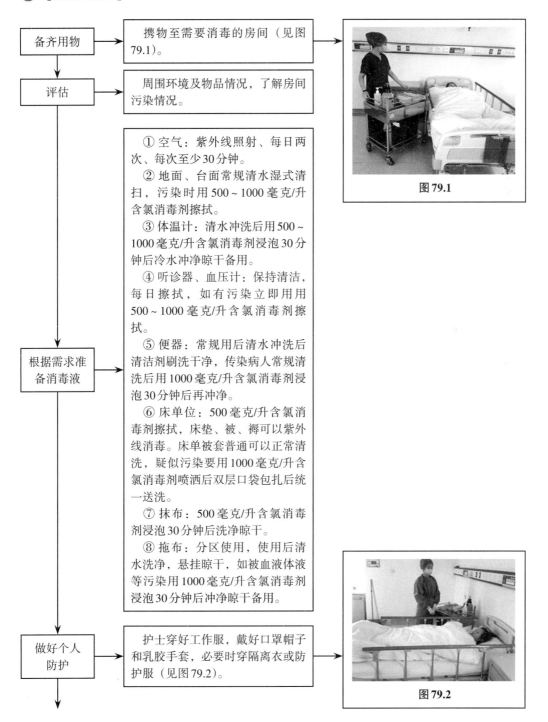

| 备齐用物 | → | 携物至需要消毒的房间（见图79.1）。 |

| 评估 | → | 周围环境及物品情况，了解房间污染情况。 |

图79.1

| 根据需求准备消毒液 | → | ① 空气：紫外线照射、每日两次、每次至少30分钟。
② 地面、台面常规清水湿式清扫，污染时用500～1000毫克/升含氯消毒剂擦拭。
③ 体温计：清水冲洗后用500～1000毫克/升含氯消毒剂浸泡30分钟后冷水冲净晾干备用。
④ 听诊器、血压计：保持清洁，每日擦拭，如有污染立即用用500～1000毫克/升含氯消毒剂擦拭。
⑤ 便器：常规用后清水冲洗后清洁剂刷洗干净，传染病人常规清洗后用1000毫克/升含氯消毒剂浸泡30分钟后再冲净。
⑥ 床单位：500毫克/升含氯消毒剂擦拭，床垫、被、褥可以紫外线消毒。床单被套普通可以正常清洗，疑似污染要用1000毫克/升含氯消毒剂喷洒后双层口袋包扎后统一送洗。
⑦ 抹布：500毫克/升含氯消毒剂浸泡30分钟后洗净晾干。
⑧ 拖布：分区使用，使用后清水洗净，悬挂晾干，如被血液体液等污染用1000毫克/升含氯消毒剂浸泡30分钟后冲净晾干备用。 |

| 做好个人防护 | → | 护士穿好工作服，戴好口罩帽子和乳胶手套，必要时穿隔离衣或防护服（见图79.2）。 |

图79.2

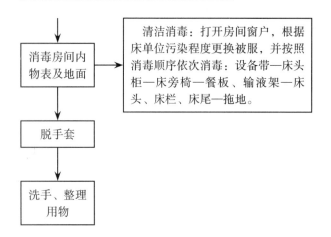

【注意事项】

（1）清洁消毒每一步骤需使用1条清洁毛巾。

（2）清洁擦拭顺序：由上到下，由内到外，由轻度污染到重度污染，用"S"形顺序，避免重复往返擦拭。

（3）遇污染及特殊感染的日常清洁，采用含有效氯浓度为500毫克/升消毒剂浸泡的小毛巾擦拭或其他等效消毒剂或国家有关部门认可的消毒湿巾进行消毒。

（4）以上消毒内容、消毒顺序、消毒剂种类、浓度仅供参考，具体以国家相关文件、规范、指南为标准，以各社区实际情况、风险评估结果确定。

（5）拖地后要在明显位置摆放标识牌。

（6）房间用紫外线灯照射30分钟，或空气消毒剂消毒30分钟，或根据实际情况延长消毒时间。

表79.1 环境及物品的清洁消毒流程的评分标准

考号： 总分：100分 评审老师： 得分：

项目	标准要求	分值	扣分
环境准备（4分）	室温适宜（1分），光线充足（1分），环境安静（1分），必要时开窗通风（1分）。	4	
人员准备（7分）	衣帽整洁（1分），修剪指甲（1分），洗手（1分），戴口罩（1分），帽子（1分），手套（1分），准备隔离衣或防护服（1分）。	7	
用物准备（11分）	洗手液（1分），含氯消毒剂（或75%乙醇）（1分）、配制消毒剂的容器（1分）、干净抹布若干（1分）、污毛巾桶（1分）、喷壶（1分）、警示牌（1分）、拖把（2分）、必要时准备紫外线灯或空气消毒机（2分）。	11	
评估（9分）	① 房间周围环境及物表污染情况（3分）； ② 了解居住者房间床单位污染情况（3分）； ③ 根据实际污染情况选择合适的防护措施及合适浓度的消毒液（3分）。	9	

表79.1（续）

项目	标准要求	分值	扣分
操作流程（60分）	① 备齐用物，携用物至床旁（2分）。	2	
	② 做好个人防护：护士穿好工作服（1分），戴好口罩（1分）帽子（1分）和手套（1分），必要时穿隔离衣或防护服（2分）。	6	
	③ 打开窗户（4分）。	4	
	④ 根据床单位污染程度更换被服（2分），并按照消毒顺序依次消毒：设备带—床头柜—床旁椅—餐板、输液架—床头、床栏、床尾（每擦拭一个位置需更换一块抹布）—拖地（拖布按照实际要求分区域使用）。	20	
	⑤ 消毒方法： a.空气：紫外线照射、每日两次、每次至少30分钟（2分）。 b.地面、台面常规清水湿式清扫，污染时用500~1000毫克/升含氯消毒剂擦拭（2分）。 c.体温计：清水冲洗后用500~1000毫克/升含氯消毒剂浸泡30分钟后冷水冲净晾干备用（2分）。 d.听诊器、血压计：保持清洁每日清洁擦拭如有污染立即用用500~1000毫克/升含氯消毒剂擦拭（2分）。 e.便器：常规用后清水冲洗后清洁剂刷洗干净，传染病人常规清洗后用1000毫克/升含氯消毒剂浸泡30分钟后再冲净（2分）。 f.床单位：500毫克/升含氯消毒剂擦拭，床垫、被、褥可以紫外线消毒。床单被套普通可以正常清洗，疑似污染要用1000毫克/升含氯消毒剂喷洒后双层口袋包扎后统一送洗（2分）。 g.抹布：500毫克/升含氯消毒剂浸泡30分钟后洗净晾干（2分）。 h.拖布：分区使用，使用后清水洗净，悬挂晾干，如被血液体液等污染用1000毫克/升含氯消毒剂浸泡30分钟后冲净晾干备用（2分）。	16	
	⑥ 整理用物（4分）。	4	
	⑦ 清洁消毒手套表面后脱手套（4分）。	4	
	⑧ 洗手（4分）。	4	
效果评价（3分）	① 做到因地制宜，根据不同情况选择不同的消毒液及消毒方法，方法正确，浓度精准。	1	
	② 清洁消毒不留死角，严格遵守消毒顺序及消毒标准，并严格遵守消毒隔离制度。	1	
	③ 遵守感染控制和管理要求，包括废弃物处理、个人防护及手卫生等。	1	

表79.1（续）

项目	标准要求	分值	扣分
对选手综合评判（6分）	① 操作过程中的安全性：操作流畅、安全、规范，严格按照操作顺序，避免发生交叉感染。	1	
	② 便利原则：能运用节力原则，妥善利用力的杠杆作用，调整重心，减少用力，会利用惯性等方法。	1	
	③ 个人防护：做好自身职业防护，准确判断房间及床单位污染情况，并根据实际情况做好个人防护及手卫生。	1	
	④ 精准性：做到精准消毒，房间的物表及地面、床单位根据实际污染情况选择不同的消毒液浓度，必要时进行采样。	1	
	⑤ 空气清新：每日严格按照要求对房间进行开窗通风，注意保暖，保证房间空气清新。	1	
	⑥ 环境整洁：对居住者进行相关宣教，保证居住环境整洁无杂物，避免杂乱导致意外。	1	
备注	① 总分100分。 ② 操作技术不熟练，不符合规范，扣5～10分。		

80. 终末消毒处理流程

【目的】

（1）完全消灭病人所播散的、遗留在居室和各种物体上的存活的病原体，使其无害化。

（2）为居住者创造良好的居住环境。

（3）彻底消灭一些细菌病毒等，避免发生交叉感染。

【准备】

（1）环境准备：安静，光线、温度适宜，开窗通风。

（2）人员准备：衣帽整洁，修剪指甲，穿戴工作衣、手套、工作鞋、口罩、帽子；必要时做好防护措施：穿防护服或隔离衣。

（3）用物准备：洗手液、含氯消毒剂（或75%乙醇）、配制消毒剂的容器、污物袋或污物桶，干净抹布若干、污毛巾桶、喷壶、警示牌、拖把，必要时准备紫外线灯或空气消毒机。

【操作流程】

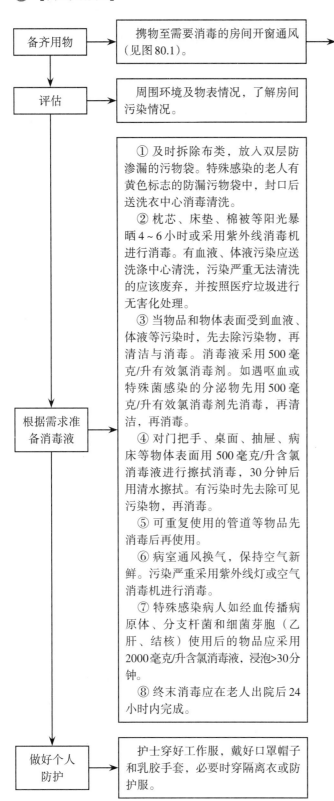

备齐用物 → 携物至需要消毒的房间开窗通风（见图80.1）。

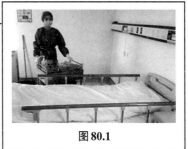

图80.1

评估 → 周围环境及物表情况，了解房间污染情况。

根据需求准备消毒液 →

① 及时拆除布类，放入双层防渗漏的污物袋。特殊感染的老人有黄色标志的防漏污物袋中，封口后送洗衣中心消毒清洗。

② 枕芯、床垫、棉被等阳光暴晒4~6小时或采用紫外线消毒机进行消毒。有血液、体液污染应送洗涤中心清洗，污染严重无法清洗的应该废弃，并按照医疗垃圾进行无害化处理。

③ 当物品和物体表面受到血液、体液等污染时，先去除污物，再清洁与消毒。消毒液采用500毫克/升有效氯消毒剂。如遇呕血或特殊菌感染的分泌物先用500毫克/升有效氯消毒剂先消毒，再清洁，再消毒。

④ 对门把手、桌面、抽屉、病床等物体表面用500毫克/升含氯消毒液进行擦拭消毒，30分钟后用清水擦拭。有污染时先去除可见污染物，再消毒。

⑤ 可重复使用的管道等物品先消毒后再使用。

⑥ 病室通风换气，保持空气新鲜。污染严重采用紫外线灯或空气消毒机进行消毒。

⑦ 特殊感染病人如经血传播病原体、分支杆菌和细菌芽胞（乙肝、结核）使用后的物品应采用2000毫克/升含氯消毒液，浸泡>30分钟。

⑧ 终末消毒应在老人出院后24小时内完成。

做好个人防护 → 护士穿好工作服，戴好口罩帽子和乳胶手套，必要时穿隔离衣或防护服。

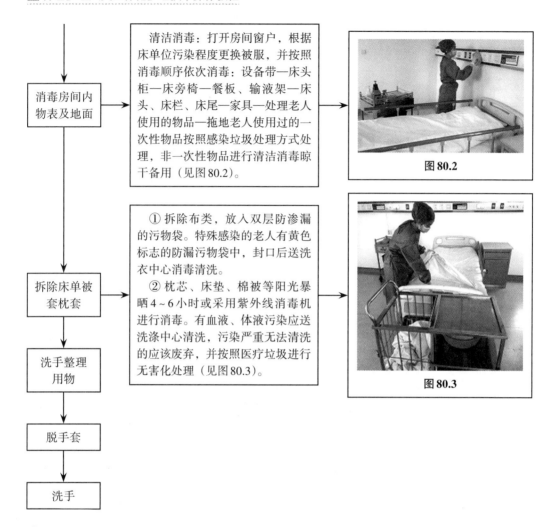

图80.2

图80.3

消毒房间内物表及地面

清洁消毒：打开房间窗户，根据床单位污染程度更换被服，并按照消毒顺序依次消毒：设备带—床头柜—床旁椅—餐板、输液架—床头、床栏、床尾—家具—处理老人使用的物品—拖地老人使用过的一次性物品按照感染垃圾处理方式处理，非一次性物品进行清洁消毒晾干备用（见图80.2）。

拆除床单被套枕套

① 拆除布类，放入双层防渗漏的污物袋。特殊感染的老人有黄色标志的防漏污物袋中，封口后送洗衣中心消毒清洗。
② 枕芯、床垫、棉被等阳光暴晒4～6小时或采用紫外线消毒机进行消毒。有血液、体液污染应送洗涤中心清洗，污染严重无法清洗的应该废弃，并按照医疗垃圾进行无害化处理（见图80.3）。

洗手整理用物

脱手套

洗手

【注意事项】

（1）清洁消毒每一步骤需使用1条清洁毛巾。

（2）清洁擦拭顺序：由上到下，由内到外，由轻度污染到重度污染，用"S"形顺序，避免重复往返擦拭。

（3）床单位终末消毒处理流程。

① 清洁病床及床头柜、桌子、椅子、柜子、热水瓶、呼叫器、输液架等。

a."84"消毒液配制成有效氯含量50克/（0.05%）或0.1%～0.2%过氧乙酸擦拭，消毒液作用30分钟后再用清水擦拭。

b.将病床及床头柜拉离墙面约30厘米，先擦拭床头柜，擦拭顺序由里向外，将病床两头，然后摇起，擦拭床板下的支撑架及床板、床的边角，落下床板后，再擦拭床头床尾、扶手、边框及床腿。

② 枕芯、棉被、床垫：紫外线灯照射30～60分钟，灯管距床单位小于1米或床单位消毒。如有污染，消毒后清洗。

表80.1 终末消毒流程的评分标准

考号：　　　　　　总分：100分　　　　　　评审老师：　　　　　　得分：

项目	标准要求	分值	扣分
环境准备 （4分）	室温适宜（1分），光线充足（1分），环境安静（1分），开窗通风（1分）。	4	
人员准备 （7分）	衣帽整洁（1分），修剪指甲（1分），洗手（1分），戴口罩（1分）、帽子（1分）、手套（1分），穿隔离衣或防护服（1分）。	7	
用物准备 （11分）	洗手液（1分），含氯消毒剂（或75%乙醇）（1分）、配制消毒剂的容器（1分）、干净抹布若干（1分）、污毛巾桶（1分）、喷壶（1分）、警示牌（1分）、拖把（2分），必要时准备紫外线灯或空气消毒机（2分）。	11	
评估 （9分）	① 房间周围环境及物表污染情况（3分）； ② 了解居住者房间床单位污染情况（3分）； ③ 根据实际污染情况选择合适的防护措施及合适浓度的消毒液（3分）。	9	
操作流程 （60分）	① 备齐用物，携用物至床旁（2分）。	2	
	② 做好个人防护：护士穿好工作服（1分），戴好口罩（1分）帽子（1分）和手套（1分），必要时穿隔离衣或防护服（2分）。	6	
	③ 打开窗户（4分）。	4	
	④ 清洁消毒：打开房间窗户，根据床单位污染程度更换被服，并按照消毒顺序依次消毒：设备带—床头柜—床旁椅—餐板、输液架—床头、床栏、床尾—家具—处理老人使用的物品—拖地，老人使用过的一次性物品按照感染垃圾处理方式处理，非一次性物品进行清洁消毒晾干备用。	20	
	⑤ 消毒方法： a. 及时拆除布类，放入双层防渗漏的污物袋。特殊感染的老人有黄色标志的防漏污物袋中，封口后送洗衣中心消毒清洗。 b. 枕芯、床垫、棉被等阳光暴晒4~6小时或采用紫外线消毒机进行消毒。有血液、体液污染应送洗涤中心清洗，污染严重无法清洗的应该废弃，并按照医疗垃圾进行无害化处理。 c. 当物品和物体表面受到血液、体液等污染时，先去除污染物，再清洁与消毒。消毒液采用500毫克/升有效氯消毒剂。如遇呕血或特殊菌感染的分泌物先用500毫克/升有效氯消毒剂先消毒，再清洁，再消毒。 d. 对门把手、桌面、抽屉、病床等物体表面用500毫克/升含氯消毒液进行擦拭消毒，30分钟后用清水擦拭。有污染时先去除可见污染物，再消毒。 e. 可重复使用的管道等物品先消毒后再使用。 f. 病室通风换气，保持空气新鲜。污染严重采用紫外线灯或空气消毒机进行消毒。	16	

表80.1（续）

项目	标准要求	分值	扣分
	g.特殊感染病人如经血传播病原体、分支杆菌和细菌芽胞（乙肝、结核）使用后的物品应采用2000毫克/升含氯消毒液，浸泡超过30分钟。 h.终末消毒应在老人出院后24小时内完成。		
	⑥整理用物（4分）。	4	
	⑦清洁消毒手套表面后脱手套（4分）。	4	
	⑧洗手（4分）。	4	
效果评价 （3分）	①做到因地制宜，根据不同情况选择不同的消毒液及消毒方法，方法正确，浓度精准。	1	
	②清洁消毒不留死角，严格遵守消毒顺序及消毒标准，并严格遵守消毒隔离制度。	1	
	③遵守感染控制和管理要求，包括废弃物处理、个人防护及手卫生等。	1	
对选手 综合评判 （6分）	①操作过程中的安全性：操作流畅、安全、规范，严格按照操作顺序，避免发生交叉感染。	1	
	②便利原则：能运用节力原则，妥善利用力的杠杆作用，调整重心，减少用力，利用惯性等方法。	1	
	③个人防护：做好自身职业防护，准确判断房间及床单位污染情况，并根据实际情况做好个人防护及手卫生。	1	
	④精准性：做到精准消毒，房间的物表及地面、床单位根据实际污染情况选择不同的消毒液浓度，必要时进行采样。	1	
	⑤空气清新：每日严格按照要求对房间进行开窗通风，注意保暖，保证房间空气清新。	1	
	⑥环境整洁：对居住者进行相关宣教，保证居住环境整洁无杂物，避免杂乱导致意外。	1	
备注	①总分100分。 ②操作技术不熟练，不符合规范，扣5～10分。		

81. 对感染老人进行床旁消毒隔离流程

◆【目的】

（1）防止感染源播散到社会中，引起流行病发生。

（2）防止老人再被其他感染源感染，出现并发症，发生交叉感染。

（3）保持环境及物品的清洁，同时也保护社区医护人员免疫感染。

（4）对患有特殊感染病的老人，在传染期间，暂时避免和周围人接触，防止传染源通过各种相关途径传播疾病。

▶【准备】

（1）环境准备：安静，光线、温度适宜，开窗通风。

（2）人员准备：衣帽整洁，修剪指甲，穿戴工作衣、手套、工作鞋、口罩、帽子、穿防护服或隔离衣（根据感染源）。

（3）用物准备：护理车、洗手液、免洗洗手液、含氯消毒剂（或75%乙醇）、配制消毒剂的容器、干净抹布若干、污毛巾桶、喷壶、警示牌、拖把、隔离标志、空气消毒机。

▶【操作流程】

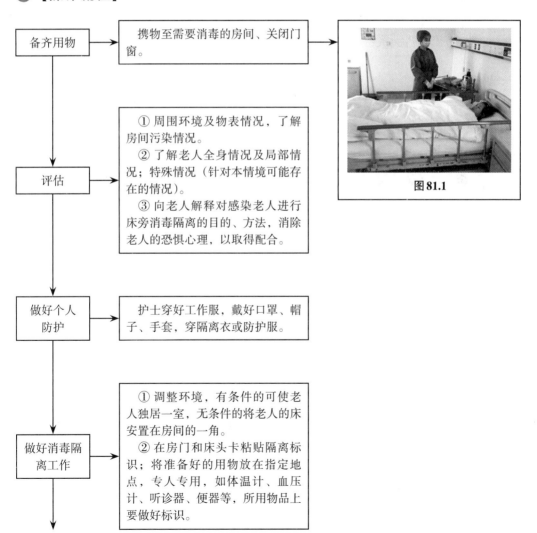

备齐用物 → 携物至需要消毒的房间、关闭门窗。

图81.1

评估 → ① 周围环境及物表情况，了解房间污染情况。
② 了解老人全身情况及局部情况；特殊情况（针对本情境可能存在的情况）。
③ 向老人解释对感染老人进行床旁消毒隔离的目的、方法，消除老人的恐惧心理，以取得配合。

做好个人防护 → 护士穿好工作服，戴好口罩、帽子、手套，穿隔离衣或防护服。

做好消毒隔离工作 → ① 调整环境，有条件的可使老人独居一室，无条件的将老人的床安置在房间的一角。
② 在房门和床头卡粘贴隔离标识；将准备好的用物放在指定地点，专人专用，如体温计、血压计、听诊器、便器等，所用物品上要做好标识。

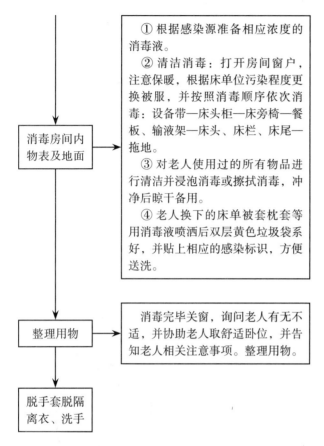

消毒房间内物表及地面

① 根据感染源准备相应浓度的消毒液。

② 清洁消毒：打开房间窗户，注意保暖，根据床单位污染程度更换被服，并按照消毒顺序依次消毒：设备带—床头柜—床旁椅—餐板、输液架—床头、床栏、床尾—拖地。

③ 对老人使用过的所有物品进行清洁并浸泡消毒或擦拭消毒，冲净后晾干备用。

④ 老人换下的床单被套枕套等用消毒液喷洒后双层黄色垃圾袋系好，并贴上相应的感染标识，方便送洗。

整理用物

消毒完毕关窗，询问老人有无不适，并协助老人取舒适卧位，并告知老人相关注意事项。整理用物。

脱手套脱隔离衣、洗手

▶【注意事项】

（1）清洁消毒每一步骤需使用1条清洁毛巾。

（2）清洁擦拭顺序：由上到下，由内到外，由轻度污染到重度污染，用"S"形顺序，避免重复往返擦拭。

（3）遇污染及特殊感染的日常清洁，采用含有效氯浓度为500毫克/升消毒剂浸泡的小毛巾擦拭或其他等效消毒剂或国家有关部门认可的消毒湿巾进行消毒。

（4）消毒内容、消毒顺序、消毒剂种类、浓度仅供参考，具体以国家相关文件、规范、指南为标准，以各社区实际情况、风险评估结果确定。

（5）拖地后要在明显位置摆放标识牌。

（6）房间用空气消毒剂消毒30分钟，或根据实际情况延长消毒时间。

（7）消毒过程中注意观察老人的情况，注意保暖，尽量与老人进行沟通，消除老人的恐惧心理，注意人文关怀。

（8）消毒液现用现配，注意消毒液浓度要达到实际消毒标准，具体消毒浓度以实际传入源要求配置。

（9）消毒过程中做好个人防护，避免发生交叉感染。

表81.1 对感染老人进行床旁消毒隔离流程的评分标准

考号：　　　　总分：100分　　　　评审老师：　　　　得分：

项目	标准要求	分值	扣分
环境准备 （4分）	室温适宜（1分），光线充足（1分），环境安静（1分），必要时开窗通风（1分）。	4	
人员准备 （7分）	衣帽整洁（1分），修剪指甲（1分），洗手（1分），戴口罩（1分），帽子（1分），手套（1分），准备隔离衣或防护服（1分）。	7	
用物准备 （12分）	护理车（1分）、洗手液（1分），免洗洗手液、含氯消毒剂（或75%乙醇）（1分）、配制消毒剂的容器（1分）、干净抹布若干（1分）、污毛巾桶（1分）、喷壶（1分）、警示牌（1分）、拖把（1分）、隔离标志（2分）、空气消毒机（1分）。	12	
评估 （8分）	① 周围环境及物表情况，了解房间污染情况（2分）。 ② 了解老人全身情况及局部情况；特殊情况（针对本情境可能存在的情况）（2分）。 ③ 向老人解释对感染老人进行床旁消毒隔离目的、方法，消除老人的恐惧心理，以取得配合（4分）。	8	
操作流程 （60分）	① 备齐用物（2分），携用物至床旁（2分）、关闭门窗（2分）。	6	
	② 做好个人防护：护士穿好工作服（1分），戴好口罩（1分）帽子（1分）和手套（1分），穿隔离衣或防护服（2分）。	6	
	③调整环境、有条件的可使老人独居一室，无条件的将老人的床安置在房间的一角（2分）。 ④ 在房门和床头卡粘贴隔离标识；将准备好的用物放在指定地点，专人专用，如体温计、血压计、听诊器、便器等所用物品上要做好标识（4分）。	6	
	① 根据感染源准备相应浓度的消毒液（2分）。 ② 清洁消毒：打开房间窗户注意保暖，根据床单位污染程度更换被服，并按照消毒顺序依次消毒：设备带—床头柜—床旁椅—餐板、输液架—床头、床栏、床尾—拖地（10分）。 ③ 对老人使用过的所有物品进行清洁并浸泡消毒或擦拭消毒，冲净后晾干备用（10分）。 ④ 老人换下的床单被套枕套等用消毒液喷洒后双层黄色垃圾袋系好，并贴上相应的感染标识，方便送洗（2分）。	24	
	⑤ 消毒完毕关窗（2分），询问老人有无不适（2分），并协助老人取舒适卧位（2分），并告知老人相关注意事项（2分）。整理用物（2分）。	10	
	⑥ 清洁消毒手套表面后脱手套脱隔离衣（4分）。	4	
	⑦ 洗手（4分）。	4	

表81.1（续）

项目	标准要求	分值	扣分
效果评价 （3分）	① 做到因地制宜，根据不同情况选择不同的消毒液及消毒方法，方法正确，浓度精准。	1	
	② 清洁消毒不留死角，严格遵守消毒顺序及消毒标准，并严格遵守消毒隔离制度。	1	
	③ 遵守感染控制和管理要求，包括废弃物处理、个人防护及手卫生并询问老人有无其他需求、是否满意（反馈）。	1	
对选手 综合评判 （6分）	① 操作过程中的安全性：操作流畅、安全、规范，严格按照操作顺序，避免发生交叉感染。	1	
	② 沟通力：顺畅自然、有效沟通，表达信息方式符合老人社会文化背景，能正确理解老人反馈的信息，避免盲目否定或其他语言暴力。	1	
	③ 个人防护：做好自身职业防护，准确判断房间及床单位污染情况，并根据实际情况做好个人防护及手卫生。	1	
	④ 精准性：做到精准消毒，房间的物表及地面、床单位根据实际污染情况选择不同的消毒液浓度，必要时进行采样。	1	
	⑤ 空气清新：每日严格按照要求对房间进行开窗通风，注意保暖，保证房间空气清新。	1	
	⑥ 人文关怀：能及时关注到老人各方面变化，能针对老人的心理和情绪做出恰当的反应，给予支持，例如不可急躁等；言行举止有尊老、敬老、爱老、护老的意识。	1	
备注	① 总分100分。 ② 操作技术不熟练，不符合规范，扣5~10分。		

82. 对垃圾进行分类和处理的操作流程

▶【目的】

（1）有效预防和控制医疗废物对人体健康和环境产生的危害，消除环境隐患，保障环境安全。

（2）防止医疗废物管理不善引起疾病的感染与传染。

▶【准备】

（1）环境准备：室温适宜，光线充足，环境安全。

（2）人员准备：衣帽整洁，修剪指甲，穿戴工作衣、口罩、帽子。

（3）用物准备：洗手液、免洗洗手液、各种垃圾桶、黄色/黑色垃圾袋、剪刀。

◉ 【操作流程】

医务人员按"医疗废物分类目录"对医疗废物进行分类：包括感染性、病理性、损伤性、药物性、化学性废物。

→

① 感染性废物：是指携带病原微生物具有引发感染性疾病传播危险的医疗废物。

② 病理性废物：是指在诊疗过程中产生的人体废弃物和医学试验动物尸体。

③ 损伤性废物是指能够刺伤或割伤人体的废弃的医用锐器。

④ 药物性废物是指过期、淘汰、变质或被污染的废弃药品。

⑤ 化学性废物是指具有毒性、腐蚀性、易燃易爆性的废弃化学物品。

根据医疗废物的类别将医疗废物分置于专用包装物或容器内，但包装物和容器应符合；医疗废物专用包装物容器的标准和警示标识的规定。

→

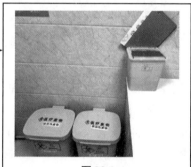

图82.1

医务人员在盛装医疗废物前应当对包装物或容器进行认真检查，确保无破损，渗液和其他缺陷。

盛装的医疗废物达到包装物或容器的3/4时，应当使用有效的封口方式，使封口紧实、严密。

盛装医疗废物的每个包装物或容器外表面应当有警示标记并附中文标签，标签内容包括医疗废物产生单位、产生日期、类别。

将医疗废物每两天一次交给指定单位回收，填写并在医疗垃圾回收登记本上，并签名。

洗手

【注意事项】

（1）放入包装物或容器内的感染性废物。病理性废物。损伤性废物不得任意取出。

（2）医疗废物管理专职人员每天从医疗废物产生地点将分类包装的医疗废物按照规定的路线运送至院内临时贮存室。运送过程中应防止医疗废物的流失。泄漏，并防止医疗废物直接接触身体，每天运送工作结束后，应当对运送工具及时进行清洁和消毒。

（3）医疗废物管理专职人员每天对产生地点的医疗废物进行过称、登记，登记内容包括来源、种类、重量、交接时间、最终去向、经办人。

（4）临时贮存室的医疗废物由专职人员交由县卫生局。县环保局指定的专门人员处置，贮存时间不得超过2天，并填写危险废物转移联单。

（5）医疗废物转交出去以后，专职人员应当对临时贮存地点、设施及时进行清洁和消毒处理，并做好记录。

（6）废弃的麻醉、精神性、放射性、毒性等药品，依照有关法律，行政法规执行。

（7）批量的废化学试剂，废消毒剂，应当交由专门机构处置。

（8）批量的含的体温计、血压计等医疗器具报废时，应当交由专门机构处置。

（9）病原体的培养基、标本和菌种、毒种保存液等高危险废物，应当首先在产生地点进行高压灭菌或化学消毒处理，然后按感染性废物收集。

（10）隔离的传染病人或疑似病人产生的医疗废物，应当使用双层包装物并及时密封。

表82.1　垃圾进行分类和处理操作流程的评分标准

考号：　　　　　　总分：100分　　　　　　评审老师：　　　　　　得分：

项目	标准要求	分值	扣分
环境准备（4分）	室温适宜（1分），光线充足（1分），环境安静（1分）。	4	
人员准备（10分）	衣帽整洁（2分），修剪指甲（2分），穿戴工作衣（2分）、口罩（2分）、帽子（2分）。	10	
用物准备（8分）	洗手液（1分），免洗洗手液（1分）、各种垃圾桶（2分）、黄色/黑色垃圾袋（1分）、感染垃圾/损伤垃圾贴（1分）、医疗垃圾回收登记本（1分）、剪刀（1分）。	8	
垃圾分类（10分）	医务人员按"医疗废物分类目录"对医疗废物进行分类：包括感染性、病理性、损伤性、药物性、化学性废物。	10	
操作流程（60分）	① 所有用物按照要求摆放、严格执行垃圾分类管理制度（5分）。	5	
	② 做好个人防护：护士穿好工作服（2分），戴好口罩（2分）帽子（2分）。	6	

表82.1（续）

项目	标准要求	分值	扣分
	③ 根据医疗废物的类别将医疗废物分置于专用包装物或容器内，但包装物和容器应符合；医疗废物专用包装物容器的标准和警示标识的规定（5分）。	5	
	④ 医务人员在盛装医疗废物前应当对包装物或容器进行认真检查，确保无破损，渗液和其他缺陷。	20	
	⑤ 盛装的医疗废物达到包装物或容器的3/4时，应当使用有效的封口方式，使封口紧实、严密。	10	
	⑥ 盛装医疗废物的每个包装物或容器外表面应当有警示标记并附中文标签，标签内容包括医疗废物产生单位.产生日期.类别（5分）。	5	
	⑦ 将医疗废物每两天一次交给指定单位回收，填写并在医疗垃圾回收登记本上，并签名（5分）。	5	
	⑧ 洗手（4分）。	4	
效果评价 （3分）	① 做好个人防护。	1	
	② 垃圾分类严格按照要求分类。	1	
	③ 遵守感染控制和管理要求，包括废弃物处理、个人防护及手卫生等。	1	
对选手 综合评判 （5分）	① 操作过程中的安全性：操作流畅、安全、规范，严格按照操作顺序，避免发生交叉感染。	1	
	② 便利原则：能运用节力原则，处理垃圾过程中避免造成污染。	1	
	③ 个人防护：做好自身职业防护，并根据实际情况做好个人防护及手卫生。	1	
	④ 垃圾存放符合院感要求。	1	
	⑤ 严格消毒：每日严格按照要求对垃圾桶进行喷洒及擦拭消毒。	1	
备注	① 总分100分。 ② 操作技术不熟练，不符合规范，扣5~10分。		

附录一　案例分析

一、跌倒照护

▶【案例导入】

王奶奶，76岁，既往有脑梗死病史并遗留左侧肢体活动不灵、高血压、冠心病史。神志清楚，左侧肢体肌力Ⅳ级，3月5日23：20王奶奶下床去卫生间，起床后未开房间灯，未叫护理员，在如厕过程中不慎跌倒。照护人员及时发现，进行评估处理，测量血压148/79 mmHg，脉搏86次/分，呼吸17次/分，经检查除右脚受伤外未造成其他严重后果。照护人员需要对其跌倒后进行正确评估处理并指导王奶奶预防跌倒。

▶【案例原因分析】

通过对本次事件的深入调查，旨在了解王奶奶跌倒的根本原因，调查事件发生的各个环节，并绘制鱼骨图如下：

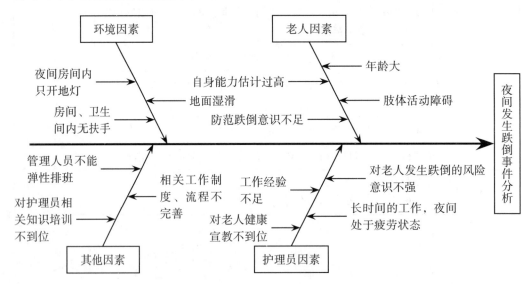

▶▶【跌倒后照护流程】

跌倒后照护流程

流程	操作要点
评估沟通	★王奶奶，有左侧肢体活动不灵、高血压、冠心病史，日常生活基本自理，老伴去世后，入住养老机构。某天王奶奶在夜间如厕时跌倒，照护人员及时发现。 ★跌倒应对的目的：评估、处理跌倒后老人情况；做预防老人跌倒的健康指导。 ★评估老人的意识，年龄，性别，身体、心理状况。 ★安慰老人，给予心理支持。
实施	★意识不清老人救助。 ① 紧急求助。拨打急救电话。 ② 止血包扎。有外伤、出血，应立即止血、包扎。 ③ 保持呼吸道通畅。对呕吐的老人，将其头偏向一侧，并清理口、鼻腔分泌物，保持呼吸道通畅。 ④ 抽搐救助。将抽搐老人移至平整软地面或身体下垫软物，防止碰、擦伤，必要时在其牙间垫硬物防止舌咬伤，不要硬掰抽搐肢体，防止肌肉、骨骼损伤。 ⑤ 胸外心脏按压：对呼吸、心跳停止的老人应立即进行胸外心脏按压、人工呼吸等急救措施。 ⑥ 搬动。保证平稳，尽量平卧。 ★意识清楚老人救助。 ① 询问。老人跌倒情况及对跌倒过程是否有记忆。能记起且伤情轻的老人，搀扶或用轮椅转运至床上休息；如老人不能记起，可能为晕厥或脑血管意外，应立即拨打急救电话。 ② 止血包扎。有外伤、出血，应立即止血、包扎；皮肤有瘀斑的老人可进行局部冷敷。 ③ 询问老人有无剧烈头痛、口角歪斜、言语不利、手脚无力等提示脑卒中的情况，若有则不可立即扶起，需立即拨打急救电话。 ④ 查看老人有无肢体疼痛、畸形、关节异常、肢体位置异常等提示骨折表现，若有或无法判断，则不要随便搬动，以免加重病情，并立即拨打急救电话。 ⑤ 查询老人有无腰、背部疼痛，双腿活动或感觉异常及大小便失禁等提示腰椎损害表现，若有或无法判断，则不要随便搬动，以免加重病情，并立即拨打急救电话。 ★预防跌倒方法。 ① 起床"三个半分钟"。嘱老人起床时缓慢变换体位，床上躺半分钟，床上坐半分钟，双腿下垂床边再坐半分钟，最后下床站立。 ② 预防跌倒健康教育。简单平衡操锻炼。 第一节：嘱老人先一条腿站立，站立时间从1数到10，然后用另一条腿站立计数，可根据老人情况延长时间，练习10次。 第二节：嘱老人坐在椅子上，先向左转再向右转活动；嘱老人双手臂外展，用其右手碰左足，左手碰右足，练习10次。 第三节：嘱老人坐在椅子上，从地上拿起物体举高，然后放回原地，练习10次。 第四节：老人站立于餐桌旁，嘱老人从餐桌上慢慢拿起物体放到餐椅上，然后放回餐桌上，练习10次。

续表

流程	操作要点
整理	★清理用物，洗手。 ★记录老人跌倒的评估、老人伤情及锻炼情况。
注意事项	★发现老人跌倒后，不要急于扶起，要先判断老人情况再进行处理。 ★胸外心脏按压时要注意按压部位正确，避免发生肋骨骨折、损伤大血管等情况。 ★救护过程中应注意观察老人意识状态、病情变化。 ★做好易致老人跌倒的环境因素评估和管理，减少老人跌倒的风险。
评价	★首先认可：对照护人员的耐心、专业、得体的关爱给予肯定。 ★其次提出不足：是否保护隐私，是否有失误，能否耐心解释，能否得体照护老人等提升点。 ★最后给予鼓励：相信照护人员只要用心、有爱心，一定能做得更好。

▶【发生跌倒的危险因素】

老人跌倒的危险因素很多，包括外在因素和内在因素。

1. 外在因素

（1）环境因素。

① 室内因素。沐浴时地面湿滑；灯光昏暗；路面不平坦，有障碍物；家具高度和摆放位置不合适，沙发过软或凹陷；楼梯台阶、走廊及卫生间没有扶手，蹲式便器；不合适的鞋子、过大过长的裤子和不适宜的行走辅助工具等。

② 室外因素。台阶和人行道缺乏修缮，雨雪天气、拥挤等都有可能引起老人跌倒。

（2）活动因素。行走和变换体位时老人易发生跌倒。

（3）社会因素。老人是否独居、与社会的交往和联系程度、老人的受教育和收入水平、卫生保健水平、享受社会服务和卫生服务的途径也会影响老人跌倒的发生率。

2. 内在因素

（1）生理因素。

① 步态和平衡功能受损。步态的稳定性下降和平衡功能受损是引起老人跌倒的主要原因。老人行走缓慢、步幅变短、行走不连续、脚抬的高度受限，使其发生跌倒的风险大大增加。

② 中枢神经系统退行性变。中枢神经系统的退行性变使老人的智力、肌力、肌张力、感觉、反应速度、协调能力下降，使跌倒的发生率增加。

③ 感觉系统功能下降。老人常伴有不同程度的视觉障碍和听觉障碍，难以看到或听到有关跌倒危险的警告提醒，从而增加了跌倒的危险性。老人的触觉灵敏度降低也会增加跌倒的危险性。

④ 骨骼肌肉系统改变。老人骨骼肌肉的退化和损坏也是引发跌倒的常见原因。骨骼肌肉系统功能的退化使老人举步时抬脚不高、行走缓慢、不稳，导致跌倒危险性增加。如老人骨质疏松，最严重的后果就是跌倒后发生骨折。

（2）病理因素。

① 心脑血管疾病。高血压、心律失常、充血性心力衰竭、体位性低血压、脑血管缺血性疾病、椎基底动脉供血不足等均可导致老人头晕、体力不支而易发生跌倒。

② 神经系统疾病。如癫痫、帕金森病、眩晕症、小脑功能不全的老人平衡能力较差，容易跌倒。

③ 感官系统疾病。如白内障、青光眼、视网膜退行性病变、视网膜动脉阻塞，因感知困难使步态不稳而易发生跌倒。

④ 运动系统疾病。如颈椎病、类风湿性关节炎、骨质疏松症、运动器官损伤或畸形，致使老人活动障碍或肌力减弱而易发生跌倒。

⑤ 泌尿系统疾病。因尿频、尿急、尿失禁等症状而匆忙去洗手间，排尿性晕厥等也会增加老人跌倒的风险。

（3）药物因素。随着年龄增长，老人对药物的敏感性和耐受性发生改变，老人的神智、精神、视觉、步态、平衡等方面易受药物影响而引起跌倒。如抗焦虑药、抗抑郁药、降压药、血管扩张药和抗心律失常药、降糖药、镇痛药、抗帕金森病药等，其中抗抑郁药引发老人跌倒的危险性最大。

（4）心理因素。焦虑、恐惧、抑郁等心理会降低老人的注意力，使其对环境危险因素的感知和反应能力下降。不服老、不愿意麻烦别人也是老人发生跌倒危险的心理因素。

▶【跌倒的预防措施】

老人跌倒并不完全是意外，而是多种潜在危险复杂交互作用的结果。因此，对风险意识全面识别是有效防范老人跌倒的前提和基础。

（1）保证环境安全，指导日常生活。环境安全对预防跌倒非常重要，要帮助老人熟悉居住环境，加深对方位、布局、设施的记忆。家具摆放固定合理；确保地面干燥，灯光照明适宜；走廊两侧、厕所均安有扶手；厕所安装坐便器；浴室地面铺防滑垫；物品收纳保证过道无杂物；穿着合适的衣裤避免绊倒；热水瓶、拖鞋、便器等生活用物品应摆放在老人方便使用的位置。

（2）进行跌倒危险因素的评估。医院和养老机构常采用跌倒（坠床）危险因素评估表对老人进行评估，对存在跌倒危险的老人，照护人员应该特别注意防范其跌倒发生。

（3）重视疾病的防治。积极治疗高血压、糖尿病等老年慢性病，控制血压、血糖，帮助老人识别发病的前驱症状及规律，及时休息。有高血压病的老人起床、变换体位时要动作缓慢。

（4）合理使用药物，观察药物不良反应。尽量减少使用易引起跌倒的药物，必须使用时要做好用药宣教，注意观察，预防跌倒。

（5）关爱老人，做好心理护理。多关心老人，鼓励老人坚持体育锻炼，保持精神愉悦；多鼓励有肢体活动障碍的老人，减少老人对活动时发生跌倒的恐惧。

▶ 【老人发生跌倒的应急处理流程】

（1）老人发生跌倒后，护理员不要急于扶起老人，应立即就地查看老人，了解其精神状态、并测量生命体征。

（2）初步评估老人的受伤部位及受伤程度（分为四级。0级：无受伤；Ⅰ级：轻微伤，包括淤伤、擦皮伤、不需要缝合的撕裂伤等；Ⅱ级：重伤，包括骨折、头部外伤、需要缝合的撕裂伤；Ⅲ级：死亡）。

（3）受伤程度较轻者，可搀扶或用轮椅将老人送回房间，嘱其卧床休息，并做好老人的心理疏导。

（4）有大出血者立即就地取材，用干净的毛巾等压迫伤口止血；如果四肢大出血，可用布条或者止血带捆绑止血；老人摔伤头部或者神志不清、发生骨折时，不要轻易搬动老人，保持呼吸道通畅，必要时给予心肺复苏。

（5）如病情紧急，行政值班人员应立即拨打急救电话，派人陪同至医院进行治疗，并通知老人家属，做好沟通和安慰工作。

（6）护理员做好记录，包括老人发生跌倒的时间、地点、原因、跌倒后的处理等。重点交接班。

（7）对老人进行跌倒风险的再评估，并做好安全警示教育，提高老人的自我防范意识，避免再次摔伤。

▶ 【知识链接】

1. 老人跌倒后易发生骨折的部位

跌倒情况	受伤情况
头部着地	头部外伤、颅内血肿、警惕继发性血肿。 鼻腔和外耳道有分泌物流出，警惕颅底骨骨折
臀部着地	易发生髋部股骨、颈骨折，表现为剧烈疼痛、肿胀、不能行走或跛行
向前扑倒	易发生上肢前臂骨折、股骨干骨折、髌骨骨折，表现为局部肿胀、疼痛、破损和功能障碍
侧身倒地	易发生上肢骨折、肋骨骨折、颜面骨骨折

2. 老人跌倒后自救方法

（1）当背部先着地时，弯曲双腿，挪动臀部，移动到床旁或椅子旁，平躺，盖好毯子做好保暖，如有条件向他人求救。

（2）当无人救助时，平躺休息，待体力准备好后，尽力使自己向椅子方向翻转身体，调整成俯卧位。

（3）双手支撑地面，抬高臀部，弯曲膝关节，面向椅子跪立，双手扶住椅子慢慢站立，然后坐下，寻求帮助。

3. 防范老人跌倒（坠床）记录表

床号： 姓名： 入院日期： 出院日期：

	危险因素		分值	评估日期 ///			
1	年龄70岁及以上		1				
2	最近一年曾有不明原因跌倒（坠床）史		2				
3	阿尔茨海默病		2				
4	意识障碍		1				
5	烦躁不安		4				
6	肢体残缺或活动障碍		1				
7	移动时需帮助		1				
8	视力障碍		2				
9	听力障碍		1				
10	体能虚弱		2				
11	头晕、眩晕、体位性低血压		2				
12	高估自己能力，不听劝告或不寻求帮助		1				
13	服用影响意识或活动的药物，如镇静安眠药、降压药、利尿药、降血糖药、麻醉药、抗癫痫药、泻药、抗抑郁药		1~2				
评分结果							
预防措施	1	保持地面清洁干燥，地板光滑或刚拖过的湿地板要有醒目的标志					
	2	房间及活动区域灯光充足。夜晚开地灯，及时清除房间、床旁、通道及卫生间障碍					
	3	告知卫生间防滑措施，鼓励使用卫生间扶手					
	4	教会老人使用呼叫器并将其放置于老人床头，日常用物放于随手可及处					
	5	病床高度合适，锁定病床、轮椅、平车，应用时使用护栏及安全带					
	6	老人行走、移动、如厕时穿防滑鞋，尽量不穿拖鞋；避免穿裤角过长的裤子					
	7	教会老人渐进坐起、渐进下床"三步"起床法，每步至少30秒					
	8	向使用特殊药物的老人讲解药物不良反应，观察有无眩晕、嗜睡等					

续表

危险因素			分值	评估日期			
				/	/	/	/
	9	向老人强调预防跌倒（坠床）的措施并交代离开病人时要向护理员报告					
	10	依据风险程度，专人陪住					
	11	悬挂预防跌倒（坠床）标识，班班交接，按时巡视，特别加强夜间巡视					
	12	将床栏抬起，在老人下床活动需要协助时要呼叫求助；定时协助老人排尿排便					
	13	如老人意识障碍，必要时限制老人活动，使用合适的身体或肢体约束带					
效果评价		未发生跌倒（坠床）					
		发生跌倒（坠床）					
护理员签名：							

注：对累计分值≥4分的老人，填写跌倒（坠床）评估记录表，根据老人身体状况、用药等变化随时进行再评估。

4. 日常生活活动能力（ADL）量表（改良 Barthel 指数法）

床号： 姓名： 入院日期： 出院日期：

项目	评分	标准	评估日期		
			/	/	/
大便	0	失禁或昏迷			
	5	偶有失禁（每周<1次）			
	10	控制			
小便	0	失禁或昏迷或需由他人导尿			
	5	偶有失禁（每24小时<1次）			
	10	控制或无须帮助自行导尿			
修饰	0	需要帮助			
	5	自理（洗脸、梳头、刷牙、剃须）			
用厕	0	依赖他人			
	5	需部分帮助			
	10	自理（去和离开厕所、使用厕纸、穿脱裤子）			

续表

项目	评分	标准	评估日期		
			/ /	/ /	/ /
进食	0	较大或完全依赖			
	5	需部分帮助（夹菜、盛饭）			
	10	全面自理（能进食各种食物，但不包括取饭、做饭）			
转移	0	完全依赖他人（需2人以上或用提升机），无坐位平衡			
	5	需大量帮助（1～2人，身体帮助），能坐			
	10	需少量帮助（1人言语或身体帮助）			
	15	自理			
活动	0	不能步行			
	5	在轮椅上能独立行动（无须帮助并能拐弯）			
	10	需1人帮助步行（言语或身体帮助）			
	15	独立步行（可用辅助器，在家或病房周围，不是走远路）			
穿衣	0	依赖他人			
	5	需一半帮助			
	10	自理（自己系、开纽扣，关、开拉锁和穿鞋）			
上下楼梯	0	不能			
	5	需帮助（言语、身体、手杖帮助）			
	10	独立上下楼梯（包括必须携带有效辅助器才能上楼）			
洗澡	0	依赖			
	5	自理（无指导能进出浴池并自理洗澡）			
总评分					
评定者					

评分结果：

0～20分为极严重功能缺陷，生活完全依赖他人；

25～45分为严重功能缺陷，生活需要很大帮助；

50～70分为中度功能缺陷，生活需要帮助；

75～95分为轻度功能缺陷，生活基本自理。

满分100分，为自理。Barthel指数得分45分以上者康复治疗的效益最大。

二、异物卡喉照护

【案例导入】

高爷爷，80岁，患阿尔茨海默病6年，住在某养老机构。元宵节时，其女儿带孩子来看望高爷爷。晚饭时高爷爷成半卧位于床上，在女儿协助其进食时，高爷爷突然脸涨得通红，很快面色青紫、双眼圆睁、双手乱抓喉部，表情极为痛苦。护理员赶到后，立即判断出老人有异物卡喉，并进行紧急救护。解除老人异物梗阻后，护理员指导高爷爷及其女儿预防异物卡喉的方法。

【案例原因分析】

通过对本次事件的深入调查，旨在了解高爷爷发生异物卡喉的根本原因，调查事件发生的各个环节，并绘制鱼骨图如下：

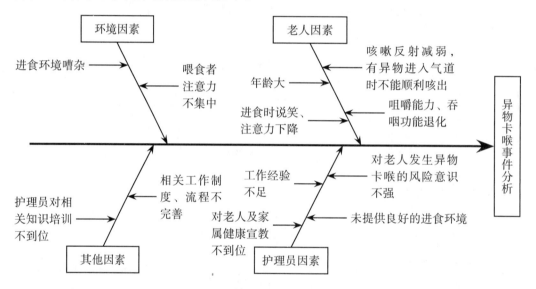

【发生异物卡喉后照护流程】

异物卡喉后照护流程（海姆立克急救法）

流程	操作要点
评估沟通	★高爷爷，患阿尔茨海默病6年，进食时突然脸涨得通红，很快面色青紫、双眼圆睁、双手乱抓喉部，表情极为痛苦。 ★异物卡喉照护的目的：识别、救助异物卡喉老人；异物卡喉预防的健康指导。 ★评估老人的年龄、性别、意识、身体状况。 ★安慰老人，给予心理支持。
准备	★意识清醒老人：取站立位，身体前倾，头部略低、张嘴；照护人员站于其身后。 ★意识不清老人：取仰卧位，头偏向一侧；照护人员跪于其大腿两侧。

续表

流程	操作要点
实施	★意识清醒老人救助。 ① 立位腹部冲击。照护人员站在老人身后，双臂分别从两腋下前伸并环抱老人，一手握空心拳，拳眼顶于老人脐上方两横指处，另一手从前方包住此拳（剪刀、石头、布），双手向内、向上快速冲击5次，可以反复实施，直至阻塞物排出为止。 ② 立位胸部冲击。对于极度肥胖的老人，照护人员将拳眼置于老人的胸骨中部，避开肋骨缘及剑突。 ③ 老人自救。无他人在场时，老人自救的手法相同，也可选择将腹部压在坚硬、突出物体（如桌角、椅背、栏杆等）上，可配合用力咳嗽。 ★意识不清老人救助。 ① 卧位腹部冲击。照护人员两腿分开跪于老人大腿外侧，双手叠放，用手掌根顶住老人腹部正中线、脐上两横指处，快速地向内、向上冲击，连续5次，重复操作若干次后检查口腔，如异物已被冲出，迅速用手指取出。 ② 卧位胸部冲击。对于极度肥胖的老人，可使用胸部冲击法，位置同胸外心脏按压部位（胸骨中下1/3交界处、两乳头连线中心）。 ③ 若老人发生心脏骤停，消除气道异物后应立即实施心肺复苏。
整理	★清理用物，洗手。 ★记录老人异物卡喉后的身心状况。
注意事项	★发生异物卡喉时，用手指抠出或其他办法无效时，紧急使用海姆立克急救法。 ★把握胸腹部冲击力度，避免胸腔、腹腔内脏破裂，出现肋骨骨折等。 ★在救护过程中，注意观察老人意识状态、病情变化。 ★必要时，救助后及时转送医院继续诊治观察。
评价	★老人及家属对照护人员所给予的解释和护理表示理解和满意，操作规范、安全。 ★是否有耐心，是否有感觉不太得体的方面需提出来。 ★鼓励照护人员更加专业，相信其一定是一个很好的照护者。

▶【发生异物卡喉的危险因素】

正常人吞咽的时候，会厌软骨可以上下摆动并准确地盖住气管入口，以确保食物不进入气管而是顺利滑入食管；同时，异物进入气管时，正常人还会引发机体产生保护性咳嗽反射，直到将异物顺利咳出。老人易发生异物卡喉的原因是多方面的，包括如下几种：

（1）随着年龄增长，老人的咀嚼能力、吞咽能力退化，加上疾病导致的脑萎缩、脑神经反射功能减退，导致老人的吞咽障碍、吞咽活动不协调，会厌反应能力不灵活，从而使其在吞咽时关闭不全。

（2）有认知症的老人的咳嗽反射会减弱、迟钝，即使有异物进入气道，也不能将其顺利咳出。

（3）有精神障碍的老人受幻觉妄想支配，出现行为紊乱，常常出现暴饮暴食、抢食和狼吞虎咽等现象。食物咀嚼不充分及强行快速吞咽容易导致大块食物堵塞呼吸道。同时，老人在服用抗抑郁药物后也会有一定的副作用，如出现吞咽困难，使老人出现饥饿感及不知饥饱而抢食的精神症状等。

（4）老人在进食一些软腻、滑溜、小颗粒的食物时，如汤圆、年糕、地瓜、果冻、荔枝、花生、葡萄等易发生异物卡喉，应减少或避免食用。

（5）卧床老人平卧于床上进食时，食管处于水平位，若进食太干或太黏稠的食物，吞服时易被黏附于喉部引起梗阻。其他情况还可见于老人发生呕吐物误吸或痰液堵塞。

（6）进食过快、吞咽过快、饮酒过量、边进食边说话、进食时大笑、注意力下降等也容易导致老人发生异物卡喉。

▶【老人发生异物卡喉的护理措施】

1. 及时、准确识别老人发生异物卡喉

异物可以引起气道部分或弯曲梗死，表现为突然的剧烈呛咳、反射性呕吐、声音嘶哑、呼吸困难、紫绀等。

（1）特殊表现。当发生异物被吸入气道时，老人会感到极度不适，常常不由自主地将手呈"V"字状紧贴于颈前喉部，这是国际通用的气道梗阻救助手势，同时目光恐惧，张大嘴巴，露出痛苦的表情。注意与心绞痛进行鉴别，心绞痛发作时，老人往往会捂着胸、咬着牙、皱着眉，通常不会咳嗽，面色苍白。

（2）气道不完全阻塞。老人发生气道不完全阻塞时，常表现为呛咳不止、呼吸困难、面色青紫，皮肤、甲床和口腔黏膜发绀、恶心呕吐等。张口吸气时，可以听到异物冲击性的高调声音。

（3）气道完全梗阻。老人发生气道完全梗阻时，多是因较大的异物堵住喉部、气道处。气道梗死的特殊表现为不能说话、不能咳嗽、不能呼吸，面色灰暗、青紫，迅速出现窒息，昏迷倒地，甚至呼吸、心跳骤停。

2. 为老人正确实施异物卡喉急救技术

（1）疏通呼吸道，同时拨打急救电话。立即清除老人口、咽部的食物，迅速用筷子、牙刷、压舌板等分开其口腔并清除口腔内积食。清醒的老人可以用上述物品催吐；不清醒的或催吐无效的老人，应立即用食指、中指伸向口腔深部，将食物掏出。

（2）鼓励咳嗽。当老人出现轻度气道梗阻的症状时，鼓励其用腹部的力量用力咳嗽，照护人员不要盲目拍背，以免干扰人体正常的保护性咳嗽反射。

（3）拍背法。如果老人通过咳嗽无法将异物排出，照护人员可以嘱老人坐下并上身前倾，照护人员用一只手挡住老人的前胸，用另一只手的掌根部在老人肩胛骨之间向内、向上并用力冲击，一共5次，1秒钟一次，同时鼓励老人同步咳嗽。

（4）海姆立克急救法。当照护人员无法用手指取出异物，咳嗽、拍背法均无效时，应立即采用海姆立克急救法排除进入气道的异物，保持呼吸道通畅。照护人员环抱老人，向其上腹部快速施压，造成膈肌突然上升，胸腔压力骤然增加，将异物冲出，恢复气道通畅。该急救法又被称为"生命的拥抱"或"人工咳嗽"。

▶【知识链接】

1. 海姆立克急救法

海姆利克急救法是由美国医生亨利·海姆利克发明的，又称海氏急救法。他看到每年有数千人因异物堵塞呼吸道导致无法呼吸而死亡后，从1972年开始研究迅速帮助老人排出异物的方法，经过两年努力终于发明了这种急救法。1974年，一位老人用餐时，鸡块卡在了喉部，呼吸困难，生命垂危，她70岁的邻居刚刚在报上看到了这个急救方法，便采用此法进行抢救，即获成功。美国医学会以海姆立克的名字命名了这套方法，并大力推广。1975—1979年，海姆立克急救法挽救了3000多人的生命，成为全世界抢救气管卡异物老人的标准方法。

海姆利克急救法的原理是通过向气道梗阻者上腹部快速施压，造成膈肌突然上升，胸腔压力骤然增加，利用肺部残留气体形成气流，排出进入气道的异物，保持呼吸道通畅。把人的肺部设想成一个气球，气管就是气球的气嘴儿，当气嘴儿被阻塞时，可以用手快速捏挤气球，气球受压使球内空气上移，从而将出口的阻塞物冲出。

2. 易发生气管异物梗阻风险的老人进食注意事项

（1）进食时，老人尽量取坐位，上身前倾15°。

（2）卧床老人进餐后，不要过早放低床头。

（3）对于进食慢的老人不要催促。鼓励少食多餐、细嚼慢咽。

（4）对于易发生呛咳的老人，喂饭间隙可用汤匙将少量食物送至舌根处让老人吞咽，待老人完全咽下，张口确认咽下后再送入第二口食物。

（5）频繁呛咳严重的老人应停止进食。

3. 老人进食的相关知识

在食物的种类、总量、温度，进食速度和时间方面，老人与普通成年人有很大不同。

（1）种类。一般老人的饮食分为基本饮食、治疗饮食和试验饮食三种。根据老人咀嚼、消化能力及身体需要，又将基本饮食分为普通饮食、软质饮食、半流质饮食、流质饮食四类。

基本饮食适用于不需要特殊饮食的老人；软质饮食适用于牙齿有缺失、消化不良、处于低热疾病恢复期的老人，食物以软烂为主，如软米饭、面条等，菜、肉应切碎煮烂，这样容易咀嚼消化；半流质饮食适用于咀嚼能力较差和吞咽困难的老人，食物呈半流质状态，如米粥、面条、馄饨、蛋羹、豆腐脑等；流质饮食适用于进食困难或采用鼻胃管喂食的老人，食物呈流质状态，如奶类、豆浆、藕粉、米汤、果汁、菜汁等。

治疗饮食是在基本饮食的基础上，为患有某些疾病的老人而设，以满足其营养素的搭配需求，因种类不同而各有特点和要求，如高蛋白饮食、低蛋白饮食、高热量饮食、低盐饮食、少渣饮食等。

试验饮食是为配合临床检验而设的，在医护人员指导下方可进行。

（2）总量。每天的进食量应根据上午、下午、晚上的活动量，均衡地分配到一日三餐中，主食"宜粗不宜细"，应适当增加粗粮的比例；蛋白质宜"量少质优"，优质蛋白应占蛋白质总量的50%上；脂肪宜"少"，但也不能过少；维生素和无机盐应充足，老人要多吃新鲜瓜果、绿色蔬菜，增加钙、铁和维生素的摄入，注意减少盐的摄入。

（3）速度。进食速度要慢，以防发生呛咳。若发生，应立即停止进食、进水，轻拍其背部，休息片刻。

（4）温度。以温热不烫嘴为宜。

（5）时间。一般早餐时间为6时到7时，午餐时间为11时到12时，晚餐时间为17时到19时。

4. 老人吞咽功能评估

洼田饮水试验

老人端坐，喝下30毫升温开水，观察所需的时间和呛咳情况	
1级（优）	能顺利地一次将水饮下
2级（良）	分两次以上，能不呛咳地咽下
3级（中）	能一次咽下，但有呛咳症状
4级（可）	可分两次以上咽下，但有呛咳的症状
5级（差）	频繁呛咳，不能全部咽下

注：该试验适用于神志清楚、可配合者。
① 正常：1级，5秒之内。
② 可疑：1级，5秒以上或2级。
③ 异常：3～5级。

三、烧烫伤照护

▶【案例导入】

张奶奶，79岁，因使用热水袋保暖导致右膝关节烫伤，致皮肤大面积红肿、5处散在水泡，最大直径2厘米。护理员立即给予美宝烫伤膏外涂，局部皮肤保护。在老人群体中，这种由于取暖不当造成的烫伤频频发生，需要判断其属于哪种类型的烫伤，造成烫伤的原因是什么。

▶【案例原因分析】

通过对本次事件的深入调查，旨在了解张奶奶发生烫伤的根本原因，调查事件发生的各个环节，并绘制鱼骨图如下：

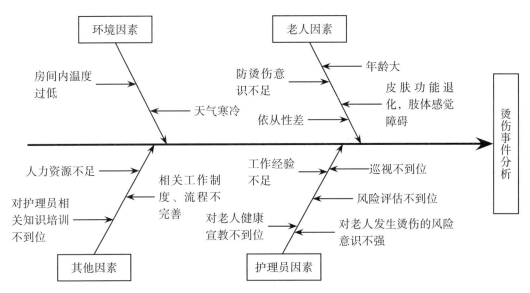

【烫伤后照护流程】

烫伤后照护流程

流程	操作要点
评估	★张奶奶，患有阿尔茨海默病，入住某养老机构。生活能自理，拿热水壶向杯子里倒开水时，不慎烫到左手背，导致Ⅰ度烫伤，请立即为其进行烫伤照护。 ★迅速帮助老人脱离危险环境，注意观察和询问老人有无不适。 ★评估烫伤面积、深度、皮肤颜色，询问老人感受并做好老人的心理护理。 ★立即打电话通知医护人员并报告老人受伤情况。
准备	★照护者：着装符合要求，必要时洗手、戴口罩及手套。 ★物品准备：治疗车、弯盘、盆内盛冷水、毛巾、烫伤膏、棉签、记录单、医疗垃圾桶、生活垃圾桶。 ★向老人解释操作的过程，取得老人配合。
实施	★将盛有冷水的盆放在床边椅上，立即将老人受伤部位浸泡在冷水中，冷水必须没过受伤部位。 ★陪伴并安慰老人，冷却治疗期间要注意保暖，以免着凉。随时更换冷水，时间一般为30分钟，最低不可少于5分钟，水温不能低于5℃。 ★冷却后，用小毛巾轻轻擦干水渍，涂抹烫伤膏，涂药时询问老人有无不适并做好心理准备。 ★询问老人有无其他需要，并协助老人取舒适卧位。盖好盖被，拉上床挡。告知医护人员所采取的处理措施，请医生进一步处理并通知家属。

续表

流程	操作要点
整理	★用物按规定分类处理，按七步洗手法洗手。 ★记录烫伤时间、原因、烫伤面积、烫伤程度，记录处理过程及老人感受。
注意事项	★冷却治疗在烫伤后立即进行。 ★浸泡时间越早（5分钟内）、水温越低（不能低于5℃）效果越好，但要避免冻伤。 ★若烫伤部位非手足，冷却治疗时要将受伤部位用毛巾包好，再在毛巾上浇水或用冰块冷敷。 ★若伤处水泡已破则不可浸泡，以防感染，可用无菌纱布或干净手帕包裹冰块冷敷伤处周围，并立即报告，送老人就医。
评价	★首先认可：对照护人员的耐心、专业、得体的关爱给予肯定。 ★其次提出不足：是否有失误，能否耐心解释，能否得体照护老人等提升点。 ★最后给予鼓励：相信照护人员只要用心、有爱心，一定能做得更好。

▶ 【烫伤的危险因素】

（1）生理因素。随着年龄增长，老人机体出现一系列衰退性的变化，免疫力下降，对内外环境的适应能力降低。其视觉、听力减退，肢体平衡协调能力下降，感知能力下降，皮肤变薄、弹性减弱，老人一旦感觉到皮肤疼痛或有烧灼感时，往往已经造成皮肤烫伤了。比如，老人由于行动不便或视力衰退，容易导致生活中不小心碰倒热水瓶、热水杯而引起烫伤。

（2）病理因素。患有或合并糖尿病、脉管炎、周围神经病变、中风后遗症等心血管疾病和长期卧床的老人，因血管神经病变，对周围环境温度调节功能变差，对热损害感知和防御能力下降，沐浴或泡脚时容易出现烫伤。

（3）环境因素。居家老人由于条件有限或受生活习惯影响，室内物品摆放杂乱，房间照明设备差，没有正确使用取暖及炊具设备等都是引起老人烧烫伤的因素。

（4）主观因素。老人生病时更倾向于中医理疗，如中医拔罐、针灸、艾灸等，当理疗器温度过高或操作技术不当时都会造成烧烫伤的发生。

▶ 【烫伤的防范措施】

（1）室内环境明亮，房间整洁，物品摆放合理，地下无电线等牵绊。时刻注意排查可能存在的烧烫伤隐患。比如，老化的煤气灶、老化松动的电器插座接头、不稳定的热液装置。在保证老人安全的情况下，可按照老人的喜好及习惯对房间进行布置。

（2）严格遵守家电的使用方法，是预防意外烧烫伤的重要环节，如微波炉、电暖器等。使用电器时，反复告知老人注意事项并定期检查电器是否完好无损。

（3）正确处理可能引起火灾事故的意外事件，比如，煤气泄漏时应及时关闭总闸门并开窗通风，切忌打开电器开关（包括电灯、排风扇等），也不要在现场拨打手机。

（4）尽可能采用空调及暖气供暖，避免使用煤球炉、电热毯、热水袋等取暖，特别是独居、有感知障碍及糖尿病等老人。若只能使用热水袋，应先加冷水，再加热水，试过水温后再使用，水温一般不要超过50 ℃。使用时，在热水袋外面包裹一块毛巾并注意更换位置，以防引起烫伤，使用时装1/2～2/3热水即可。

（5）泡脚时，先调水温再泡脚，水温维持在39～42 ℃即可，每次泡脚不要超过30分钟。

（6）洗澡时，水温调节在45 ℃左右再洗。

（7）房间内若需要使用蚊香，应使用蚊香专用器并放在安全的地方。

（8）改变容易引起意外烧烫伤的不良生活习惯。比如，老人躺在床上吸烟时常因困倦睡着，烟头引燃被褥烧伤；冬季长时间使用电热装置，如暖宝宝，睡着后引起低温烫伤。

（9）行动不便的老人严禁吸烟，不要在其附近存放火柴、打火机等，家人及照护人员要经常检查。

（10）老人使用热疗法时，首先，应注意温度不要过高，时间不宜过长。其次，告知老人在没有经验的情况下，不要轻易尝试有风险的理疗保健操作，如拔火罐、艾灸等，这些操作很容易引起皮肤烧烫伤，有时甚至是深度烧伤。

▶【老人发生烧烫伤的应急处理】

1.烧烫伤急救处理措施

（1）离。迅速脱离热源，火焰烧伤应立即脱离火场。告知老人脱去燃烧衣物，就地翻滚或入水池灭火，忌奔跑或用手扑打火焰；也可就近用非易燃物品（如棉被、毛毯）浇水后覆盖，以隔绝空气法灭火。

（2）冲。一旦烫伤后出现红肿、水疱，应立即用冷水持续冲洗或浸泡烫伤部位30分钟，最低不得少于5分钟，以伤处离开冷水不感疼痛为止，这样既可减轻疼痛，又可防止余热继续损伤组织。浸泡时间越早（5分钟内），水温越低（不能低于5 ℃以免冻伤）效果越好。如果没有自来水，井水、河水也可以使用。若烫伤部位非手足，冷却治疗时要将受伤部位用毛巾包好，在毛巾上浇冷水或用冰块冷敷，不可把冰块直接放在伤口上，以免冻伤皮肤及软组织。不可用针刺破水泡，若水泡已破则不可浸泡，以防感染，可用无菌纱布或干净手帕包裹冰块冷敷伤处周围，并立即报告、老人就医。

（3）脱。首先，若衣服和皮肤粘在一起，则在给其充分冲洗和浸湿后，在冷水下小心除去衣物，切勿撕拉、强行剥去衣物，以免加重损伤。其次，烧烫伤后该部位及邻近部位会肿胀，要在尚未肿胀前去除戒指、手表、皮带、鞋子或其他紧身衣物等，以防止肢体肿胀后无法去除，造成血运不畅，出现更严重的损伤。

（4）泡。对于疼痛明显者可持续浸泡在冷水中30分钟，但对于大面积烧伤的老人，要注意浸泡时间和水温，以免造成体温下降过度。此时，浸泡的作用主要是缓解疼痛，而在极早期的冲洗能够减轻烧伤程度，十分重要。

（5）盖。用无菌或干净的纱布或棉质织物覆盖创面并加以固定，避免创面受压，防止创面再损伤和污染。对于颜面部烧伤，宜采用坐姿或半卧位姿势，将无菌或清洁的纱布在口、鼻、眼、耳等部位剪洞后盖在面部。不可用创可贴，因为烧烫伤后周围组织肿胀，创可贴粘太紧会造成血运不畅，出现更严重损伤；不可在伤处涂抹香油、牙膏、香灰、蚯蚓与泥土混合物、醋、花椒面、凡士林等，此类物品可能造成伤口细菌感染，并有可能加重损伤深度；避免用酱油及有色药物涂抹，以免影响对烧伤深度的判断。烧烫伤严重时需及时入院就诊，以免延误最佳的治疗时机。

（6）送。如果是Ⅱ度烧烫伤需尽快就医处理；如果是Ⅲ度烧烫伤或Ⅱ度、Ⅲ度烧烫伤面积较大，脱离热源环境后，应立即送医处理。

2. 烧烫伤其他护理措施

（1）安慰和鼓励老人保持情绪稳定。

（2）烧伤的老人避免过多饮水，以免发生呕吐及水中毒，可适量口服淡盐水或烧伤饮料。

（3）保持呼吸道通畅。火焰烧伤后呼吸道受热力、烟雾等损伤，可引起呼吸困难、呼吸窘迫，应特别注意保持呼吸道通畅。若老人心跳呼吸停止，应立即就地实施心肺复苏术。

（4）妥善转送。病情较轻即可转送，烧伤面积较大者，如不能在伤后1~2小时内送到附近医院，应在原地积极做抗休克治疗，待休克控制后再转送。

▶【知识链接】

根据烧烫伤的轻重，可以分为Ⅰ度、Ⅱ度、Ⅲ度烧烫伤。

烧烫伤深度		组织损伤	临床表现	预后
红斑性	Ⅰ度	表皮浅层	皮肤红斑、干燥、灼痛、无水疱	3~7日脱屑痊愈
水疱性	浅Ⅱ度	表皮全层、真皮浅层	红肿明显，疼痛剧烈，有大小不一的水疱，疱壁薄，创面基底潮红	1~2周内愈合，多有色素沉着，无瘢痕
	深Ⅱ度	真皮深层	水肿明显，痛觉迟钝，拔毛痛，水疱较小，疱壁较厚，创面基底发白或红白相间	3~4周愈合，常有瘢痕形成和色素沉着
焦痂性	Ⅲ度	皮肤全层、皮下、肌肉或骨骼	痛觉消失，创面无水疱，干燥如皮革样坚硬，呈蜡白或焦黄色甚至炭化，形成焦痂，痂下可见树枝状栓塞的血管	3~4周后焦痂自然脱落，愈合后留有瘢痕或畸形

烧烫伤的临床表现：

（1）全身性损伤。小面积、浅度烧烫伤无全身症状，大面积重度烧烫伤后48小时内易发生血容量性休克，主要表现为口渴、脉搏细弱、血压下降、皮肤湿冷、尿量减少、烦躁不安等。感染发生后可出现体温骤升或骤降、呼吸急促、心率加快、创面骤变，白细胞技术骤升或骤降，其他如尿素氮、肌酐清除率、血糖、血气分析都可能发生变化。

（2）吸入性损伤。吸入性损伤又称呼吸道烧伤，是烧伤的独有表现。吸入性损伤是指吸入火焰、蒸汽或化学性烟尘、气体等引起的呼吸系统损伤。其致伤因素为热力或燃烧时烟雾中的化学物质，如一氧化碳、氰化物等，这些化学物质能引起局部腐蚀和全身中毒。多见于头面部烧伤的老人，面、颈、口鼻周围常有深度烧伤创面，鼻毛烧毁，口鼻有黑色分泌物；有呼吸道刺激症状，咳炭末样痰，呼吸困难，声音嘶哑，肺部可闻及哮鸣音，多死于吸入性窒息。

四、压疮照护

▶【案例导入】

刘奶奶，女，76岁。身体消瘦，体温36.7 ℃，脉搏60次/分，呼吸18次/分，血压145/83 mmHg。神志清楚，既往有糖尿病、高血压病史。3个月前患脑梗后遗留右侧肢体活动不灵，右侧肢体肌力Ⅰ级，生活不能自理，卧床。护理员晨间护理时发现老人骶尾部皮肤发红，大小3厘米×2厘米，未破溃。

▶【案例原因分析】

通过对本次事件的深入调查，旨在了解刘奶奶发生压疮的根本原因，调查事件发生的各个环节，并绘制鱼骨图如下：

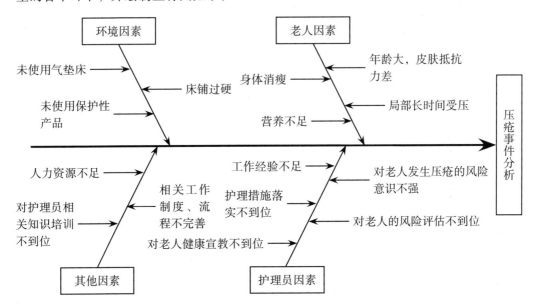

▶️【发生压疮的危险因素】

卧床老人是压疮发生的高危人群。压力、摩擦力与剪切力因素是导致压疮的重要因素。

（1）老人水肿、皮肤异常、营养不良、应激状态、认知障碍、不良生活习惯等增加了压疮形成的危险性，贫血、肾损害、休克、心力衰竭可改变血流进而降低皮肤对压疮形成的抵抗力。

（2）老人压力是引起压疮的主要因素，并与压力持续的时间长短有关。研究结果已证明，9.33 kPa 的压力持续超过 2 小时，皮肤及皮下组织就发生不可逆损害，引起压疮的发生。

（3）老人体位与压疮发生关系密切。半卧位老人的压疮常发生在骶尾部，卧位老人的压疮常发生在胯部、踝部。这与体位造成的剪切力有关。

（4）体温每升高 1 ℃，组织代谢的氧需量增加 10%，体温过低，会导致机体末梢循环障碍，造成组织缺血、缺氧，易发生压疮。

（5）大、小便失禁，出汗，渗出性伤口等，使皮肤长期潮湿进而降低其屏障功能，促使压疮的发生。

（6）低蛋白血症是导致压疮发生、发展和难以愈合的独立危险因素，是发生压疮的内因。

▶️【压疮的防范措施】

绝大多数压疮是可以预防的，精心科学的护理可将压疮的发生率降到最低。在工作中应做到"七勤"，即勤观察、勤翻身、勤按摩、勤擦洗、勤整理、勤更换、勤交班。交班过程中应详细交代老人局部皮肤情况。

（1）避免和解除局部长期受压。

① 经常变换体位，间歇性地解除局部承受的压力。协助老人定时翻身，一般情况下 2 个小时翻身一次，必要时每 30 分钟翻身一次。

② 保护骨隆突处和支持身体空隙处。易受压部位可用软枕、海绵垫等垫起，使受压处得以缓解。病情严重者在条件允许时，可用气垫床、翻身床等，以缓解局部受压情况。

③ 正确使用石膏、绷带及夹板固定。对使用石膏、绷带及夹板固定的老人，随时观察末梢皮肤的颜色、温度变化，适当调整松紧度或加衬垫。

（2）避免潮湿摩擦因素的刺激。保持皮肤清洁、干燥，对大小便失禁、出汗及分泌物多的老人应及时擦洗清洁；保持床铺被褥清洁、干燥、平整、无皱褶、无渣屑；不可使用掉瓷或有损的便器，使用便器时应协助老人抬高臀部，并可在便盆上垫软纸或棉垫，以防擦伤皮肤；移动老人时要避免损伤皮肤。

（3）促进局部血液循环，改善局部营养状况。

① 适当运动。对于长期卧床的老人，每日应进行主动或被动的全范围关节运动，

维持关节的活动性和肌肉的张力，促进肢体的血液循环。

②定期用温水擦浴，按摩受压部位周围。用温水擦洗皮肤，保持皮肤清洁无汗液。按摩受压部位皮肤，用力由轻到重，再由重到轻，做环形按摩。

（4）加强营养，增强机体抵抗力。给予高蛋白、高纤维素、高矿物质食物，必要时少食多餐。不能进食的老人应使用鼻饲或静脉营养补充。

【老人发生压疮的处理指引】

（1）明确引起压疮的原因。

（2）排除或减少引起压疮的危险因素。

（3）根据整体病情或预后评估临床目标，确定治疗方案。

压疮的处理标准

压疮分期	局部处理	综合处理
Ⅰ期	★透明贴、水胶体或泡沫敷料保护。 ★换药间隔：7～10天或敷料自然脱落。	①经常评估老人，向老人和家属做健康教育及心理护理，使其主动参与护理。 ②减压护理： a.气垫床、水垫、海绵垫软枕头、翻身垫等； b.定时翻身，间歇解除身体各部位的压力，是预防及治疗压疮最有效的措施； c.掌握翻身技巧，避免拖拉、推等动作。 ③加强营养，改善全身状况。
Ⅱ期	★创面渗液少：水胶敷料，如透明贴、溃疡贴、安普贴、薄形多爱肤等。 ★创面渗液多：藻酸盐-水胶体敷料/泡沫敷料外敷。 ★换药间隔：3～5天。 ★水泡的处理。 ①小水疱。注意保护，可用水胶体敷料。 ②大水疱。无菌注射器抽出疱内液体，挤出疱液，早期保留疱皮，用透明贴或溃疡贴等水胶体敷料外敷。	
Ⅲ期、Ⅳ期	★黑色期：机械清创或外科清创，或自溶清创后充分引流（藻酸盐、脂质水胶体）+高吸收性敷料外敷。 ★换药间隔：1～2天。 ★黄色期：清创，水凝胶/水胶体糊剂、	需更换治疗方案的情况： ①创面加深或变大； ②创面上渗出液变多； ③伤口在2～4周内没有明显改善迹象；

续表

压疮分期	局部处理	综合处理
	藻酸盐类敷料+高吸收敷料或水胶体敷料或纱布外敷。 ★换药间隔：2~3天。 ★红色期：水胶体糊剂+高吸收性敷料或水胶体敷料外敷换药间隔：3~5天。 ★窦道（潜行）： ① 渗出液多者用藻酸盐填充条+高吸收性敷料或纱布外敷。 ② 渗出液少者用水胶体糊剂+吸收性敷料或纱布外敷。	④ 伤口出现感染迹象； ⑤ 治疗方案执行有困难。
不可分期	★清创是基本的处理原则。 ★足跟部稳定的干痂予以保留。	
可疑深部组织损伤	★谨慎处理，不能被表象所迷惑。 ★取得老人及家属的同意。 ★严禁强烈和快速地清创。 ★早期可用水胶体敷料，使表皮软化。	

局部处理注意事项：
① 严格遵守无菌操作原则。
② 可用生理盐水涡流式冲洗创面（不主张创面过多地使用消毒液）、伤口边缘至周围5厘米区域，干燥后用敷料封闭伤口。
③ 如怀疑伤口有感染，不能用密闭性湿性愈合敷料。

▶ 【知识链接】

压疮即压力性损伤，是指机体局部组织持续受压，导致血液循环障碍，局部持续缺血、缺营养不良而致软组织溃烂和坏死。导致压疮发生的常见原因有局部组织长期受压、潮湿防医疗措施使用不当、机体营养不良等。

1.好发部位

压疮多发生于受压和缺乏脂肪组织保护、无肌肉包裹、肌层较薄的骨骼隆起处。因体位不同，受压点就不同，易发部位亦不同。

（1）仰卧位。易发于枕骨粗隆、肩胛骨、肘部、骶尾部、足跟。

（2）侧卧位。易发于耳郭、肩峰、肘部、髋部，膝关节的内外踝、内外侧。

（3）俯卧位。易发于面颊、耳郭、肩部、女性乳房、男性生殖器、髂嵴、膝部及足趾。

（4）坐位。易发于肩胛部、肘部、坐骨结节。

2.观察要点

（1）重点查看骨隆突处和受压部位的皮肤情况，有无潮湿、压红、水泡、破溃、感染等。

（2）观察长者躯体活动能力，有无肢体活动障碍，大小便失禁等。

（3）观察局部皮肤状态，有无缺血、缺氧、循环不良现象，如使用石膏、夹板、约束带等疗措施导致血运障碍。

（4）观察全身状态，有无意识障碍、消耗性疾病、过度肥胖或消瘦等。

3.压疮分级

（1）压疮分级具体评分标准见下表。

Braden压疮评分表

评分内容	评估积分标准				评分
	1分	2分	3分	4分	
感知能力	完全受限	大部分受限	轻度受限	无损害	
潮湿程度	持续潮湿	经常潮湿	偶尔潮湿	很少潮湿	
活动能力	卧床	局限于轮椅活动	可偶尔步行	经常步行	
移动能力	完全受限	非常受限	轻微受限	未受限	
营养摄取能力	非常差	可能不足	充足	丰富	
摩擦力和剪切力	存在问题	潜在问题	无明显问题	—	

注：① 总分值为6～23分，分值越少，提示发生压疮的危险性越高。

② 风险等级：低危15～18分，中危13～14分，高危10～12分，极高危≤9分。

（2）压疮评分内容具体描述。

① 感知能力。

完全受限：由于意识水平下降或用镇静药后，或体表大部分痛觉能力受限所致，对疼痛刺激无反应。

大部分受限：虽对疼痛有反应，但只能用呻吟、烦躁不安表示，不能用语言表达不舒适或痛觉能力受损大于1/2体表面积。

轻度受限：虽对指令性语言有反应，但不能总是用语言表达不舒适，或有1～2个肢体感受疼痛或不舒适的能力受损。

无损害：对指令性语言有反应，无感觉受损。

② 潮湿程度。

持续潮湿：每次移动或给老人翻身时，几乎总是看到皮肤被分泌物、尿液等浸湿。

非常潮湿：皮肤频繁受潮，床单至少每班更换一次。

偶尔潮湿：皮肤偶尔潮湿，要求额外更换床单大约每日一次。

罕见潮湿：皮肤通常是干的，床单按常规时间更换。

③ 活动能力。

卧床：被限制在床上。

局限于轮椅活动：步行活动严重受限或不能步行活动，不能转受自身的体重或必须借助椅子或轮椅活动。

偶尔步行：白天偶尔步行但距离非常短，需借助输助设施或独立行走，大部分时间在床上或椅子上。

经常步行：白天清醒时在室外步行每日至少2次，室内步行至少每2小时一次。

④ 移动能力。

完全受限：在没有人帮助的情况下，老人完全不能改变身体或四肢的位置。

非常受限：偶尔能轻微改变身体或四肢的位置，但不能经常改变或独立地改变体位。

轻微受限：尽管只是轻微改变身体或四肢的位置，但可经常移动且独立进行。

不受限：可独立进行主要的体位改变，且经常随意改变。

⑤ 营养摄取能力。

非常差：从未吃过完整的一餐；每天吃两餐或蛋白质较少的食物；摄取水分较少或未将汤类列人食谱作为日常补充；禁食流质饮食或静脉输液大于5天。

可能不足：罕见吃完一餐；一般仅吃所供食物的1/2；蛋白质摄入仅包括每日3人份肉类或日常量；偶尔吃加餐或接受较少量的流质软食或鼻饲饮食。

充足：大多数时间所吃食物大于1/2所供食物；每日所吃蛋白质达4人份；偶尔少吃一餐，但常常会加餐；在鼻饲或全胃肠外营养（TPN）期间能满足大部分营养需求。

丰富：每餐均能吃完或基本吃完；从不少吃一餐；每天常吃至少4人份的肉类；不要求加餐。

⑥摩擦力和剪切力。

存在问题：需要协助才能移动老人；移动老人时皮肤与床单表面没有被完全托起会发生摩擦力；老人坐床上或椅子上时出现向下滑动；肌肉痉挛、躁动不安时会产生持续存在的摩擦力。潜在问题：很费力地移动老人会增加摩擦；在移动老人时，皮肤可能有某种程度上的滑动去抵抗床单、椅子、约束带或其他装置所产生的阻力；在床上或椅子上的大部分时间都能保持良好的体位，但偶尔有向下滑动。

不存在问题：在床上或椅子上能够独立移动；移动期间有足够的肌力完全抬举身体及肢体；在床上和椅子上都能保持良好的体位。

五、非计划性管路滑脱照护

▶【案例导入】

张奶奶，女，75岁。神志清楚，生活不能自理，卧床，既往有糖尿病、高血压病史，2个月前患脑梗死后遗留吞咽困难，无法经口进食，留置胃管，以保证营养供给。护理员在晨间护理时发现张奶奶胃管脱出，管路完好无损。询问张奶奶无不适症状。

⏩【案例原因分析】

通过对本次事件的深入调查，旨在了解张奶奶胃管脱出的根本原因，调查事件发生的各个环节，并绘制鱼骨图如下：

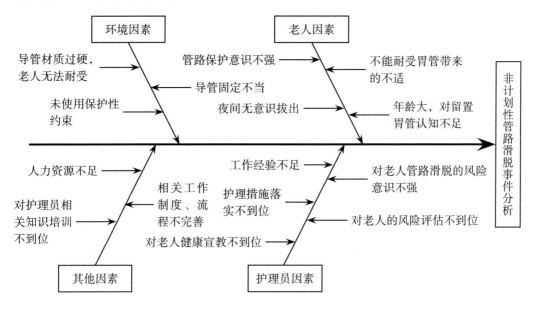

⏩【非计划脱管后照护流程】

非计划性脱管照护流程

流程	操作要点
评估沟通	★张奶奶，75岁。神志清楚，生活不能自理，卧床，既往有糖尿病、高血压病史，2个月前患脑梗死后遗留吞咽困难，无法经口进食，留置胃管，以保证营养供给。护理员在晨间护理时发现张奶奶胃管脱出，管路完好无损。 ★脱管应对的目的：评估、处理脱管后老人；为重新留置管路做准备。 ★评估老人的意识、年龄、性别、身体、心理状况。 ★安慰老人，给予心理支持。
实施	★检查脱出的管路是否完整。 ★为老人测量生命体征，观察并询问老人有无不适症状。 ★上报行政值班人员，并查找脱管原因。 ★通知老人家属，做好沟通和解释。 ★护理员做好记录，包括脱管的时间、地点、原因、跌倒后的处理等。重点交接班。 ★必要时予以重新置管，并对老人进行非计划性脱管风险的再评估，并做好安全警示教育，提高老人的自我防范意识，避免再次脱管。
整理	★清理用物，洗手。 ★记录老人脱管的详细情况。

续表

流程	操作要点
评价	★首先认可：对照护人员的耐心、专业、得体的关爱给予肯定。 ★其次提出不足：是否保护隐私，是否有失误，能否耐心解释，能否得体照护老人等提升点。 ★最后给予鼓励：相信照护人员只要用心、有爱心，一定能做得更好。

▶【发生非计划性脱管的危险因素】

发生非计划性脱管的主要原因是导管固定不牢和老人自拔管路，可造成对老人的损伤，增加重插管率。

1. 老人因素

对于神志清醒的老人，非计划性脱管多是由主观因素造成的，尤其是老人认知水平偏低，对留置胃管的认识不足，缺乏保护导管的意识，加之承受疾病带来的心理冲击，不能耐受鼻胃管所带来的咽部疼痛、异物感等不适、情绪烦躁，将胃管强行拔出；对于神志不清的老人，处于浅昏迷或谵妄状态时，如未及时使用镇静药物或保护性约束，老人躁动不安，自我行为不可控制，极易将胃管拔出。

2. 护理员因素

（1）鼻胃管固定不妥当。老人皮肤潮湿时，固定管道的胶贴被老人面部的油渍、汗液、口腔分泌物污染而使胶布的黏性下降，固定松动。当老人变换体位或抻拉拽导管时极易造成管道脱出。

（2）由于护理操作不当而造成的导管脱出，如鼻饲治疗或胃管内注药时因操作不当、抻拉导管或在给老人翻身、更换体位时动作不当或用力过猛导致导管被牵拉过度而脱出。

（3）对老人的病情以及老人管道滑脱的危险因素评估不足，护理员与老人沟通不到位，不了解老人的病情及心理状况，健康教育流于形式，只简单交代管路留置的注意事项，未强调非计划性脱管对老人造成的危害，使老人重视不够、导致非计划性脱管。

（4）高危时段重视不足。从非计划性脱管发生的时间段看，多发生在工作忙、人员少的中午与夜间，主要因值班人员疲劳或对睡眠状态的老人主动巡视不够所致。

3. 导管因素

导管为介入性物质，其软硬、粗细、导热性、置入位置等方面的特质和特性会对体内的组织造成一定程度的刺激，压迫鼻黏膜，从而刺激局部神经，使老人无法耐受而拔管。

4. 疾病因素

（1）因剧烈呕吐导致鼻胃管呕出。老人因长期卧床，胃肠蠕动减慢，当鼻胃管被药物、黏稠的胃液、食物残渣等堵塞造成不通时，胃肠道的积液、积气不能排出，造成胃肠道的逆蠕动，鼻胃管和胃内容物一同被呕出。

（2）肺部疾病老人咳嗽频繁、剧烈使胃管脱出。老人肺部感染较多，呼吸道分泌物增多，咳嗽排痰时，腹压突然增高，可导致胃管脱出。另外，由于鼻胃管刺激鼻黏膜导致老人打喷嚏也极易造成胃管脱出。

▶【非计划性脱管的防范措施】

（1）护理员应认真评估老人意识状态及合作程度，确定老人是否存在导管滑脱的风险。对于神志不清、烦躁不安、躁动的老人应重点关注。选用合适的约束器具，约束带必须有软垫，使用时松紧适宜，严格交班，密切观察肢体情况。每两小时放松1次并协助被动活动，使老人身体处于舒适位置。

（2）对于存在管路滑脱风险的老人应及时采取有效的干预措施，如在床位悬挂警示标识；对于意识不清不能配合的老人，经家属同意采取约束措施；对老人及家属进行风险告知与防范宣教，使其充分了解预防管路滑脱的重要性。

（3）妥善固定导管。对于汗液较多影响各类胶布固定的老人，有需要频繁实施检查治疗的老人应采取妥善固定方法，防止导管滑脱。最有效的方法是先将胶布撕成Y形，未分离段固定在鼻部，分离部分左右分别环绕导管，鼻部再加固胶布，用衬带分别固定两管经双侧面颊部绕过枕后，在耳郭上方打结固定。

（4）增加老人舒适度。减轻胃管对老人鼻咽部的刺激，每日进行两次口腔护理，观察口腔内情况，保持老人口腔的清洁、干燥，减少口腔异味，可增加老人的舒适度。

（5）护理员应加强巡视，认真做好床旁交接班，随时了解胃管固定情况，特别是在拔管的高危时段（23：00～2：00，6：00～8：00）应增加巡视次数，了解老人的意识状况及情绪状态，并做好记录，若发现不安全因素应及时解决。

（6）加强护理员培训。对低年资护理员进行专科护理理论知识及实践技能培训，并定期进行考核，加强护理员对各类管道重要性的认识，使其能够掌握各种管道的护理观察方法，提高对管道的管理能力，从而将非计划性脱管降至最低程度。

▶【知识链接】

1. 导管滑脱风险评估表

床号：　　　　　　姓名：　　　　　　入院日期：　　　　　　出院日期：

	危险因素		分值	评估日期			
1	年龄	年龄≥70岁	2				
2	意识	清楚	1				
		模糊	2				

续表

危险因素			分值	评估日期			
				/	/	/	/
		不清	2				
3	活动	可自主活动	2				
		不能自主活动	1				
4	沟通	一般，能理解	1				
		差，不配合	3				
5	疼痛	可耐受	1				
		难以耐受	3				
6	管路种类	胃管	2				
		尿管	2				
		其他：PICC、引流管、造瘘管、气管套管等	每项2分				
评分结果							
预防措施	1	悬挂预防管路滑脱警示牌					
	2	进行预防导管滑脱的健康宣教					
	3	主动告知导管滑脱后注意事项					
	4	导管固定妥当，保持通畅，且有标识					
	5	每班交接，按时巡视，特别加强夜间巡视					
	6	如老人意识障碍，必要时限制老人活动，使用合适的身体或肢体约束带					
效果评价		未发生管路滑脱					
		发生管路滑脱					
护理员签名：							

注：对累计分值≥8分的老人，填写导管滑脱风险评估表，根据老人身体状况、用药等变化随时进行再评估。

附录二　老人心理护理相关知识

一、老人心理护理

当代医学模式正由"生物医学模式"向生理—心理—社会医学模式改变，护理工作也由"以疾病护理为中心"转向"以病人为中心"。随着我国人口逐渐老龄化，了解老人的心理活动和情绪的变化，采取最佳的心理护理措施来调节他们的心理活动就显得尤为重要。

二、老人的心理特点

当人步入老年后，社会角色发生重要改变，退休后的失落、与子女的代沟、与社会的脱节等使他们产生了矛盾心理。在身体机能方面衰退的情况下，心理状态和生理状态也会发生明显变化，出现强烈的失落感和无力感，进而产生自尊、固执、孤独、自卑、落寞、返童、怀旧等心理特点。

三、老人常见的心理问题有哪些？

1. 黄昏心理

因丧偶、子女离家工作或自身疾病等，老人会感觉生活失去意义，对未来丧失信心，对任何人或事都有一种消极、否定的灰色心理。

2. 焦虑紧张

随着年龄的增长，老人躯体各器官功能减退，易患许多慢性疾病，由于对身体健康问题的担忧，唯恐自己得了不治之症，给家人带来烦恼，使自己痛苦而焦虑，紧张不安，甚至夜不能寐，食欲不振，机体抵抗力下降，由此更容易患躯体疾病，造成恶性循环。

3. 孤独感

老人离开工作岗位以后，随着社交活动和人际交往的减少，容易产生孤独、压抑的心理；若子女远走高飞或另立门户，老人独居"空巢"，还易产生孤独、被遗弃的心理。有些老人即使与子女生活在一起，若子女不孝顺，不关心，不注重与老人交往，也会使老人感到孤独。此外，若老伴病逝，时间一长则容易产生"与世隔绝""孤立无援"的心境，会出现悲观失望，甚至是抑郁、绝望的情绪。

4. 沟通障碍、人际关系紧张

有些老人由于脑组织萎缩、脑细胞减少、脑功能减退而导致智力水平下降，记忆力减退，敏感、多疑、爱唠叨，对人不信任、斤斤计较等，造成与家人及周围人沟通困难，人际关系紧张。

四、提高老人心理健康水平的途径

1. 识老、服老、不怕老

对于衰老和死亡的恐惧会使老人产生负面情绪，影响身心健康。生老病死是任何人不能逃脱的自然过程，老人要认识到自己逐渐衰老、身体机能逐渐减退的现象，还要认识到心理上出现的一些如固执、易怒等变化，学会自我调适。要接受自己确实开始衰老，应做符合自己角色、身份、力所能及的事情。只要接受现实，积极生活，同样会生活得精彩、丰富、有价值。

2. 加强锻炼，正视疾病，开心生活

因老人衰老和体弱多病、行动不便等情况，有时不能参加正常社交生活，这会加重其孤独感等。老人要坚持锻炼身体，增强体质，减少疾病，拥有积极面对生活的乐观情绪；积极面对疾病，合理治疗，淡化疾病对日常生活的影响，带着症状愉快地享受生活。这样，老人对自我健康的评价就会相对提高，晚年的幸福感也会随之提高，照样会让生命放出光彩。

3. 积极融入社会，寻求社会帮助

老人不要自我封闭，要主动走出去，积极参与社会活动，融入到社会之中，做到"老有所为""老有所乐"，一方面可继续学习，提高自身价值，增加自信感；另一方面，在活动和人际交往中摆脱空虚及孤独感，增进友谊，互帮互助，求得精神上的充实。苦有不便需要他人帮助，应寻求家庭和社会的更多支持，提升幸福感。

4. 宽容理解儿女，营造和睦的家庭氛围

老人要经常与儿女沟通情感，宣泄思念情绪，得到子女更多关爱。另外，对于孤寡老人，如果情况允许，可选择再婚，重组家庭，重拾从前老伴对自己的支持、安慰、体贴和照料，重新获得感情上的支持，构建幸福家园。

5. 培养各种兴趣爱好，自娱自乐，丰富业余生活

培养兴趣和爱好，如琴、棋、书、画或种花、养鸟、钓鱼等，充实生活，培养对生活的热爱，从中体会人生的乐趣，益寿延年。参加社区各种老年文体活动，如打太极拳、跳交谊舞、参与合唱团等，有益身心健康。不断学习，做到活到老学到老，如看书读报、学电脑、学英语、学做手工等，既可学习新知识，丰富大脑，又可在娱乐中跟上时代的步伐。合理安排作息时间，做到劳逸结合。不做有损于身心健康的活动，如通宵打麻将、长时间玩电脑游戏等。

五、老人心理护理常用方法

1. 开导劝慰法

人的行为受个性、态度、信念等认知因素支配，所以要改变老人的不良行为，就必须先引导其改变认知。要通过与老人的沟通交流，用通俗的道理解释其目前身心状况，告知其"为"不分大小，都能体现人生价值，使生活充实，从而提高生活质量，有益于身心健康。使其发泄心中的不满与委屈，理解自己目前的状态及所能做的努

力，主动解除消极心理状态。

2. 顺从意念法

要顺从老人的心理意愿，满足其合理的身心需求，以期改善不良的情感状态，摆脱身心异常现状。老人生平必定有喜欢的物件放置身边，一定能安慰老人身心；如果老人急需某件物品或者老人牵挂的子女，如能常看到，胜于吃药。不过应该看其需求是否合情合理，是否现实可行，是否适度适量，若老人存在胡思乱想或放纵妄想的欲念，则应适当地劝说或引导，不能盲目满足。

3. 暗示解惑法

积极采用含蓄的方法对老人的心理状态施加影响，诱导其进行理智思考，在不知不觉中接受积极暗示的影响，转移自身负性情绪，及时解除心理上的疑虑及负担。此法是实施后续心理护理的前提，只有老人将自身不良的观点、信念及态度排除，才能建立新的认知，树立积极生活的信心。

4. 音乐疗法

大部分老人因为儿女常常不在身边，会感觉周围孤独，身边的环境很安静，这时要转移老人的注意力。可利用音乐，让老人融入到音乐的环境中。但要注意在应用音乐的同时考虑老人的个人偏好，可几种音乐交替使用，避免引起单调乏味。

5. 信念支持法

利用解释、安慰、疏导、保证、支持、鼓励等方法给老人特别是患有疾病的老人以精神支持，增强老人的机体防御功能，减轻其焦虑及不安，使之获得安全感，树立战胜疾病的信心。

六、老人心理健康的维护与增进

保持老人心理平衡、维持身心健康的关键因素是正确认识和对待老人的心理卫生保健。

（1）教育老人要面对现实，树立正确的人生观。生老病死是人生的自然规律，而健康长寿是人类的追求目标。老人须深刻理解这些规律，面对现实，用辩证唯物主义的观点看问题，才能正确认识和分析客观事物，对社会与人生有正确的认识。只有这样，才能正确对待生活中的苦和乐，以及生活中的各种矛盾，抵制各种不健康的生活观念，热爱生活。

（2）调整心理上的不平衡，及时消除和"转化"不良心理。①知足常乐。老人在其以往的不同的工作岗位上，都曾为社会做过有益的贡献，尽到自己的职责。虽已进入老年，但仍受到国家照顾，生活有保障，享有较好的医疗福利待遇，可以安度晚年，应该感到满足，不宜有不切实际的奢望。②达观、超脱。遇有不顺心、不愉快的事，应以健康和大局为重，采取达观的态度，善于自我解脱，泰然处之，将注意力转移到愉快的事情上去，使心情舒畅。③宣泄疏导。老人如果心中有郁闷、苦恼、愤怒、惊恐等情绪，应对家属、朋友，或向组织倾诉、宣泄，争取得到别人的帮助和劝导，做到"想得通、看得开、放得下"，解除精神上的压抑和不快。④排遣自娱。为了改变或转移自己的不良情绪和注意力，使精神和情绪有所寄托，老人应根据自己的兴趣爱好或专长，参加一些文体、社会活动或担当一些力所能及的社会工作，使自己恢复生命的活力。

（3）注意日常生活中的心理保健。良好的生活习惯对老人的心理健康至关重要，古人云"饮食有节、起居有常、不妄作劳"是很有道理的。适当的修饰外貌，改善形象，是在心理或生理上延缓衰老的有效措施之一；适当扩大社会交往，多交知心朋友，多接触大自然的良辰美景，或欣赏优美的音乐艺术；搞好居室卫生，在室内作一些装饰和布置，赏玩一些花、草、工艺品或字画等，使生活环境幽雅宁静，心情舒畅，有助于克服消极心理，振奋精神。

七、老人的心理评估

（一）焦虑

1. 评估与观察要点
（1）了解患病及睡眠情况。
（2）评估焦虑的原因、临床表现、持续时间、严重程度及对社会功能的影响。
（3）询问治疗药物的种类、剂量及不良反应。
（4）了解家庭、社会支持情况及照护者的能力与需求。

2. 护理要点
（1）鼓励老年患者用语言表达内心体验及感受。
（2）应用陪伴、倾听、触摸及安抚等方法传递关怀。
（3）根据心理接受程度，提供疾病诊断、治疗及预后的实际信息。
（4）运用心理疏导、放松、倾听及转移注意力的方法，降低紧张程度。
（5）急性焦虑发作时，协助老年患者离开诱发环境，专人陪护，必要时限制活动范围。
（6）提供安静舒适的睡眠环境。
（7）遵医嘱给药，观察药物作用及不良反应。

3. 指导要点
（1）告知照护者遵医嘱服药及妥善保管药物的重要性。
（2）鼓励老年患者积极参加力所能及的体育锻炼与社会活动。
（3）教会老年患者及照护者识别焦虑情绪。
（4）教会其使用静养等放松方法。

4. 注意事项
（1）注意人文关怀，维护老年患者的尊严。
（2）关注诱发因素及并发症，及时与医生及照护者沟通。

（二）抑郁

1. 评估与观察要点

（1）了解患病情况、家族史、用药史及活动能力。

（2）评估抑郁的临床表现、持续时间、严重程度及对社会功能的影响。

（3）评估自杀意念、频次、自伤自残及焦虑共病情况。

（4）评估睡眠及体重增减情况。

（5）评估家庭、社会支持情况及照护者的能力与需求。

2. 护理要点

（1）可参照评估量表筛查抑郁。

（2）鼓励老年患者用语言表达内心感受及感觉，注重倾听，表达理解，做好共情。

（3）适当陪伴，并调动社会支持系统，表达关心和支持。

（4）保证营养摄入，维持正常体重。

（5）帮助其制订能够获得快乐或树立信心的短期活动计划。

（6）遵医嘱给药，观察药物作用及不良反应。

（7）观察、识别自杀先兆，制订应急预案。

（8）有自杀倾向者，专人看护，做好药物及环境设施安全管理，避免触及危险物品，及时专科就诊。

（9）睡眠障碍者给予相应护理措施。

3. 指导要点

（1）告知照护者遵医嘱服药及妥善保管药物的重要性。

（2）指导照护者识别自杀先兆的方法。

（3）教会转移注意力、合理宣泄及控制情绪的方法。

4. 注意事项

（1）充分认识老年患者个性化需求，尊重并维护其尊严。

（2）根据患者情况和需求及时调整护理方案。

（三）孤独

1. 评估与观察要点

（1）了解患病情况、自理能力、视力、听力及语言表达能力。

（2）评估独处时间及社交频率。

（3）了解性格特征及兴趣爱好。

（4）了解家庭、社会支持情况及照护者的能力与需求。

2. 护理要点

（1）鼓励老年患者主动诉说内心感受，耐心倾听，适当陪伴，表达关心和支持，并给予肯定。

（2）引导老年患者正确认识孤独问题。

（3）根据自理能力采取适当的照护措施，降低独处风险。

（4）制订短期锻炼计划，鼓励参与社区活动，发展个人社交网络。

（5）采用互动技巧，给予鼓励及正向反馈。帮助其发现兴趣爱好，并给予鼓励与肯定。

（6）有合并严重焦虑及抑郁情绪者，及时专科就诊。

3. 指导要点

（1）指导老年患者逐步适应社会角色转变，建立新的生活模式。

（2）指导照护者帮助老年患者获得情感支持。

4. 注意事项

（1）疏解负性情绪，避免因孤独产生抑郁。

（2）不应强求老年患者完成不愿意做的事情，鼓励主动社交，并给予肯定。

▶【知识链接】

汉密顿抑郁量表（Hamilton Depression Scale，HAMD）

量表简介：

汉密顿抑郁量表由Hamilton于1959年编制，是临床上评定抑郁状态时应用最为普遍的量表，后又经多次修订，版本有17项、21项和24项三种，本系统提供版本包含24项。需2名经过培训的评定者对测试人进行HAMD联合检查。

姓名：_____ 性别：_____ 年龄：_____ 门诊（住院）号：_____

测定日期_____ 第_____次测定

圈出最适合病人情况的分数		
1. 忧郁情绪　　0　1　2　3　4	2. 有罪恶感　　0　1　2　3　4	
3. 自杀　　　　0　1　2　3　4	4. 入睡困难　　0　1　2	
5. 睡眠不深　　0　1　2	6. 早醒　　　　0　1　2	
7. 工作和兴趣　0　1　2　3　4	8. 阻滞　　　　0　1　2　3　4	
9. 激越　　　　0　1　2　3　4	10. 精神性焦虑　0　1　2　3　4	
11. 躯体性焦虑　0　1　2　3　4	12. 胃肠道症状　0　1　2	
13. 全身症状　　0　1　2	14. 性症状　　　0　1　2	
15. 疑病　　　　0　1　2　3　4	16. 体重减轻　　0　1　2	
17. 自知力　　　0　1　2	18. 日夜变化　　A. 早　B. 晚　0　1　2	
19. 人格或现实解体　0　1　2　3　4	20. 偏执症状　　0　1　2　3　4	
21. 强迫症状　　0　1　2	22. 能力减退感　0　1　2　3　4	
23. 绝望感　　　0　1　2　3　4	24. 自卑感　　　0　1　2　3　4	

5级评分项目：

（0）无　　（1）轻度　　（2）中度　　（3）重度　　（4）很重

3级评分项目：

（0）无　　（1）轻度-中度　　（2）重度

结果分析：

总分<8分：正常；总分8~20分：可能有抑郁症；

总分20~35分：肯定有抑郁症；总分>35分：严重抑郁症。

抑郁总分：

附录：

汉密顿抑郁量表（HAMD）

HAMD是临床上评定抑郁状态时最常用的量表。（24项版）

五级评分项目：

（0）无　　（1）轻度　　（2）中度　　（3）重度　　（4）很重

三级评分项目：

（0）无　　（1）轻度-中度　　（2）重度

抑郁情绪

0. 未出现

1. 只在问到时才诉述

2. 在访谈中自发地描述

3. 不用言语也可以从表情、姿势、声音或欲哭中流露出这种情绪

4. 病人的自发言语和非语言表达（表情、动作）几乎完全表现为这种情绪

有罪感

0. 未出现

1. 责备自己，感到自己已连累他人

2. 认为自己犯了罪，或反复思考以往的过失和错误

3. 认为疾病是对自己错误的惩罚，或有罪恶妄想

4. 罪恶妄想伴有指责或威胁性幻想

自杀

0. 未出现

1. 觉得活着没有意义

2. 希望自己已经死去，或常想与死亡有关的事

3. 消极观念（自杀念头）

4. 有严重自杀行为

入睡困难

0. 入睡无困难

1. 主诉入睡困难，上床半小时后仍不能入睡（要注意平时病人入睡的时间）

2. 主诉每晚均有入睡困难

睡眠不深

0. 未出现

1. 睡眠浅，多噩梦

续表

2.半夜（晚12点钟以前）曾醒来（不包括上厕所）

早醒

0.未出现

1.有早醒，比平时早醒1小时，但能重新入睡

2.早醒后无法重新入睡

工作和兴趣

0.未出现

1.提问时才诉说

2.自发地直接或间接表达对活动、工作或学习失去兴趣，如感到没精打彩，犹像不决，不能坚持或需强迫自己去工作或劳动

3.病室劳动或娱乐不满3小时

4.因疾病而停止工作，住院病者不参加任何活动或者没有他人帮助便不能完成病室日常事务

迟缓：指思维和语言缓慢，注意力难以集中，主动性减退。

0.思维和语言正常

1.精神检查中发现轻度迟缓

2.精神检查中发现明显迟缓

3.精神检查进行困难

激越

0.未出现异常

1.检查时有些心神不定

2.明显心神不定或小动作多

3.不能静坐，检查中曾起立

4.搓手，咬手指、头发、嘴唇

精神性焦虑

0.无异常

1.问及时诉说

2.自发地表达

3.表情和言谈流露出明显忧虑

4.明显惊恐

躯体性焦虑：指焦虑的生理症状，包括口干、腹胀、腹泻、打嗝、腹绞痛、心悸、头痛、过度换气和叹息，以及尿频和出汗等。

0.未出现

1.轻度

2.中度，有肯定的上述症状

3.重度，上述症状严重，影响生活或需要处理

4.严重影响生活和活动

胃肠道症状

0.未出现

1.食欲减退，但不需他人鼓励便自行进食

2.进食需他人催促或请求和需要应用泻药或助消化药

全身症状

0.未出现

续表

1. 四肢，背部或颈部沉重感，背痛、头痛、肌肉疼痛、全身乏力或疲倦

2. 症状明显

性症状：指性欲减退、月经紊乱等。

0. 无异常

1. 轻度

2. 重度

不能肯定，或该项对被评者不适合（不计入总分）

疑病

0. 未出现

1. 对身体过分关注

2. 反复考虑健康问题

3. 有疑病妄想，并常因疑病而去就诊

4. 伴幻觉的疑病妄想

体重减轻

按A或B评定

A. 按病史评定：

0. 不减轻

1. 患者述可能有体重减轻

2. 肯定体重减轻

B. 按体重记录评定：

1. 一周内体重减轻1斤以上

2. 一周内体重减轻2斤以上

自知力

0. 知道自己有病，表现为忧郁

1. 知道自己有病，但归咎于伙食太差、环境问题、工作过忙、病毒感染或需要休息

2. 完全否认有病

日夜变化（如果症状在早晨或傍晚加重，先指出哪一种，然后按其变化程度评分）

0. 无变化

1. 轻度变化

2. 重度变化

人格解体或现实解体：指非真实感或虚无妄想

0. 无

1. 问及时才诉述

2. 自发诉述

3. 有虚无妄想

4. 伴幻觉的虚无妄想

偏执症状

0. 无

1. 有猜疑

2. 有关系观念

3. 有关系妄想或被害妄想

4. 伴有幻想的有关系妄想或被害妄想

续表

强迫症状：指强迫思维和强迫行为
0. 无
1. 问及时才诉述
2. 自发诉述
能力减退感
0. 无
1. 仅于提问时方引出主观体验
2. 病人主动表示能力减退感
3. 需鼓励、指导和安慰才能完成病室日常事务或个人卫生
4. 穿衣、梳头、进食、铺床或个人卫生均需他人协助
绝望感
0. 无
1. 有时怀疑"情况是否会好转"，但解释后能接受
2. 持续感到"没有希望"，但解释后能接受
3. 对未来感到灰心、悲观和绝望，解释后不能排除
4. 自动反复诉述"我的病不会好了"或诸如此类情况
自卑感
0. 无
1. 仅在询问时诉述有自卑感（我不如他人）
2. 自动诉述有自卑感（我不如他人），病人主动诉述"我一无是处"或"低人一等"
3. 与评2分者只是程度的差别
4. 自卑感达妄想的程度，例如"我是废物"等类似情况

结果分析：

总分<8分：正常；总分8～20分：可能有抑郁症；

总分20～35分；肯定有抑郁症；总分>35分：严重抑郁症。

汉密顿焦虑量表（Hamilton Anxiety Scale，HAMA）

姓名：_____ 性别：_____ 年龄：_____ 门诊（住院）号：_____

测定日期_____ 第_____次测定

圈出最适合病人情况的分数					
焦虑心境	0	1	2	3	4
紧张	0	1	2	3	4
害怕	0	1	2	3	4
失眠	0	1	2	3	4
认知功能	0	1	2	3	4
抑郁心境	0	1	2	3	4
躯体性焦虑：肌肉系统	0	1	2	3	4
躯体性焦虑：感觉系统	0	1	2	3	4
心血管系统症状	0	1	2	3	4

续表

圈出最适合病人情况的分数					
呼吸系统症状	0	1	2	3	4
胃肠道症状	0	1	2	3	4
生殖泌尿系统症状	0	1	2	3	4
自主（植物）神经系统症状	0	1	2	3	4
会谈时行为表现	0	1	2	3	4

5级评分项目：

（0）无　（1）轻度　（2）中度　（3）重度　（4）很重

结果分析：总分=29分：严重焦虑；28～21分：明显焦虑；

20～14分：肯定有焦虑；13～7分：可能有焦虑；总分=6分：无焦虑症状。

焦虑总分：＿＿＿＿＿＿

汉密顿焦虑量表（HAMA）

汉密尔顿焦虑量表（Hamilton Anxiety Scale，HAMA）包括14个项目，是精神科中应用较为广泛的由医生评定的量表之一。

HAMA无工作用评分标准，各项症状的评定标准如下：

1. 焦虑心境。担心、担忧，感到有最坏的事将要发生，容易被激惹。
2. 紧张。紧张感，易疲劳、不能放松、情绪反应、易哭、颤抖、感到不安。
3. 害怕。害怕黑暗、陌生人、一人独处、动物、乘车或旅行及人多的场合。
4. 失眠。难以入睡、易醒、睡得不深、多梦、夜惊、醒后感疲倦。
5. 认知功能。或称记忆、注意障碍，注意力不能集中，记忆力差。
6. 抑郁心境。丧失兴趣，对以往爱好缺乏快感，抑郁、早醒、昼重夜轻。
7. 躯体性焦虑：肌肉系统。肌肉酸痛、活动不灵活、肌肉抽动、肢体抽动、牙齿打颤、声音发抖。
8. 躯体性焦虑：感觉系统。视物模糊、发冷发热、软弱无力感、浑身刺痛。
9. 心血管系统症状。心动过速、心悸、胸痛，心管跳动感、昏倒感、心搏脱漏。
10. 呼吸系统症状。胸闷、窒息感、叹息、呼吸困难。
11. 胃肠道症状。吞咽困难、嗳气、消化不良（进食后腹痛、腹泻、恶心，胃部饱感）、肠动感、肠鸣、腹泻、体重减轻、便秘。
12. 生殖泌尿系统症状。尿意频繁、尿急、停经、性冷淡、早泄、阳痿。
13. 自主（植物）神经系统症状。口干、潮红、苍白、易出汗、起鸡皮疙瘩、紧张性头痛、毛发竖起。
14. 会谈时行为表现。

（1）一般表现：紧张、不能松弛、忐忑不安、咬手指、紧紧握拳、摸弄手帕、面肌抽动、不停顿足、手发抖、皱眉、表情僵硬、肌张力高，叹气样呼吸、面色苍白。

（2）生理表现：吞咽、打嗝，安静时心率快、呼吸快（20次/分以上）、反射亢进、震颤、瞳孔放大、眼睑跳动、易出汗、眼球突出。

参考文献

［1］ 李剑, 林静. 98 项护理技术操作流程及评分标准［M］. 上海：上海交通大学出版社, 2016.

［2］ 李小寒, 尚少梅. 基础护理学［M］. 6版. 北京：人民卫生出版社, 2017.

［3］ 李乐之, 路潜. 外科护理学［M］. 6版. 北京：人民卫生出版社, 2017.

［4］ 金静芬, 刘颖青. 急诊专科护理［M］. 北京：人民卫生出版社, 2018.

［5］ 邹文开, 赵红岗, 杨根来. 失智老年人照护职业技能教材（初级）［M］. 2版. 北京：化学工业出版社, 2022.

［6］ 吕传柱. 美国心脏病学会2020版心肺复苏与心血管急救指南解读［M］. 北京：科学技术文献出版社, 2021.

［7］ 冯晓丽, 李斌. 老年照护［M］. 北京：中国人口出版社, 2019.

［8］ 张晓静, 吴欣娟. 临床护理情景模拟案例与标准化病人应用［M］. 北京：科学出版社, 2017.

［9］ 周郁秋, 张会君. 老年健康照护与促进［M］. 北京：人民卫生出版社, 2019.

［10］ 余昌妹, 仝丽娟. 老年护理学［M］. 北京：中国协和医科大学出版社, 2013.